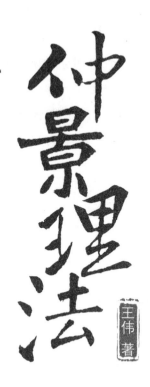

仲景理法

王伟 著

U0308141

全国百佳图书出版单位
中国中医药出版社
·北 京·

图书在版编目（CIP）数据

仲景理法 / 王伟著 . —北京：中国中医药出版社，2020.4（2021.3 重印）
ISBN 978 – 7 – 5132 – 5820 – 3

Ⅰ . ①仲… Ⅱ . ①王… Ⅲ . ①仲景学说—研究 Ⅳ .
① R222

中国版本图书馆 CIP 数据核字（2019）第 240131 号

中国中医药出版社出版

北京经济技术开发区科创十三街 31 号院二区 8 号楼
邮政编码 100176
传真 010-64405721
三河市同力彩印有限公司印刷
各地新华书店经销

开本 710×1000 1/16 印张 20.5 字数 294 千字
2020 年 4 月第 1 版 2021 年 3 月第 2 次印刷
书号 ISBN 978 – 7 – 5132 – 5820– 3

定价 78.00 元
网址 www.cptcm.com

社 长 热 线 010-64405720
购 书 热 线 010-89535836
维 权 打 假 010-64405753

微信服务号 zgzyycbs
微商城网址 https://kdt.im/LIdUGr
官 方 微 博 http://e.weibo.com/cptcm
天猫旗舰店网址 https://zgzyycbs.tmall.com

如有印装质量问题请与本社出版部联系（010-64405510）

序

不读仲景书，则不足以言医道也。自《伤寒杂病论》问世以来，历代明贤或作或述、或注或疏，推演其知而穷究其理。虽于诸证皆多发明，仍有未备。现代学者研究仲景书者众多，《伤寒》《金匮》类注解的著作层出不穷，犹未能尽晰斯旨。我校青年教师王伟先生禀赋颖绝，于轩岐之道，造诣颇深；其别开生面，回归本源，以理为经，以脉为纬，而作《仲景理法》，为仲景学术传薪添彩。

近年来，我校致力于打造仲景中医药品牌。党的十九大报告指出，要"坚持中西医并重，传承发展中医药事业"。《河南省中医药发展战略规划（2016-2030）》明确指出，"把张仲景作为我省中医药最高的旗帜、最响亮的品牌、最大的无形资产继承好、发掘好、弘扬好"。为实现全面建成中医药强省的战略目标，应充分发挥我省中医药人才、资源、产业等优势，以河南中医药大学"全国中医药文化宣传教育基地""河南中医药博物馆"、南阳医圣祠、洛阳正骨文化和怀药文化为依托，打造仲景文化品牌；以河南中医药大学仲景学术研究中心、河南省仲景方药现代研究重点实验室、河南省仲景方药现代工程研究中心、中华中医药学会仲景学术传承与创新联盟为依托，打造仲景学术品牌；以河南中医药大学仲景学术研究中心、两个国家中医临床研究基地和"国家儿童区域医疗中心"、河南省洛阳正骨医院、南阳张仲景医院等为依托，打造仲景医药品牌。学校将以此为契机，不拘一格任用人才，不断提升仲景学术的传承与创新水平。

为落实"人才强校"战略，我校实施"仲景学者"工程和"学科特区"计划，为高端人才提供优美的工作环境、高水平的科研平台、优越的薪酬待遇和宽松的发展空间。王伟先生系我校张仲景传承创新中心特聘教师、仲景大讲堂主讲人，并定期开办经方论坛活动，其授课风格独特，深入浅出，又理论与实践并重，临证处方简洁灵巧，能运古法而周以中规，化新奇而折以中矩，故从学者日益众。王伟老师年轻有为，是仲景学术的继承者与传道人，是青年中医的楷模，必将日造乎高远，我亦翘企而待之，故为之序。

师二军

2019. 8. 16

不增不减读伤寒

（代前言）

我从 2007 年考入山东中医药大学《伤寒论》专业研究生，至今已有十多年了。读研究生期间，我每天睡觉前都要拿出中医经典阅读，养成了睡前阅读的习惯。现在虽然没有上学时那么拼命读书了，但我每周也是要拿出几个小时来读经典的。大家不要以为读书是个苦差事，或者我是在讲励志故事，我想告诉大家的是：读经典是很幸福的事。

刚开始读经典时我的心不够静，总是胡思乱想，总是去猜去推论。慢慢地，我读经典时不再有那么多猜想与推论了，觉得经典就是这样，不增也不减，真实地记录了天地自然的运行规律，客观真实地记录了人体的变化规律，它直指一切表象的核心。只是我们的大脑太喜欢绕来绕去了，使得经典越来越难懂，越来越复杂。

在阅读经典中，我开始喜欢静下心来体悟，让经典引领我去认清疾病，认清人体，认清自然。我能感觉到经典作者的纯朴与其为传播医道的良苦用心，我也似乎能感觉到经典作者所说的恬淡虚无的快乐。

通过反复阅读经典，我的心跟随经典慢慢放松下来，变得简单而真实，可以简单真实地看到经典所记载的真理，简单真实地看到疾病的真相，简单真实地治愈疾病。

我读经典，把一些读经典的体会写下来，并不是想创造出一套与众不同的理论体系，也不是想炫耀自己，我只想真正地还原古人之心，还原张仲景的本意。我只想与愿意静下心来学习中医经典，静下心来做好医生的同道们一起安静下来享受经典，尽力把病看清楚、看明白。

一、静下心来读经典

"静下心来读经典"，这几个字最踏实，最真实，最简单，却很少有人愿意去做。人的大脑要么太聪明，总是聪明地在阅读经典过程中增入自己的想法；要么太懒惰，总是减去一部分经典的内容，极端实用地从经典中挑选可以一用就灵的招数。或许你没有察觉过这两种情况，那就让我来分析一下。

首先说"增"。大多数人阅读经典总喜欢谈论自己独特的认识，以这个心去读经典，经典必然会被增加很多个人色彩。如果能通读一遍《伤寒论》，我们就会知道张仲景是那么朴素的一个医者，《伤寒论》的文字极其简朴，没有华丽的辞藻，无论是在描述病情还是在解释医理，都用了最朴素的语言。作为曾经官拜长沙太守的高文化的医者，用平民的语言写成一本传世著作，以现在普通人的古文功底都可以轻松读出作者的语意，可以说张仲景无论是为人还是为医都是朴实的。《伤寒论》中的概念、医理都是极接近自然的朴实，无论是六经的概念，中风、中寒的概念，阴阳、营卫，等等，一切都很简单。这些概念要么在书中已明了表达，要么太简单而无需多用笔墨。可是在千多年的传承中，随便一个概念都被后人极尽能事去演绎，一个简单的概念甚至可以洋洋洒洒写一本书。他们热衷于把《伤寒论》的条文与自己大脑中存储的知识相关联，得出新的引以为豪的解读，或者从天到地，从看得见的到看不见的去演绎条文，更有甚者先发明一套理论体系，然后硬把《伤寒论》套进了他发明的体系中。这些都使经典变得面目全非，使经典变得很难，变得高高在上让人望而却步。真正使人糊涂的并非经典本身，而是这些增加的知识。

下面说"减"。减法学习经典，是近代流行的方法。他们认为《伤寒论》中一切与医理有关的文字都是后人加进去的，所以他们只挑拣与方剂应用有关的条文，记住条文所描述的症状，看病时把病人的症状与条文相比对，用纯经验的方式来解读张仲景，不考虑人体的机理，或用很简单的病邪说来解释医理。静下心来我们就会知道，如果一个医学体系没有对疾病机理及药物应用机理合理的无漏洞的解释，那这个医学一定是肤浅的。而观张仲景用方加减之精细，药物配伍之精当，单纯的经验医学是不具备这些特质的，张仲景一定有极缜密的医学思维，而这个缜密的医学思维是张仲景最宝贵的财富，用减法来学经典看似一学就会，却把中医学降格为经验，封住了中医前进的道路。

静下心来不增不减地学习《伤寒论》，不增不减学习所有中医经典，这是我一直的追求。

二、如何不增不减学习《伤寒论》

"不增不减"，这四个字说起来很轻松，看起来很容易，可是真正做到却很难。

如果有人说自己讲的《伤寒论》是不增不减地回归到张仲景的本源，那么所有的"专家"一定会说这个人是个狂人。大脑在认知事物上本身就有缺陷，无论你多么自以为是地认为公正客观，都很难保证真正公正客观，即使是师徒之间口传心授，也很难保证徒弟能不增不减地完全继承师父教授的东西，更何况我们与张仲景时隔 1800 多年，仅凭这残缺不全的《伤寒论》如何能不增不减学到张仲景本意？读者朋友在认识这个问题上先别着急，且看我下面慢慢讲，您放松下来看。

请大家先跟我思考一个问题，《伤寒论》只是 1800 多年前一名医生记录自己看病方式的书，我们却奉为经典，这是为什么？为什么在《伤寒论》出现之后的上千年里再没有出现一本书能超越或取代它的地位？难道中医学在千百年里就没有进步？医学的发展永远只有一个目的：找寻疾病的真相。为了这个真相现代医学不停地否定前人的认知，以期更接近真相。如果千百年来的医家不是盲目崇拜，那么《伤寒论》成为经典只能是一个原因：张仲景找到了疾病的真相，而《伤寒论》所记述的就是疾病的实相，这个实相不以人的意志为转移。

《伤寒论》是否真的记录了人体的真相？张仲景在序中说到读完《伤寒论》后应该达到的医学造诣，"虽未能尽愈诸病，庶可以见病知源"，从这几句话来看张仲景对自己所说是很自信的，读完《伤寒论》

后应该能做到的最基础的是看清楚一切疾病的源头，如果看不清疾病的源头却企图取得高疗效那是不可能的，看清疾病的真相是学习《伤寒论》最重要的目的。如果说学好经典能够包治百病，或者治一个好一个那是不可能的，这不符合医学规律，但较稳定的高有效率和治愈率是可以做到的，看清疾病的根源是能够做到的。

如果说古人发现了真相，我们就需要探讨古人是如何发现真相的。在科技如此发达的今天，现代医学还远远不能达到看清疾病真相的地步，那在没有任何仪器和解剖并不发达的古代，当时的医生如何能看清疾病的真相？医学是客观严肃的事，我不相信史前文明、外星文明、超能力之类的推测，但可以从经典中找答案。《黄帝内经》的第一篇《上古天真论》告诉了我们答案，篇中记载上古有真人、至人、圣人、贤人，他们虽然在境界上有不同，但这四种人都是得道者，这个"道"是真理的代名词，只要是得道者自然而然就知道疾病的真相。那如何成为得道者，或如何处于得道的状态，就是能看清疾病的关键。

"黄帝曰：余闻上古有真人者，提挈天地，把握阴阳，呼吸精气，独立守神，肌肉若一，故能寿敝天地，无有终时，此其道生。中古之时，有至人者，淳德全道，和于阴阳，调于四时，去世离俗，积精全神，游行天地之间，视听八达之外，此盖益其寿命而强者也，亦归于真人。其次有圣人者，处天地之和，从八风之理，适嗜欲于世俗之间，无恚嗔之心，行不欲离于世，被服章，举不欲观于俗，外不劳形于事，内无思想之患，以恬愉为务，以自得为功，形体不敝，精神不散，亦可以百数。其次有贤人者，法则天地，象似日月，辨列星辰，逆从阴阳，分别四时，将从上古合同于道，亦可使益寿而有极时。"

很多人一听"得道"两个字便望而却步，以为得道要掌握无数倍于常人的知识，或以超越常人的方式来训练身体，那就大错特错了，不要相信小说中的境界和修炼方法，那些都是虚构的。上古圣人教的得道方式很简单，"夫上古圣人之教下也，皆谓之虚邪贼风，避之有时，恬淡虚无，真气从之，精神内守，病安从来。是以志闲而少欲，心安而不惧，形劳而不倦，气从以顺，各从其欲，皆得所愿。故美其食，任其服，乐其俗，高下不相慕，其民故曰朴。是以嗜欲不能劳其目，淫邪不能惑其心，愚智贤不肖不惧于物，故合于道"。简单说合于道的方法就是放松下来，放下身体与头脑的一切紧张，让身与心尽可能地放松，人的气血才可以在体内无障碍地流通。在这种最放松的状态下好好生活，好好工作，好好吃饭，在最放松的状态下与天地万物互动，远离任何让自己紧张的虚邪贼风，不放纵嗜欲，适时地躲避淫邪。这是人体最自然的状态，即合于道的状态，"道法自然"。在这种自然状态下可以自然地知道疾病的真相，在自然状态下所观察到的疾病真相，就是张仲景在《伤寒论》中所记载的真相。也就是说在最放松的状态下看到病人，自然会知道这个病人就是张仲景在《伤寒论》中某几段文字所描述的病情，用《伤寒论》来印证我们的心，只要看到的病情与张仲景所描述的一致，不增也不减，大概就可以确定自己学习中医已经上道了。当看到的病情与张仲景描述的有隔阂，需要或增或减来解释，或更有甚者要强迫自己相信这个解释，这就说明错了。只有不增不减地学习《伤寒论》，心才会越来越明了，越学越接近真相。

中国人发现真理的过程与西方人不同。西方人把全部精力用于记录所观察到的客体的每一个细节，他们分门别类精细地观察着人体，谨慎地分析着人体的每一个微细表现，这样的精细观察打造出一个强大的基于人体解剖、生理、病理的医学体系。中国人在观察人体的时候是从自己入手，中国人发现真理之所以不能够彰显，是因为我们的心不够明亮，如果我们的心像没有灰尘的镜子，自然就可以不费力气地映照出人体的真理，就如同平静的水面可以清晰地映照出一切外部景象，如果水面总是波澜起伏会看不清。因此中国人的学问是从静心开始的，静下心来观察人体，就能发现人体的变化规律，这个规律就是道，顺应这个规律去干预人体就是中医。

因此中医没有在人体表现的细节处做文章，而是在静下心来客观地观察人体与自然的规律，经典的几乎所有篇章记录的都是规律。我们从《黄帝内经》的头一章开始往下看，《上古天真论》记录了男人和女人一生的身体变化规律，《四气调神大论》记录了每一年天地四时的变化规律,《生气通天论》记录了人体阳气的规律,《金匮真言论》记录了五脏的规律,《阴阳应象大论》记录了阴阳的变化规律……只要静下心来,我们就能在经典的指引下看清这些规律,并学会顺应规律。在古人的思维里,圣人发现了天地间的规律,就是道,他们把规律记录下来的书就是经,不同的经记录道在不同方面的应用。我们没有圣人的心境,我们可以通过反复读诵经典,一是可以运用经典中记载的规律为他人服务,二是通过体认这些规律,来提高自己的心境,以使自己合于道。

请大家一定警惕,真正放松走在求道上的人,不会逃避世界躲到大山里不与世界来往,只有紧张与恐惧才会让一个人放弃看世界,放弃去实现自己的理想。放松下来的人会"美其食,任其服,乐其俗",会很放松地处理人与人、人与社会、人与自然的关系,而非逃避,更不会给逃避找一个看起来很清高的理由。另一种也不是求道者的心态,即用一个圣人的行为来要求自己,给自己制定严格的标准,让自己的每一个行为都做到圣人般的完美,这样的人即使在众人的眼中光彩夺目,尽善尽美,他也不是个求道者。圣人的美是静下来自然呈现出来的美,任何的做作都远离了道。

我们用头脑去推测,去臆断,不可能看清疾病的真相,也根本不可能不增不减地学习《伤寒论》。只有回归心的本源状态——恬淡虚无,我们才能看清疾病,读懂圣人。"同于道者,道亦乐得之,同于德者,德亦乐得之",张仲景有一颗同于道的心,故他得到了看病的真理,我们若要获得这真理,必须要在这颗心上努力,同气相求。张仲景就是在这个心的状态下看病并写成了《伤寒论》,我们也只有在这个心的状态下才能真正体会出张仲景的用意。

在与师弟师妹一起交流学习的过程中,我总结出一条个人认为无比宝贵的经验:只要人的心不处于放松的近于道的状态,即使告诉他你千辛万苦从经典中体会到的真理,他也不会接受,或者即使当时接受,回家后一定会用自己浮躁的大脑改造这简单的真理,或者接受了也不重视。总之无论你多掏心掏肺,都不能把经典这至简至真的真理传授给一个浮躁的学生。如果一个人的心很安静,你会很愿意与他交流,给他传授经典知识一点就通。而且多数情况他们自己都已经在经典当中隐约知道了答案，只需要你轻轻引领，他们便很轻松地学会了。我现在越来越能理解《黄帝内经》中凡是岐伯或黄帝要传授至简至真的真理时，都需要学生先斋戒。斋戒只有一个目的：使心安宁，回归自然。因为对于一颗浮躁的心，传授医道是在"慢泄天宝"。

每一个学中医的学生都要保持住恬淡虚无的心，这颗心是成为明医的种子。保护好这颗心，时时呵护这颗心，让它如水般柔软慈悲：在遇到困难阻碍时既不对抗也不屈服，轻轻地穿过各种阻碍；在有所成就时不骄傲，静下来继续成长；在遇到打击时能够足够坚韧，不卑不亢。保持住最珍贵的初心，多读经典，默默地读诵，自然而然种子会发芽，开花，结果。

总是有人问我学中医最重要的是什么，我的回答永远是守住这颗恬淡虚无的心。静下心来，就知道经典是最宝贵的财富；静下心来，就知道经典所说的就是人体的实相；静下心来，就知道任何紧张的努力都是南辕北辙；静下心来，就知道我们应该静下心来，不受各种诱惑，默默地读经典，就这样自然的发芽，自然的开花，自然的结果。中医没有秘密，一点都不神秘，最大的秘密就是保持心的"上古天真"，这是最重要的。

三、医道在历史上的传承

中医学一直追求心领神会的传承，并不是很擅长先对一些事物下定义，然后在这个定义范围内研究。现在为了说明白"医道"这个事，先要对医道下一个定义，这个定义并不全面，甚至不能完全地表达医道，但为了接下来的讨论，我们不得已先强行加上一个定义。

"医道"，就是医者处于合于道的恬淡虚无的状态，真实地看到疾病的实相，并且掌握人体的变化规律，能够干预人体变化使之趋于平和，凡是以此方式看病我们就说这个医生合于医道。张仲景跳出了名与利的争夺场，不"崇饰其末"，不"华其外而卒其内"，不"蒙蒙昧昧，蠢若游魂"，他是清醒的，他是安静的，他处于道的状态。他如实地看到了疾病的实相,这个病人是太阳病,就是确定不用怀疑。我们看《伤寒论》的行文,对病人是从诊断到治疗都很明确,只偶有几个条文存在一点不确定的推理,大多数条文都是很确定地记录病情,很少有推理,可以说《伤寒论》是张仲景在处于道的状态下如实地观察与干预疾病的真实记录,我们可以确定张仲景是医道的传承者,他是一个得道的圣人。

在《黄帝内经》中把医生分为两个大的等级,而这个分级的标准就是看医生是否得道,得道的医生称为上工,不得道的称为下工或粗工。下面引用一段描述上工看病的文字,来大体看一下得道的状态,"何谓形,何谓神,愿卒闻之。岐伯曰:请言形,形乎形,目冥冥,问其所病,索之于经,慧然在前,按之不得,不知其情,故曰形。帝曰何谓神。岐伯曰:请言神,神乎神,耳不闻,目明心开而志先,慧然独悟,口弗能言,俱视独见,适若昏,昭然独明,若风吹云,故曰神"。我用粗浅的文字解释一下,什么是守形的下工。下工的状态不能够看清病,像个盲人一样对病视而不见,问病人哪里不舒服,然后从古籍中找寻对这个不舒服的治疗方法,当在古书中找到了治疗方法时,就按图索骥,开的方以为会有效,结果反馈却多无效,无论治疗有效还是没效,都不知道原理,这就是粗工的看病方式。上工的看病方式是这样的:当病人在诉说自己的不适时,医者的耳朵不被这描述所迷惑,不被病人的描述带跑,而是静下心来,用明亮的眼睛、灵敏的心灵直接看到病的本源,而且非常确定这就是真实的疾病的病机点所在,非常清晰明确。这些只有得道者能够看到,不管多少医生在看这个病,看见的就确定自己看见了,不需要交流,而看不见的医生无论怎么解释都没有用,找到病机之后的治疗就像风吹云散一样,自然地发生。经典的作者或许不是一个人,而是一个或几个有共同信仰的医生群体,但在我阅读经典的每一篇章时,我感觉每一章都是得道者状态的真实表达,每一篇都值得细细品读。

那么张仲景之前有多少得道的医生?或许没有名字的医生很多,但在知名的医生中,有多少位得道的医者?张仲景说:"上古有神农、黄帝、岐伯、伯高、雷公、少俞、少师、仲文,中世有长桑、扁鹊,汉有公乘阳庆及仓公，下此以往未之闻也。"我相信圣人的眼光，他认为只有这些人与他的境界一致。因此可以说虽然现在出土了很多东汉之前的古书，如《五十二病方》《武威汉代医简》，等等，这有利于我们了解当时医生的医疗水平。但是如果想要学习医道，想要全面真实地学习张仲景，可用的传世书籍也就是那几本经典：《素问》《灵枢》《难经》《神农本草经》。

在普通人的视角下看历史发展，是人类的生产力水平逐渐提高，医学也应该逐渐进步。但在一个关注于道的传承的医圣张仲景眼里，这些得道的医生在逐渐减少，并且有志于求道的医生也在减少，这是因为整个社会都处于昏迷，整个医学圈子在"各承家技，终始顺旧"。请用心体会仲景在描述这种现状时的心的状态，不是愤怒，不是抱怨，而是惋惜："痛夫！举世昏迷莫能觉悟，不惜其命，若是轻生，彼何荣势之云哉！而进不能爱人知人，退不能爱身知己，遇灾值祸，身居厄地，蒙蒙昧昧，蠢若游魂。哀乎！趋世之士，驰竞浮华，不固根本，忘躯徇物，危若冰谷，至于是也。……观今之医，不念思求经旨，以演其所知，各承家技，终始顺旧，省疾问病，务在口给，相对斯须，便处汤药，按寸不及尺，握手不及足，人迎趺阳，三部不参，动数发息，不满五十，短期未知决诊，九候曾无仿佛，明堂阙庭，尽不见察，所谓窥管而已。夫欲视死别生，实为难矣。"请不要怀疑张仲景心灵的境界，真正恬淡虚无的人不是没有感情的枯木，而是慈悲的仁者，很多人理解的恬淡虚无是通过艰苦修行，通过杀死自己所有人类的欲望，达到冷血般的无欲无求。这真的太残忍，这与自然的道的状态背道而驰。真正的恬淡虚无是人在放松状态下，全身肌肉乃至呼吸都很放松，这种气在体内无滞的自然运行，保持这个状态来观察外部的世界与自身的人体。因此恬淡虚无的心是敏锐的，情感是细腻的，只是不被感情带离放松的状态。"喜怒哀乐之未发谓之中，发而皆中节谓之和"，这就是儒家称为得道的中庸状态，是真正的恬淡虚无，真正恬淡虚无的人甚至会先天下之忧而忧，只是这种忧中有足够智慧看透一切，包容一切，没有焦虑的情绪。心的正常状态只有一个，我们或称之为道，或称之为中庸，或称之为恬淡虚无，都在表达同一种状态。中国的所有行业都是圣人在处于道的状态下将他所从事的行业展现得近乎完美，并将这个行业的核心规律记录成文字。后人按照文字去学习应用，最终在心灵上合于道，在技术上达到行业的顶尖水平。三百六十行，行行出状元，行业不同，但所有的行业都遵守同一个道。

在医道的传承与中医学的发展中张仲景都是非常关键人物，《黄帝内经》《难经》等经典从多个角度阐述了道的本体，而《伤寒论》把道的妙用展现得淋漓尽致，我们再也找不到一本能够如此完美地在临床中阐释医道的书籍，拥有本体和妙用，通往道的中医学基本定型，后世有数不胜数的医家通过读诵这几本中医学的经典，慢慢合于道，成为那个时代的明医，他们多数都是平凡的医生，没有留下医学著作，只有少数得道的医者为了教化，为了纠正时弊留下了著作。后世书籍可谓汗牛充栋，作为后生学子，我虽没有资格去对医学先辈的著作评头论足，但在这里我斗胆请大家恕个罪，我认为很多后世著作并不合于道，尤其是文字华丽、义理深邃难懂的医书大多不合于道，甚至个别与道相背，如果满脑子都是这些非道的知识，那再转头朝向经典就很难了。

医道就是人体与天地的客观规律，是客观真实的对人体与自然的观察。医道只能被一颗恬淡虚无的心发现，不能被改造，也不能被个人意志所扭曲。心灵越强大，心越合于道，头脑则越放松清醒，越客观公正地看待与分析疾病，疗效也越确定，其言也中正。反之心越浮躁，越想争名夺利，则心越远离道，头脑就越紧张狂躁，看待疾病是在用头脑加工而非客观观察，看病不真实，疗效也就不稳定，而其言也偏激。道是简单朴实的，后世很多的医书是在追求与众不同的见解，在追求玄之又玄的理论，在沾沾自喜吹嘘个案的神奇，这些书籍"不足以言诊，足以乱经"，求道者当远之。

总是有人会固执地说有什么道啊，很多人认为医生就是医生，与道没有关系，就是实践出真知的学问，张仲景的书是他和古人长时间实践出的结果。凡持此见解的人说明是一直受西方教育影响，根深蒂固地相信西方哲学是先进的，进化论可以解释一切人类现象。现在有太多人用西方哲学思维，满怀高高在上的优越感来点评中国古人思维，这样的学习态度不可能从中国古人的智慧中获得益处。如果一个人从小就在古代私塾熏陶下长大，学的是四书五经，那自然会认同中国所有高明的学问都是探讨天地之道的学问，所有值得传承的技术也都是在道中产生的，因为所有的经典都在探讨道。要说中国汉字中最重要的一个字我想应该就是这个"道"了。再看看《史记》中记载的古代各行各业的高人，没有一个不是求道者。所以中国所有可以登上大雅之堂的学问都是道学，都是探讨天地规律的学问，是向内求道还是向外求器，这是中西方思维的根本差异。

四、生而知之者上，学则亚之，多闻博识次之也

从事医学工作者都有成为明医的愿望，也都有一探人体究竟真相的理想，都想用自己的医术造福广大人民群众，这是每个医学工作者真实的愿望。千万不要以为恬淡虚无是对生活工作无欲无求的人，不食人间烟火只是在自己的世界里静心，根本不是真正的静心。无论从事哪一行业，静下心来回到恬淡虚无的本心状态，你自然会有把这个行业做好的愿望。将这个行业做到极致就是静下心来最真实的想法，而且越是安静下来，这个想法越真实越不能被忽视。只有烦躁自弃的人才会以各种理由不想成为明医。那我们既然选择了医学这个行业，就应该实现明医的理想，勇敢地去一探人体的究竟，只要能时时保持恬淡虚无，则能各从其欲，皆得所愿。

学习中医的方法虽多，但不外乎三个途径：生而知之，学而知之，多闻博识。

多闻博识的学习方法已经成为现在学习中医的主流方法。中医书浩如烟海，大部分人以为作为一名合格的中医不仅要广泛阅读中医书籍，还要学习周易、道家、理学家等多方面的书，要上知天文，下知地理，中通人事。甚至现在中医解释流行用一些周易术语，以显示自己医理深邃。我们姑且不论这些，普通人的认识也认为学习中医最起码要取古今医家各家之所长，集古往今来大江南北之名方，在这之上才可以谈中

医，才可以言经典。

如果是这样，那么我请读者静下心来反思一下这个方法是否正确可行。医学的目的只有一个，那就是要真实地看清疾病，一个疾病的真相只有一个，而猜想或推测的结论可以很多。这种博采众长的方法，其实是在用一种并不公正的眼光，在一堆猜测中提取出自认为合理的那个。对这些猜测的抉择是根据脑中学到的知识，而这些知识往往是大部分人共同的猜测，或是在刚学中医时被强行反复灌输的，所以这种抉择并不公正，而在这种不公正的抉择下，容易形成顽固的知见。甚至可以极端点说，看的书越多，只代表你有更多对疾病猜测的可能答案，而这么多答案必然使头脑混乱，一方面觉得每本书都说得有道理，另一方面又觉得哪里不对劲儿，却说不清究竟哪里出了问题。由于每个中医的基础知识不同，知见不同，导致现在中医各自为政，门派林立。如果有一天长桑公来了，传给你怀中药，并饮以上池之水，你看到了疾病的真相，你很确定如同有透视眼一样直观真实地看到了疾病，你还会关心别人怎么猜测疾病，怎么玄解疾病吗？多闻博识的方法只能在疾病的外围打转，只能学习到别人怎么认识疾病，而不能自己真实地看透疾病。司马迁在《史记》中记载扁鹊饮了上池之水，服了长桑公的怀中药后，便能清晰地洞见人的五脏六腑，我个人认为这是一个富有内涵的传说：怀中药应该是说扁鹊所得到的不是长桑公脑中的知识，而是胸膛里的心法；用上池之水来服怀中药，上池之水应该代表的是纯净无污染，非常柔和具有流动性的水，这就是人处于恬淡虚无的心，就是上善若水善良的本心。

有人会说某医生的经验很好用，或者说我掌握了很多方剂，这样可以在临床中开出好方子。我并不否定经验的有效性，但只有在更高理论的指导下才能用好这些经验，否则有效率不会太高，尤其是临床中对常见的疑难杂症往往无可用的经验。如果中医学仅仅停留在经验医学上，那他一定是低级的，与现在注重实验、药理、生理、病理的西方医学相比，则太落后，也不值得我们去守护与传承。诗读多了自然会写诗，储备了足够多的方剂临证自然也能组出好方子。开方一定是遵循人体的规律，不可以以个人意志改变规律，只有符合人体规律开出来的方剂才会有效。开方不能像写诗歌一样自由发挥，因此，掌握了很多不明医理的方剂虽然在临床中可以组合出解释得非常合理的漂亮的方子，却不一定能开出一个直中病机的方子。医学的终极目的只有一个：看清疾病，治愈疾病。在通往这个目的的途中，我们必须放下自己的经验，放下想起来就让自己兴奋的个案，放下自认为很妙的医理，静下心来，找到疾病的真相，掌握人体的变化规律，最大限度地提高自己的有效率与治愈率。

如果说多闻博识学的是经验，是知识，是各种学说，那么这条路既艰苦，又不会出太多的成果。你可以成为博学家，可以对一条经文、一个疾病有多方面的认识，可以对各种治法与学说评头论足，而唯一缺少的就是临床疗效，以此方式学习成为网络名医、媒体名医、酒桌名医不难，要成为真正的明医则太难太难，这最根本的原因是心太复杂，思维太复杂，把中医当成知识去学习了。

下面讲"学则亚之"。一般的中医学子在学医的前 5 年里会拼命地收集中医知识，只要收集一段时间，有心的学生就会发现这没什么用，便会去找寻一套能够解释一切医学现象的理论体系，用这套理论体系去推演疾病，甚至对宇宙进行推演。由于每个人性格不同，基础知识的架构不同，几年之后每一个学有所成的中医都会秉持一套医学理论体系，这些理论体系各不相同，而且多数情况下这些中医会坚信自己的理论体系是最正确的，会沉醉其中，只涉猎自己认知范围内的知识。世界上的疾病数不胜数，用一个理论能成功全部推演是不可能的，因此优秀医生的理论体系一定要非常庞大，如此才能在缤纷复杂的疾病里一一找到解决之道。

古往今来中医的理论体系非常多，我一般将其分为三类：合于道的，部分合于道的，背离道的。

合于道的理论体系有如下特点：首先是用冷静的头脑在解释疾病现象，而非胡乱联想。这些理论体系大都是在长时间阅读经典中得到的启发，并在临床与学习经典中得到完善。这些理论体系虽然有一些特有的概念，但这些概念都是朴素的，都是为临床服务用的，且这些理论体系既不会太简单，也不会过于复杂，一般学习一两年便会初步掌握并能于临床应用，且对于常见病效果比较理想，若要深入学习亦有很大的延展性，需要很长时间去深入钻研。现在回想以前读过的医书，我相信，李东垣、朱丹溪、李中梓、叶天士等的理论体系是合于道的，用他们的理论体系去推演疾病临床效果很好。如果发愿要成为大医，要达到这些大家们一样的水平非常难，你要拥有这些大家所具备的知识储备，这个知识量是相当大的，甚至是多学科交叉的。千万不要自大地对这些大家的理论体系进行自以为是的修改，或用自己的方式去应用，这些微小的改动都会使你远离真理，成为未来进步的束缚。

部分合于道的医理，大多是掌握了古代明医的部分医理或在学习中医经典中体会到某一两篇经文的临床使用价值，然后对部分医理或部分经文的体会扩大化。这样在临床中对部分正中病机的疾病证型往往特效，甚至一剂知，数剂已，但是很难全面重复。如果医生能够不满足于自己的疗效，时时反思，勤于思考，会一步一步打破已经掌握的医理束缚，不断完善，逐渐暗合于道，成为明医。如果医生总是骄傲于自己所掌握的医理，或者总是兴奋于自己治好的成功案例，那么医术就会于此止步，越来越固执，开方越来越死板，甚至会完全脱离道。这个需要经历无数个糊涂－明白－再糊涂－再明白的过程。千万不可骄傲于自己在学医过程中豁然开朗的喜悦，这个喜悦是好事也有危险，如果能快速放下，继续深入学习经典，会有无穷的宝藏一层一层被我们发掘出来。如果这个喜悦让你骄傲，并长时间陶醉其中，陶醉于临床特效案例及学生和社会的夸奖，那医术会就止于此。在我的学习过程中经历了数不清的豁然开朗的喜悦，现在还是能发现很多经典中的秘密，而这喜悦也逐渐变得平静。

最后谈一下背离道的理论。公正地说很少有学科能够像现在的中医学一样能助长人成为大师的欲望，现在中医对大师的吹捧实在是有些太过了。很多人在学医之初就是为了成为别人眼中的大师。很多中医学者被迷惑，天天梦想着自己做大师，言谈故弄玄虚，欲望膨胀，很容易走火入魔，钻入自己所执迷的玄学中。道一定是简单的，符合道的医理也一定是简单质朴的，是百姓日用而不觉察的。而这些玄的医理复杂到用尽大脑都不能察其全貌，且与百姓生活无关，我们可以肯定这些是远离道的。

还有一种背离道的医理与上述提到的正好相反，闭门造车的学习很容易步入这样一个极端：他们无视疾病的真相，用一个概念来解释一切医学现象，有的把一切表现都认为是阳虚，有的认为是瘀血，有的认为是人体不能左升右降，也有人认为是肾不足，还有人认为是体内瘀毒不排除，等等。就是无论你说任何表现症状，他们都用一套或几套医学概念来解释，往往开方也趋于一个或几个套路，以此方式治病或许会感觉舒服一些，但治愈率一定很低。这种不增长智慧的学习方法也背离了道，不要相信任何背于道的医理会在临床中取得好的疗效。这个世界没有神仙可以以自己的意志或用自己的医理去治病，只有符合道的医学者，放下自己的意志，用这世界存在的规律来帮助人体恢复健康。因此大家不要到外面的世界找寻心中的偶像，不要向其跪拜以获取独门绝技，只需要静下心来在经典或古代大医的启发和带领下找到疾病的规律。

从理论架构上越合于道的越真实，直接，博大但不杂乱，精深而不玄奇。而越背离道的医理越是以自我为中心的猜想，越玄之又玄而又不贴近生活，越浮躁，越鼓吹疗效。我们看这些合于道的医理，其理论的概念术语虽然各不相同，但所反映的宗旨都基本一致，而背离道的医理则各有各的花样。读者的心能安静下来，是鉴别医理是否近于道的关键。

如果说"多闻博学"是经验的积累，"学则亚之"是理论的推演或哲学的假说，那么"生而知之"就是放下经验的积累与理论推演、哲学假说，回到最初的恬淡虚无的合于道的状态，用肉眼去直接看病，用手指的触觉去直接触摸疾病，用身体去如实感受疾病，用"恶恶臭，好好色"的心去直接体察疾病。直接看到疾病的真相，这是每个人与生俱来的本能，不需要去训练眼睛与手指，不需要练出什么特异功能，只要静下来，每个人都可以看到感觉到，就如同我们不需要借助任何工具计算就能感知到一年四季的变化一样。在正确看清疾病之前是没有任何概念的，但要表达感觉时就需要借助概念。就如同为了表达食物在口腔内的感觉，借助了酸、苦、甘、辛、咸五味的概念，这些概念可以相对清楚地表达出感觉的轮廓。同样道理，《黄帝内经》的阴阳、五行等概念也是为了表达医者对病人身体状态的感觉，中医有了这些概念，才可以更清晰地描述出疾病的大体轮廓，而不是因为有了这些概念使中医变得复杂了。

学习中医经典的目的不是为了获取汉代陈旧的知识，也不是对大脑进行洗脑建立一套不同于现代社会的思维体系，而是简简单单地回到最放松的恬淡虚无状态，去观察疾病，去观察世界。当经典的语言可以触动我们的心灵，我们从心里感觉到的疾病就是经典中文字所描述的那个状态时，这说明我们的心与圣人的心相近，我们的心回归正常。当我们对经典的文字感到陌生，或需要绕许多圈，创造许多概念来解释经典就说明我们的心不够恬淡。

"多闻博识"是从知识层面上学习中医，"学而知之"是从思维层面来学习中医，"生而知之"是从心灵层面来学习中医。思维是知识的根，心灵是思维的根。没有近于道的思维，即使掌握再多的中医知识在临床中也难以施展。无论记了多少特效方、特效药、特效治法，如果没有从思维层面上来驾驭这些知识，那么在临床中用之应对复杂的病情都不会有特效的。同样，思维是很容易让自以为是的人走入歧路的，由恬淡虚无的心灵守护的思维才能接近道。

中医是内修与外证之学，亦可称之为内圣外王之学。所谓内修，就是沿着经典所指的方向，回到心最舒服的状态，也就是心的本原状态——恬淡虚无。保持这颗心来体察天地四时的流转，幸福地与万物沉浮于生长之门。所谓外证，就是真实地用自己的感官来感受病人得病的状态，通过望闻问切真实清晰地看清疾病，用清净慈悲的心处方以纠正病人的病态。真正的中医应该拥有一颗恬淡虚无的安静的心、简单真实朴素的思维和丰富且客观真实的知识，要追求如水般活泼柔软清净的心灵，不追求高高在上的浮躁奢华的心灵；要追求纯朴直白如儿童般的思维，不追求玄之又玄的让人发疯的思维；要追求百姓日用而不知的质朴简单的知识，不追求各种奇思妙想出的脱离生活的知识。在学医的路上，如果越来越简单幸福，那么看病会越来越全面，疗效会越来越确切高效。

五、经典的读诵方法

刚开始我学习经典是为了从经典中获取临床实用的知识，这如同在大海中寻找珍珠一样，我在每篇经文里面翻找，凡是我认为重要的条文，有知识内容的条文，我都反复钻研。我当时一直很困惑，在《黄帝内经》的成书背景下，为什么惜字如金的经典中有大量没有知识含量的文字，如黄帝再拜、斋戒、私藏等，还有很多篇章的开头与结尾都是一些描述场景的文字，这些文字对于传播看病知识没有什么用，为什么不直接说内容，省掉这些环节？所以在最初读经的几年里这些文字我直接跳过去，只读我认为重要的正文，甚至很多正文都能背诵了，而这些"无用"的"废话"我却很生疏。

也不知道从什么时候开始我喜欢读这些"废话"了，我原先一直认为《上古天真论》里一点看病的知识都没有，全是"废话"，这一篇不删掉就已经是恩赐了，不明白为什么还放在全书最重要的第一章，甚至越靠近前面的篇章这些没用的"废话"越多。现在我认为《上古天真论》必须放在第一章，这些"废话"是整本书的核心，没有这一篇"无用之用"的文字，其他文字便无法正确理解。"文以载道"，中国的文字真是美妙，这些文字不仅能准确地传达具体的知识，更重要的是表达了作者的心境，就是作者所体悟到的"道"。古人要求"得意忘言"，学习重要的是文字后面的道，得到了道之后文字的内容已经不重要了。我们读经典一方面要准确地把握经典中的知识，另一方面更重要的是体会作者心的状态，体会经典作者单纯的思维方式，这些经典的文字是得道者自性的流露。我们顺着文字所铺设的场景，顺着整个经文的意境就能慢慢地让自己的心去与圣人的心相合。当我们的心被这些文字所触动，我们就不会觉得经典中没有具体知识的文字是废话，甚至会产生如经典作者相同的感觉：当你读到经典中有说"择吉日良兆，而藏灵兰之室"，或"著之玉版""藏之金匮"等时，你觉得对，从内心深处你也认为这么珍贵的至理就应该如此被重视时，就说明你在这章与经典的作者产生了心灵上的共鸣。当说"非斋戒择吉日，不敢受也"，"非其人不传"等时，你觉得很对，心不到这一步就是不能传授，绝不允许慢泄这至高的却又直白的智慧，也说明你产生了共鸣。当说"刺道毕矣""吾得脉之大要"时，你觉得没错，针刺就是这么回事，脉的要领就是这么回事，甚至读《痹论》《痿论》时，你觉得没错这个病就是这么回事。真传一句话，假传万卷书，"知其要者一言而终，不知其要流散无穷"，你觉得就是这么回事，很清楚很明白，说明你与经典作者的心可以相应，这样读经典才能正确地认识人体，认识疾病，而非臆测经典，乱解经意。甚至当读到岐伯说"妙乎哉问也"或黄帝曰"善"时，你内心深处也默默感叹问得真好，这个说得真好，这才是读到了经典的"神"，而非死守经典文字的"形""器"，如此读经典才是一种恬淡的享受，有无穷的乐趣。

从文字释义上来学习经典，会发现经典的很多文字内容前后矛盾，即使想强硬地调和这些矛盾都非常困难。强硬地解释经文，或过度引申以解释经意，结果是越解释越解释不清，而且在临床中也并不实用。用思维逻辑推演来学习经典，会发现经典中有很多漏洞。民国时期的余云岫就用强大的逻辑推理，找到了经典中很多逻辑不严谨的地方，写成了一本痛批中医经典的反中医书籍《灵素商兑》。只要我们用推理的方法来学习经典，无论用多么复杂的公式，多么玄的医理，多么诡辩的思维，也难以完全符合逻辑，解释清楚经典。用逻辑思维解释经典的书很多，这些解法只使经典越解越复杂，越解越糊涂。经典难懂，经典不实用，这一切都是因为不得其门而入，"夫子之墙数仞，不得其门而入，不见宗室之美，百官之富"，我们不能将思维停在文字上或逻辑上强解经典，这样就如同无头苍蝇到处乱撞。我们要用心来感受经典，用心体会经典作者的心，这样心与心相印，学经典既简单又幸福。

学习《伤寒论》也是如此，不要用一套复杂的理论体系来解释条文，或用复杂的公式在条文中互相推理。无论多么好的理论体系与公式，一两个条文或许能解释得非常清楚，但要企图将大部分条文的机理都解释或推理出来，会让人觉得有些地方很牵强，经不起反推，而且不能与临床很好地结合。我们也不要像记偏方一样死记硬背条文，机械地记忆经方的主治病症而不看疾病的机理。有什么症状组合就开什么方剂，虽然在临床中可以见到很多神奇的特效案例，把这些个案汇集成册，也很容易让读者对中医取得的疗效啧啧称奇，但从我的观察来看，这种看病方法，疗效很不稳定，并不能达到高而稳定的有效率与治愈率。用大脑逻辑推理或死记硬背都不是学习《伤寒论》的方式，要用心去感受《伤寒论》，用心去感受张仲景的思维。

我们早已经习惯了用头脑来认识事物，将目之所及的物体随便拿一个，在头脑中都可以调取有关这个物体的很多知识。这些知识都是别人教的，都是别人定义的，自己并没有真实的认识。一切事物的认识如果不是发自心的，而是源自于头脑中别人灌输的概念与知识的合集，那么不管用头脑认识了多少事物，实际上自己依然无知，因为自己并没有真正地认识或感受。就如同知道了很多关于葡萄的知识，如果不亲自品尝一下，就不会真正地知道葡萄的味道。如果没有亲自品尝，那可以说我们就没有对葡萄产生真正的认知。

真正地认识事物是从格物开始，孔子"十五有志于学"，他所学的礼乐之学皆非头脑之学，而是用心认识事物的学问。我们放下头脑中的一切概念，也放下由头脑概念所引起的各种情绪，回到恬淡虚无的、活泼泼的、本源的心的状态去认识事物，保持这种状态读经典，保持这个心跟着经典的语言去体会人体。这种学习不是灌输知识，也不是用强大的逻辑去推演，而是如切如磋、如琢如磨般地用自己的心简单真实地看清事物。

现在人做学问是用头脑，将各种数据用头脑分析，得出一些猜测性的内在联系。而古人做学问是用心，是格物致知。古人认识物体的第一步是先"格"物，就是放下以前的认知，放下一切概念与经验，安静下来保持恬淡虚无的状态去用心直接观照，这样的认识才最为真切。每个人对格物的理解都不同，如果能够静下心来读几遍《大学》就会知道格物致知是在说用这颗本源的心去认识外在事物，以此心来修身、齐家、治国、平天下，此为格物致知，亦即王阳明所言的致良知。

中医的思维现在被不知不觉地西化了，其实不仅仅是思维的西化，而是思维方式的西化。思维的西化是指不用阴阳五行来思考人体，临床中也不用阴阳五行思维来思考疾病；思维方式的西化是指用西方人想问题做学问的方法来思维中医，用所谓科学的方法分析中医，最后由于不能自圆其说中医被贴上了伪科学的标签。

我们要格物致知地学习《伤寒论》，放掉脑中一切概念，要真切地去体会《伤寒论》中的每一条条文。读条文时，如果脑中自动浮现以前记忆的有关知识，不自觉地会对条文进行解释，这样一路思考下去虽然会有一些个人的认识，但这个认识就会与经典的原意离得越来越远。所谓"格物"就是将脑中浮现的知识都放到背景中，不让知识干扰我们读《伤寒论》，这样每读一次都是在用心体验，这样的读经是在格物的前提下致知，这样读经每一次都是新的开始，体会会越来越深。读经典就如同品尝美食一样，真实地品尝《伤寒论》，既不用大脑推演或猜测条文，也不死记硬背照搬条文，而是真切地体验每一条条文。读完一条条文，在明确知道条文所表达的字面意思之后，就用心反复体会，不是用头脑思考为什么，而是用心去体会怎么做到，只有做到了才是真正品尝到了，才是真正知道了。《伤寒论》真实记录了人体的各种变化，条文是对人体最真实的描述，我们需要借助《伤寒论》的文字真切体验到每一条条文所表达的医学现象。

每一条条文都是描述一种非常常见的医学现象，是一种可能性很大的人体变化。检验是否真实地体验到条文有两个标准：

第一，我们是否能够在现实得病的人体中，大量地找到条文所描述的现象，并且能反复体会条文的描述和真实的人体变化，以确定条文的描述完全与人体的变化相一致。

第二，是否能在临床中准确地辨识出条文所描述的现象。临床没有标准化的病情，当病人描述着他千奇百怪的症状时，我们是否有慧眼，能够一眼识别出来病人所描述的就是某一条文所记录的现象。

以《伤寒论》中有关桂枝汤的条文为例：一，要通过阅读准确掌握条文所描述的人体变化，明确变化的机理。二，要在临床中辨识出这些证型，无论病人的表现是否与条文记载的一致，都需要准确地辨识出来，并且针对病机处桂枝汤原方，不加减，或只如法加减，而不是随意加减。

在体会条文的时候要是真切的体会，在临床应用的时候也要是真切的应用。从理解经典条文，到临床诊断，到临证处经方，一切都清晰真切，如此才会收获满意的临床疗效。只有如此才是真切体会到《伤寒论》的条文，这才是知行合一的古人的学习方法。

每当我用心去品读《伤寒论》，我都会感慨张仲景的境界之高，这个境界不单单指医学上的造诣，而是综合的境界。

一个小说家要想用文字刻画人物的形象是很难的。普通作家会用很多文字，从多方面多角度进行描写，这样读者在阅读后，才会对人物形象有个大体的认识。但现实是普通的作家用了特别多的文字，读者还是感觉与作品中的人物形象有距离。而优秀的作家则不同，他的情感非常细腻，而且有生活积淀，他在描绘人物形象时不需要太多的文字，也不需要华丽的形容词，只用简单几句话，对几个细节或几个动作进行描写，一个活生生鲜明的人物形象立刻就会在读者心中呈现，而且读者会自觉地进入这个人物。

张仲景的情感是细腻的，他治疗了无数的疾病，对病情认识有深厚的积淀。《伤寒论》对病情的描述，每一个病证都是短短的几个症状。对这些症状我们不要用头脑记忆，也不要用逻辑来推理，而是用心去体会这几个症状综合起来所描述的人的状态。仲景仅仅用几个症状便可以鲜活地表达出一个人的状态。只要静下心来，根据这几个症状就可以在心里勾画出一幅画面，可以感受到这几个症状背后所反映的人的病机特点。如果你能够用心地感受到病人的形象，能够准确地把握病人的病机特点，并深深地赞同张仲景对应这个病机之偏的立法处方，那么在真实的临床中，你便可以以不变应万变的方法应用经方，这种对经方的应用既符合仲景原意，没有过分牵强地对经方延伸，又不死守症状，死板地按照条文症状应用经方。如此一方一病症去体会《伤寒论》条文，久之便会自然而然地用圣人的心去思考，在临床中就会形成一种说不出的感觉，即这个方就治疗这个病，你会很确定。

读经典要回归经典作者的心的状态，习惯用简单的思维单纯真实地看病。经典用最朴素的文字，最直接的表述，最真实的言辞记录着终极的真理。真理就在那里，只等你做好准备去静心阅读。他会带给你的快乐不是掌握知识的满足感，而是你静下心来与经典的文字共鸣，感觉如惑之解、如醉之醒的清明、豁然、明朗、通达。

真实益处，有心者自会明白。

王伟

2019 年 12 月

目　录

上篇　仲景思维：诊法与治法

下篇 阴阳辨证：六经病治则

上　篇

仲景思维：诊法与治法

第一章 回归张仲景的思维

一、中国人思维的起源

中医经典越来越没落，主要原因不在于文字古奥难懂，不在于难以理解其意，而是我们不能从内心深处与这些文字产生共鸣。不管是《黄帝内经》还是《伤寒论》，稍有古文功底的人都可以明白字面含义，但却不能很好地理解这些文字的意义，不能从内心深处与这些文字产生共鸣，因为我们已经长时间远离了古人的思维习惯，不再像古人一样去静下心来观察和思考人体。这个思维习惯的改变不易察觉，现在的我们一直在用西方的思维习惯去思考中国古人，在这种思维下对经典的学习是勉强相信而不是发自内心地去爱。我们需要一步一步地放下自己坚定的信念，放松紧张的头脑，来欣赏古人的思维，欣赏这由道而产生的思维，是静下心来自然而然的思维习惯。慢慢地你会爱上这种古人的思维，默默地改变为古人的思维，用这种自然而然的简单的思维来分析与观察世界与人体。

下面先从古人思维的源头说起。

静下心来，我们通过先秦的文字来追忆一下古人的生命状态，看中医是在什么环境下生长的。

先从中国文化的起源说起。中国人从什么时候开始与其他族群分开，开始称自己为中国人的呢？这源头很古老，在先秦古书中记载了两种文明：一种是中华文明或炎黄文明，一种是夷狄文明或蚩尤文明。这两个文明并不是严格以血统或地域区分的，而是以内在的精神来区分的。上古时期，人生活在大自然中，是直接暴露于自然，没有任何保护与可逃避的地方，就这样赤裸裸地生活在大自然中，面对同样的环境竟然诞生了两种截然相反的文明。

大部分的人类祖先生活在这个世界上，会自然感到自然界全都是危险，老虎、狼、狮子、豹子都会吃人，还有很多不容易看见但又无孔不入的蛇蝎。危险无处不在，寝食难安，太危险了，怎么办呢？这个时候人类会形成一种思维观念：这个世界太残酷了，要想活下来，就必须坚强，必须时刻保持高度警惕，必须时刻防止被动物吃掉。还要努力寻找其他动物，与它们战斗，在战斗中一定要比这些动物勇敢，要比它们还残忍，这样在战争中才不会成为它们的食物，相反它们成了人类的食物。但是一个人的力量太弱了，即使是整个家庭的力量都没有办法与这个恐怖的世界抗衡，那怎么办呢？团结起来找一个首领，让他带领着大家跟自然抗争，抢食物，抢地盘，抢水源，逐渐抢别人的食物，抢别人的地盘，抢别人的水源，在英明领袖的带领下顽强拼搏，成就大业，做一个自然的王。一代一代的人类努力进化并创造了一种文明，这就是一部分人类的早期文明，但不是中国的文明，这叫夷狄的文明、狩猎的文明。

中国人的华夏文明并不是这样诞生的，这个世界真的是残酷的战场吗？真的注定只有永不停息的拼搏才能生存下去吗？有一些中国古人他们放松下来感受这个世界的实相，静下心来，站在大地上就会发现自己在自然中不是一个弃儿，大地稳稳地托着你呢，你不用担心，你是很安全的，放松下来你就不会产生很恐惧的想法。这个世界从表面上看动物之间相互残杀，但当我们放松下来看的时候就会发现这是大自然的制衡，永远没有真正的强者，这个世界的实相是"万物并育而不相害"。如果你放松下来可以和很多凶猛的野兽做朋友，可以把凶猛的狼培养成朋友狗，帮助你发现危险；可以把野马培养成朋友载着你到处奔跑。也就是说古人发现只要紧张、恐惧，这个世界就是战场，如果放下紧张与恐惧，这个世界就非常美好，可以跟这个世界一起玩耍，"与万物沉浮于生长之门"。我们不是和这个世界对抗，而是与这个世界合作。

有人会说你是不是太天真了呢？不对抗怎么吃饭，不吃饭不就饿死了吗？当你紧张的时候会认为古人所说的世界是理想国，是虚拟的理想世界，不是现实，但是当你放松下来就会知道这是真的，只要放松下来就会知道世界不是被饥渴充满，而是满满的丰足。我们把一粒种子埋到土里，过几个月就会有几十倍的收成。只是把种子埋到土里让天地来滋养，人适时地照顾一下，就可以吃得很饱，大地是多么富足，这个世界是多么富裕，静下心来会发现到处都是食物，不必与其他动物互相掠夺，我们可以很幸福地在天地间玩耍。有人说那我想吃肉怎么办？静下心来，想吃肉不一定非要拼了命地去追赶野鸡，也不需要跟野猪搏击，可以顺着不同野兽的性，慢慢驯养它们，这样我们不用去与野兽拼搏就有了足够的肉食。有人说我就想打猎怎么办？我就想吃野味怎么办？静下心来，我们可以找到好的地势，想办法把猎物引到埋伏区，拉开三面网，一定要网开一面。为什么要网开一面？因为你四面围死动物，那被困的动物会拼死反抗，你必须花很大力气与它们交战，困兽莫斗，你网开一面，让老弱病残的动物死在里头，跑得快的年轻力壮的赶紧跑，这样你会很轻松获得富足的猎物。《史记·殷本纪》记载的成汤祝网，《礼记·王制》曰"天子不合围"，《易经》比卦亦记载"王用三驱，失前禽"，都是在说古之圣王打猎，皆围合三面，前面留开一条道路使部分禽兽能够逃脱。以这个状态就会发现我们不是上天的弃儿，就会体会到非常完美的生命状态，古人称为恬淡虚无的生命状态，也是天人合一、天人同乐的生命状态。

中国人的祖先在选取领袖做王上，并不是看哪个人更厉害，更能带领大家打仗，而是选择最有德行的人，是能够用自己的气场感化身边一切的人。最早的领袖无论是尧、舜、禹还是炎帝、黄帝都是这样的人，在他们的指导下中国人能很和谐很幸福地生活。中国的每个行业能够长久传承下去都有一个圣人般的祖师，所有的祖师都有个共同特点，他们都很放松很安静，能够看到与这个行业有关的规律，顺着这个规律可以轻松快乐地取得好的成果，他们把这个规律称为"道"。道无处不在，每个人每天的工作都是默默地暗合着道，他们很轻松很愉快地生活着，越来越多的外族人加入到这种幸福生活中。慢慢地这些恬淡虚无生活着的人，在两河流域的中原地区建立起城邦，城邦与城邦相连，在这里生活着的就是我们中国人的祖先，他们每个人都向温良恭俭让的圣人学习，谦卑和善地与他人和自然相处，每个人"美其食，任其服，乐其俗，高下不相慕"地生活在一起，这些人我们称之为大人，也叫君子。生活在城外的人与自然拼搏，与其他同类争夺食物，这些人我们称之为野人，也叫小人。我们看中国早期的圣人，无论是孔子还是老子，都用大量的文字描述着古代大人的生命状态，他们希望中华大地上的子孙能够生生世世幸福快乐地生活下去，他们留下来的文字，传下来的经典，是我们民族最宝贵的财富。

子曰："君子忧道不忧贫。"这句话最能体现中国人的思维方式与夷狄的差异。我们生活在这个世界上，每个人都想变得更好，但都因为自己不能够顺利地变得更好而忧虑。夷狄忧虑的是自己不够强大，不够完美，没有足够的财富与地位，因此他们要找到一个心目中的榜样作为目标去拼搏，去艰难地跨过一个又一个阻碍，以此来让心里感到满足。而中国人忧虑的是自己不够合于道，没有掌握道的运行规律，没有顺应道的规律，《阴符经》曰："观天之道，执天之行，尽矣。"观察体会天地之道便是中国学问的全部，也是一切经典所记录的内容。只要心合于道，生活就会变得既丰富多彩又井井有条，没有冲突与困厄，不仅自己幸福，还能够带给身边的人非常多的幸福。

同样道理，在医学上，夷狄所忧虑的是自己没有掌握足够多的关于人体的知识，没有足够先进的治疗手段，没有足够的医疗技术。而中国古人所忧虑的是医者有没有静下心来合于道，能否真正体会到天地与人体的规律，能否掌握这些规律。只要掌握了这个规律，不需要特别烦琐复杂的治疗，不需要高昂的费用就可以帮助病人恢复健康。所以成长于中国传统思维下的中医学认为世界是丰富的，不需要花费巨额的人力、物力去研发新的药品，天地赠予我们的万物已经足够了。千奇百怪的物种自有其不同于人的偏性，这些都是上天赐予的最好的药，只要掌握人体与自然的规律，静下心来去欣赏这些动物与植物，掌握它们的偏性，就足够我们去应对各种疾病了，无论从哪个角度去比较，上天所创造的药都远优于人类所创造的药。我们学习经典也是这样，不是为了获取别人不知道的治疗经验或治疗知识，而是为了通过经典体会到并掌握人体与天地的运行规律。

二、中国思维的特点

中国思维是求道的思维，是处于最自然的状态下形成的思维，如果非要用一个字来形容这种思维，那就是"易"，我们有专门的经典来阐述这个字——《易经》。《易经》是中国思维的源头，代表着中国思维的高度。易，有三层含义：简易，变易，不易。下面简单讨论一下。

首先说简易。任何源自于道、源自于自然的思维方式必然是极简单的，任何复杂都是人为所致而非自然的。世界上的思维方式大体分为两类：第一类也是占绝大多数的思维方式是为学日益，是源自于一个人长时间的知识积累，是由很多受限制的知识所构成，是源自于以前的认识。一旦形成固定思维，我们就会用这种思维去分析加工外在的世界，这些思维都很复杂，有的复杂到需要积累无数的秘密知识，要转好多个弯才能理解，这些思维越复杂越助长一个人的傲慢，越远离道。需要大量知识撑起来的思维是复杂的，只能看到部分的真相或完全看不到真相，且需要持续的努力才能维持，不合于道，不合于自然。另一类思维是大人的思维，是为道日损的思维，损之又损以至于无为，就是去除所有的旧的知识，用一颗单纯的无修饰的心直接去感知客观世界。当心越接近自然，便越能体会到这个世界的真相，越能掌握这个世界的规律。真理是简单的，然而很多简单的未必是真理，一定要用心去找寻，用这颗心去观察世界所形成的思维简单极致且无比真实，也只有这种极致的简单才具有恒久不衰的生命力，可以长久不衰地代代相传。《易经》曰："乾以易知，坤以简能；易则易知，简则易从；易知则有亲，易从则有功；有亲则可久，有功则可大；可久则贤人之德，可大则贤人之业。易简，而天下之理得矣；天下之理得，而成位乎其中矣。"老子曰："吾言甚易知，甚易行。"《诗经》所言者，一言以蔽之，曰"思无邪"；孔子之道一以贯之，曰"忠恕"；《内经》曰"知其要者，一言而终，不知其要，流散无穷"，皆是至简至真之理。

中国的所有经典都是在帮助人找到道，回归道，回归至真至简而又绚烂多彩的生命状态。天地不言之道太简单，以至于人类所发明的文字太复杂，不能够很好地表达这不可言说的道。学习中医也是如此，学习经典就是为了让心与道相合，让思维极简单又极真实，能够安静地看疾病的本源与疾病的变化规律。如果我们的大脑中坚固地保持着复杂的思想，则不能真实体会经典所言；如果我们一直还在向外探索追求各种理论或各种特效的经验去对峙疾病，去追求各种的复杂，那就在远离道，而只有向内保持简单纯净的心去真实客观地观察疾病，才符合道。用思维去分析疾病则疾病是复杂的，且多是扭曲的，用心去感受疾病则是极简极真的。经典并不复杂，是你紧张复杂的大脑让它变得复杂了。

其次谈变易。"《易》之为书也，不可远。为道也屡迁，变动不居，周流六虚，上下无常，刚柔相易，不可为典要，唯变所适。"世界存在的一切事物都是在不停变化的，这是恒久不变的真理。古人静下心来观察世界，不只是观察世界的表象，而是用大的眼光从整体来看每一个表象并观察它的变化。因此我们要静下来真实地观察世界的变化，顺应世界的变化，"天行健，君子以自强不息"，固执如枯木般拒绝任何变化带来的不确定性，或者我行我素无视自然规律随意地乱变化，都会给自己带来恶果。"福兮祸之所倚，祸兮福之所伏"，古人都是在变化中看问题，看清楚当下的事物所呈现的象，又不执着于表象这个点，而是在整个大环境的变化中来观察这个点，在变化中看待一切事物。

《易经》记载了这个世界的变化，用阴爻与阳爻的更替记载了天地的一切变化；《黄帝内经》则详细记载了天地的变化和人体的变化。张仲景的著作就是这种思维的延续，用这种变的思维来看人体，所描述的疾病一定不是固定不变的，不会像很多后世书籍记载的那样：写一个病名，然后附上该疾病的表现症状，然后附上各种表现的治法方剂。《伤寒论》是用阴阳六经来详细描述疾病的表现与传变，书中详细记载了某一阴阳状态下的人体有某一表现，这一表现未来的变化即传变，这一表现的正确治法，如果用错误的治疗之后又会往哪里传变，正治之后什么表现说明治好了，误治之后该怎么治疗以及判断预后，等等。这是静下心来观察人体理应看到的实相。如果我们静下心来观察人体，一定是在变化中来观察，即重视当下疾病的表现，更重视这个疾病的变化，阴与阳便是这个变化最好的表达工具。

我可能不能准确地描述西方医学的思维方式，但在我对西方医学的有限认识中，了解到西方医学也发现了人体是变化的，他们把疾病的病因归结为这种变化。如肺里本身没有炎症，病人咳嗽了是因为炎症使得肺发生了病理变化，他们害怕这种变化，一定要消灭变化。这种思维体现在对大部分疾病的认识中：腰疼是因为腰椎的变化，胃疼是因为胃的变化，连失眠都认为是大脑或内分泌的变化，而且他们认为一定要对抗变化才能治愈疾病，因此西医应用抑制免疫反应治疗很多疾病会认为是理所应当的。西医这种对变的认识不同于中医。中医认为生命的本质就是变，变每时每刻都伴随着呼吸发生，它发生于每一个细胞，生－长－壮－老－已，这是任何人都逃避不了的变化。正常情况下人体每一个器官都在变化，而整体的大环境却处于稳态的平衡，因此我们的研究重点不应该放在每一个器官的生理与病理的变化，而是研究这个大环境处于稳态的机制和整体的变化规律，顺应这个规律便可以恢复健康。这个变化过程本身默默地进行着，没有人觉得这种变化让自己不适，这变化是常态而非病态。古人在变化中来看人体的病态，不孤立地看待任何局部的变化，牵一发则动全身，人体是一个大的不停变化的系统，这样看待疾病就不会被某一疾病的表象迷惑。假设在人体局部的甲器官发生了炎症变化，同时人体其他器官也都会发生相应的变化，或许乙器官会变化成克制甲的状态，丙器官会变化成消耗甲器官的状态，丁器官或许变成帮助乙器官去克制甲的状态，还有可能甲器官的炎症变化本身就是为了对抗某一其他器官的异常变化，等等，这些变化有的肉眼或借助仪器可以看到，有的在无形中发生，这一切变化都是为了维持人体大环境的相对平衡，在没有对全身的掌控下贸然对表现为病变最重的甲器官进行治疗，对整体的平衡来讲有可能不利。在古人的思维里人体就像天地一样，动态的平衡是最好的状态，也是唯一健康的状态。如果从细节上每一个器官每一个局部去记录和观察这个变化，然后去计算变化的得失，则数之可十，推之可百，数之可千，推之可万，不可胜数。每一个细节的变化难以测量把握，并且即使准确测量了也没什么用，因为过一会儿这个细节又会发生变化。古人静下心来感受这些变化，发现这些细节的变化是在一个大的身体变化里有序地发生着。

古人喜欢用天地与人体类比，人体的这种变化就像当天地处于春天的季节时，小草发芽，小树生新枝，动物开始活跃。每一个生物在细节上发生着各自的变化，但这些变化都是在天地间春的大环境里有序地发生。可以看出古人观察变化不是死死地盯着每个细节，精确地描述细节的变化，而是用心感受每个细节变化所反映的大环境的状态。只有掌握这个大环境的状态，才能看清楚每个细节变化的原因。治疗只有着手于大环境的变化，才能系统地将人体调理到健康的状态。如果不能够掌握大环境，看到细节变化后就主观地去干预局部变化，往往容易使大环境处于更不稳定的状态，虽然某个细节的症状得到暂时的控制，但是大环境可能变得更糟，人体会离健康更远。而且可以肯定的是只要大环境更糟糕，那么这个被控制住的局部症状要么短时间会卷土重来，要么会变得更糟。古人一直着眼于整体的大环境来观察人体，当人体大环境处于病态时，观察这个病态所呈现的象，用阴阳来表达这种大环境的病态，治疗也是因势利导使整体处于稳态。所以真正的中医不会说某个病该怎么治疗，而会说某一种人体的状态该如何调理。治病是下工的思维，调理人体是上工的思维，上医医国，中医医人，下医治病。

再次谈论不易。"形而上者谓之道，形而下者谓之器"。形而上是指无形象的一种没办法命名的存在，我们可以命名为道，也可以命名为空，也可以命名为气，或者用时髦点的命名为无形能量；形而下是指一切有形的实体，小到原子、分子，大到整个人体都是形而下，我们可以命名为器，也可以命名为有，也可以命名为形，或者土气一点的命名为有形实体。古人观察天地是观察它的全貌，是道与器，《易经》曰阴与阳，《道德经》曰有与无。古人静下心来观察天地四时的变化，当天地处于春三月时，天地间万物皆开始以各自的姿态繁荣起来，为什么万物同时显现如此一致的景象？是因为天地之间的气处于生的状态。当天地处于夏三月时，天地间万物皆以各自的姿态风华茂盛，为什么万物同时显现如此一致的景象？是因为天地间的气处于长的状态。同样道理，秋三月的景象是因为天地之气处于收的状态，冬三月的景象是因为天地之气处于藏的状态。也就是说有什么样的气的状态就有什么样的外在有形的景象，道决定器，有什么样的道的状态就有什么样的器，而器又能及时准确反映道的状态。站在有形的器的层面上看世界万物和人体都是不停变化的，天地万物有各自的变化，每个个体的变化也不相同，人体内的每个器官变化也不相同，即使是每个细胞的变化也有很多的差异，而且这种变化从器上看是接近无序化的。但是从无形的道上来看，这一切又都是固定不变的，道的运行是"独立而不改，周行而不怠"的，就是说人体内里的气的变化规律是不变的。医生的任务不是去改变道的运行规律，医生也没有任何能力改变，但也不能无视这个固定不变的规律而紧盯着有形实体的变化，医生只能去更细腻地觉察道的运行规律，掌握它，并运用这个规律去诊病治病。

"智者察同，愚者察异，愚者不足，智者有余。"智者观察人体是从共同不变的无形的道的运行上来看，而愚者观察人体则是在各异复杂的有形的器的表象上来看。智者看病从道出发，病人所描述的信息足以清晰明确看清疾病的真相，而愚者看病从器出发，病人描述再多也觉得信息不够用，反复询问亦不能够得知疾病的真相，诊断上有太多不确定的猜测和不严密的推理。"粗守形，上守神"所言的亦是此理。因此判断一个中医的思维是否纯正，就看他守住的是什么，如果一直盯着复杂多变的症状看，在各个症状间反复猜测推理，那就是粗工，其治疗结果则是"粗工嘻嘻，以为可知，言热未已，寒病复始，同气异形，迷诊乱经"；如果他守住的是固定不变的道，通过病人的描述用心体会病人看不见的气的状态，纵使疾病千变万化亦逃不出固定不变的阴阳之道，看病时直观真实地感受观察，那就是上工，其治疗结果则是"效之信，若风之吹云，明乎若见苍天"。

用复杂的知识来揣测疾病，或用复杂的逻辑来推理疾病，这样的思维是复杂的，是看不到真相的。静下心来，保持恬淡虚无的心去客观地观察疾病，真实地发现疾病内部的规律，这样的思维是简单的，而且看到的是本源的真相。从每一个脏器每一个细胞着手观察人体，人体的变化极其复杂且不可控制。从整体处来看人体的变化，人体的变化是一个统一的象，执其大象，则可引导人体安于平泰。从外在的形体来分析人体，则人体是复杂而不可测的，如浮云般变化莫测；从内在的气的层面来客观观察人体，则一切都是按照固定不变的规律运行着，这个规律即是道，得道者则可无惑于人体表象的变化，见病知源，运用这不变的规律引导人体趋于阴平阳秘。

三、回到古人的心去观察世界

我们回到经典的思维，即放松下来，用最放松的状态去思考，不要急着知道标准答案，而是要通过搜寻答案来找到正确的思维方式。

我们来思考一个最简单的问题：为什么到了夏天天气会很热？

标准答案是地球绕太阳公转，太阳的直射点靠近北回归线，故而北半球气温会升高。虽然这个答案从科学上是正确的，但也只是解答了头脑的疑问，我们的心对这个答案并没有体验。可以说西方人一直在用大脑来探索世界，而中国古人是在静下心来用心去感受世界。我们尝试放松下来，用心去感受一下为什么夏天会热，就如同用心去品味美食，用心去欣赏艺术，用心去制作自己心爱的玩具。身处夏天，体会由春天到夏天周围的环境与气流的变化，体会一切景象的共同特点，就会知道夏天很热是因为我们生活的地方阳气增多了，是因为阳生阴长使得气处于蕃秀的状态。这个答案是从不同的角度来探索。

我们分析一下两种探索世界的思维方式。用太阳直射点的北移来解释北半球气温升高，气温升高是我们直接看到的现象，比较粗浅，太阳直射点北移是伴随科技的进步而观测到的现象，比较精微，这种解释实际上是在用一个精微的现象来解释粗浅的现象，都是停留在物质层面的解释。如果我进一步发问，为什么太阳直射点北移？答案是地球在围绕太阳公转时的倾斜角度所致，这个现象比起直射点北移更精细。再继续问下去为什么出现倾斜角度，会有更加精细的现象来解释。在这种用精细现象解释粗浅现象的探索里，人类的知识越来越丰富，对现象的观察也越来越精细，永无止境。中国古人没有深入细致地观察现象，在古人的思维里认为这种精细的观察现象是以有限的生命去完成无限精细的探索，这种以有涯随无涯，殆矣。古人静下心来观察，天气热只是暂时的，还会再冷，冷也是暂时的，还会再热，所以任何存在的事物与现象都是动态的短暂的，而只有"无"是恒久的。无论现象多么精细，古人都归为一类，形而下的"有"，除了"有"还有一个不以任何现象而存在的"无"，所以古人的思维并不是仅仅研究"有"，而是研究"有"与"无"的学问，是研究有无相生的学问。

　　紧张的大脑一定会问"无"有什么需要研究的？"无"就代表着没有，即然没有还有什么研究的必要呢？"无"确实是没有任何物质，可是一切"有"都是从"无"中产生，此即无中生有，一切产生出来的东西早晚还要消失，还要回归到"无"。我们每一个生命都是从"无"中产生，并且早晚要回归到"无"中，"无"是生命的重要部分。很多科学家长久以来认定了物质恒定不变的真理，原子恒定不变，新的物质是旧的物质聚合而组成，那我们要探讨的是什么力量使得新的物质聚合与离散，这"无"中的力量究竟是怎么运作的，这比研究任何"有"都有意义。无论新的物质是从空中产生出来的，还是新的物质是其他物质聚合而成，我们都需要去探索是什么力量使新的物质产生，或者是什么力量使物质发生变化，这个力量不在"有"中，而是充满了包裹着任何一个"有"的虚无之中。"无"中所富含的这种力量，西方称之为能量场，我们中国人称之为气。

　　我们看一下"无"与"有"之间的关系。"无"非常大，因为没有边界，而"有"非常小，再高的大山在无限的虚空里也是非常渺小的，"无"中所含有的力量是无限的，这个力量决定了一切"有"的生老病死。因此有什么样的"无"就有什么样的"有"，有什么样的气就有什么样的器。所有事物的未来发展方向也是由"无"决定的，可以说"无"决定着"有"的当下表现，"无"主导着"有"的未来变化，而"有"能够准确地反映出"无"的状态。"天垂象，见吉凶，圣人象之，河出图，洛出书，圣人则之"，天就是无限的"无"，我们通过"有"的象来知道"天意"，古代的圣人就是通过观察天地间的一切表象，掌握表象所反映出的气的状态，掌握背后气的变化运行规律，就知道事物未来的发展方向，就知道吉凶祸福，顺应这个规律去引导，使其向更加平和的方向发展。只有从气的层面对事物进行干预才是从根源入手，才能让事物向更有序的方向发展。通过记录各种表象来获取知识的治学方法，虽然获取了大量的描述事物的数据，但所观测到的只是表象。通过精细心来如切如磋、如琢如磨地体会人体与天地，我们会察觉到这一切背后的规律，而所有的中国经典都是在讲这个规律。

人体不是被实体填满，在肌肉与肌肉的空隙、肌肉与骨骼的空隙、骨骼与骨骼的空隙、脏腑内部的空隙、脏腑之间的空隙，这一切空隙中充满着气，这些气有卫气、营气、宗气、经脉之气，等等，这些气在脏腑之间与经络中流动，这些气的变化主导着人体实体的变化、决定着人体的变化。我们中医司外揣内所揣度的就是这个内里的气，只要知道气的状态就可以"决死生，处百病"。因此我们中医学的方向是这样的：通过长时间观察天地与人体，掌握每一个表象所反映的内里的气的状态。通过观察病人当下的表现来准确掌握病人内里气的状态。治疗则是用各种善巧方便的方法引导病人的气趋向最健康有序的状态，当病人内里的气平息至良好状态则不适便随之消失。

我们还是问这个简单的问题，夏天为什么会很热，或者夏天为什么会有这么多表现？现在我们知道了，这一切真正的主导者是天地之间的气，是因为气处于蓄秀的状态所以天地间会有这样的表现。

四、重新认识阴阳

翻开《伤寒论》，我们看到最多的两个字应该就是阴和阳。放下我们固有的对阴阳的定义，无论是哲学、玄学还是人体部位的定义，我们重新回到古人的思维里，从阴阳的根源来探究阴阳的本意。

阴与阳这两个字在张仲景的思维中最为重要，贯穿始终。现代人一提到张仲景的思维就认为他是六经辨证，其实静下来看这个提法不准确，准确地说张仲景就是用阴阳辨证，六经是阴阳的进一步划分。《伤寒论》中很多条文都两两相对地以阴阳来思维，同样的症状或病情，发于阳与发于阴的辨证很多，如"病有发热恶寒者，发于阳也；无热恶寒者，发于阴也。""病发于阳而反下之，热入，因作结胸；病发于阴而反下之，因作痞。"《伤寒论》的阴阳辨证，随处可见，甚至第一卷《辨脉法》的最前几段话都是讲如何通过脉象来辨阴阳。在《伤寒论》正文的方证条文中，有的条文辨证精确到了六经的某一经病，有很多方证条文并没有精确到某一经，尤其是很多病经过汗吐下误治后成坏病，此时最重要的不是辨六经而是辨阴阳。"察色按脉，先别阴阳"，诊疗第一步最重要也是必须要搞清楚的就是阴阳，是阴病还是阳病，每一个方证都必须准确无误。

究竟阴阳是什么，是高深莫测的哲学概念，还是古人朴素的矛盾思维？我们不要急着下结论，反复翻几遍《内经》，对有阴阳的语句仔细读几遍，就会发现在《内经》里阴阳是古人表述万物的起源，一切外在变化的根源，又是古人用来分析世界的工具，又是一切中医治疗的依从根本。下面我们静下心来用心体会一下经典中对阴阳的定义。

我们把对阴阳的定义归一下类，先看如下一类相似的定义：

"故阴阳四时者，万物之终始也，死生之本也。"

"阴阳者，天地之道也，万物之纲纪，变化之父母，生杀之本始，神明之府也。治病必求于本。"

"夫自古通天者，生之本，本于阴阳。"

"夫五运阴阳者，天地之道也，万物之纲纪，变化之父母，生杀之本始，神明之府也，可不通乎。"

古人创造出阴与阳这一对概念不是单纯的哲学概念，更不是复杂的玄学概念，更不能把阴阳理解成矛盾论中的对立矛盾概念。阴阳是"万物之终始"，就是宇宙的诞生和终结是由阴阳所支配，"死生之本"，就是对于天地间一切有生命的生物，阴阳是决定生与死的根本。

我们再结合《道德经》等先秦的经典，反复阅读，用心体会古人对世界的认识。我们身边的一切物体，包括你与我甚至整个世界，我们如何来描述这一切万物？

就在我写作的当下，在我的书桌前摆放着一盆兰花，我该怎么描述这盆兰花？我描述它有细长的叶子，描述它属于多年生草本植物，这一切的描述都是静态的，是局部的，当我们静下心来把思维与天地合一时会怎么来看这盆兰花？在我眼前的这个物体，它几年前来到这个世界，再过几年就会离开这个世界，因此我们不能用一个静态的画面来描述这盆花，而应该在动态中来描述。无论是描述这个世界，还是株植物，还是这株植物的一个叶片，都应该在动态中描述，只有在动态中的描述才符合事物的实相，因为这个世界的本质就是一切都是变化动态的。如果我们沉迷于某一个静态的局部，说明我们被表象迷惑了，坚固地相信只有自己眼见的为真理，这样就如同盲人摸象一样，以此思维只会不停地否定而永不得真相。

当我们以动态来描述这个世界，会发现整个世界在周而复始的变化着，一天一天，一年一年。从大处的一年观察，天地经历着春、夏、秋、冬的变化，天地间一切有生命的动植物都与天地一同经历这变化。由春到夏天地间温度越来越高，天地间越来越丰富，动物也开始活跃起来；由秋到冬天地间温度越来越低，天地间越来越凋零，动物也开始封藏起来。天地间的万物如此和谐的周而复始的变化着，这周而复始的变化内部必然有一个看不见的力量在引导着，这个力量就像人呼吸一样，或者像古代生活中的鼓风机一样，一张一合地运行着，从而引起天地的变化，这一张一合便是古人认为的阴阳。

人的一生也像天地一样，大的节奏变化是经历青少年的健壮成长和中老年的身体衰老，每一年人体也有变化，每一天，每一个呼吸，人体都在有节奏的变化，而主导着一切变化的便是这一张一合的阴阳。因此古人说阴阳是一切的源头，是天地的源头，是生命的源头，无时无刻不在主导着天地与生命的运行方向。用心体会"万物之纲纪，变化之父母，生杀之本始"。

也就是说古人认为天地间有一股看不见的力量围绕着一个中心点在上下波动，独立而不改，周行而不殆，就像正弦曲线围绕着坐标轴上下波动一样。古人不懂现代数学，因此古人用一个太极图来表示这种运动。这个运动也存在于天地间的一切生命体内部，而且一切生命体的变化，无论是有益的还是有害的，都是因这个波动引起，甚至可以说这世界的一切都是这个波动的投影，这个波动的中心点或中心轴古人便称之为道（古人亦将整个波动的范围称之为道），而这个上下波动便是阴阳。因为天地间变化趋向中心点则可长生不衰，当变化背离中心点就会走向灭亡。中道即是谨守中心点、时时回归中心点的行为。因此古人认为天地间最珍贵的就是这个中心点的道，将一切离开中心点的变化引导使其趋于中心点的行为便是德。

用古人的数学（即数术）来表示，这个中心点或被称为一，上下波动古人用二到九表示，超过九就代表着毁灭，是不存在的，这个"一"是最宝贵的，"道生一，一生二，二生三，三生万物""昔之得一者，天得一以清，地得一以宁，谷得一以生，侯王得一以为天下贞"。由于视角不同，古人亦把中心点定义为五，上下波动的两端分别用一二三四与六七八九，超过十或少于一都代表着毁灭，是不存在的，这个"五"是最宝贵的。河图与洛书都是以五为中心，其他数字罗列五的四周。

（河图）　　　　　　　（洛书）

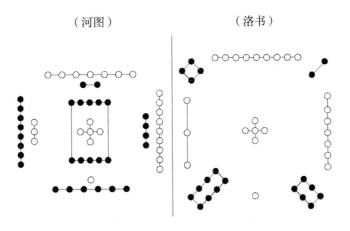

如果以坚毅的眼光盯着实体看，这世界太复杂，其变化也太复杂，用一堆公式也很难推测其变化。而如果放松下来看一切实体背后的气，是气生成了实体，维系着实体，主导着实体的变化方向，而气永远沿着同一个规律在变化，这个规律就是阴阳，就是阳生阴长，阳杀阴藏，所

以阴阳是一切的根本。靠近天地的绝对中心点是不可能做到的，每一个生物都有其偏性，人是天地间所有生物中离中心点最近的生物，为万物之灵，相对于其他生物而言人得气之全，草木得气之偏。人得病就是因为远离中心点超过了健康的范畴，这时候就可以用草木偏的气来纠正人体气的偏差。阴阳一方面是代表围绕着中心点的运动行为，另一方面古人也用阴阳来表达这种变化，在中心轴下方的运动称为阴，在中心轴上方的运动称为阳。由于视角不同，从不同的角度看上和下会有不同的定义，甚至连这个上和下亦可以改成左与右，左半部分为阳，右半部分为阴。故《内经》曰："且夫阴阳者，有名而无形，故数之可十，推之可百，数之可千，推之可万，此之谓也。"

《黄帝内经》的大部分篇章都是以天地四时的阴阳为切入点展开论述的，从天地四时的角度来看阴阳，则春夏为阳，秋冬为阴。春夏天地间气的特点为越来越充实，秋冬天地间气的特点为越来越衰减。就像人的呼吸一样，一年为天地的一个呼吸周期，春夏就是吸气，秋冬就是呼气。这是天地四时阴阳。

人体以应天地四时亦有阴阳变化。

"阳者，天气也，主外；阴者，地气也，主内。故阳道实，阴道虚。"

"阴者，藏精而起亟也，阳者，卫外而为固也。"

"在阳者主内，在阴者主出。"

"阳注于阴，阴满之外。"

"阴在内，阳之守也；阳在外，阴之使也。"

就是说外界的气进入人体为阳，内里的气外出为阴。或者抑制人体的气外出为阳，促使人体的气外出为阴。"在阳者主内，在阴者主出"，这里的"内"是动词向内之意，"出"亦是动词向外出之意。人体每时每刻都在与外界进行气的交换，这种交换主要通过呼吸进行。人体的气在任何时刻都不可能处于有进无出或有出无进，这里的阴阳是相对的，即人体总体的气越来越实我们就说是阳，即阳道实；人体总体的气越来越虚我们就说是阴，即阴道虚。天地阴阳以外宇宙进入地球的气越来越多为阳，以地球向外太空消散的气越来越多为阴。阴阳应用于人体，外界进入人体的气越来越多为阳，人体向外界散发出去的气越来越多就为阴。

"道生一，一生二，二生三，三生万物，万物负阴而抱阳，冲气以为和。"如果一切都是静止不动的，那就不会有这个世界，因为不动代表着没有变化，没有变化就产生不了这个世界。中国文化的起点是从客观地观察天地的变化而来，中国现存最早的经典《易经》就是详细记载天地间各种变化的书，这变化的初起点就是"一"，它与道一体两面。

我们观察一下人的变化——呼吸。人有呼吸则生，无呼吸则死。人从开始有了呼吸才成为一个独立的人，呼吸是气在人体出入变化的表现，伴随着气入的吸气与气出的呼气，人体的一切变化才开始，这一呼一吸便是"二"。人是以一呼一吸为一个小周期变化的，人的气也会随着天地之气发生春生、夏长、秋收、冬藏的变化，这也是一个周期；人的一生经过生、长、壮、老、已也如同呼吸一样是一个周期。天地亦是如此，一天以日出日落为一个小周期，一年以春、夏、秋、冬为一个大周期，古人还认为六十年一甲子的循环为一个更大的周期。这阴阳之间不停的周而复始的转化运动便是"三"，就是这"三"生出了一切变化。一切变化如果不是因为出入的周而复始则不可能产生，在这个周而复始的变化中，我们把气入的过程称为阳，把气出的过程称为阴，吸气必然是从最外边往内发生，而呼气必然是从最内里向外发生，因此万物负阴而抱阳，这阴阳的交换便是冲气，冲气以为和。仔细用心体会一下人体的变化，仔细观察一下世界的变化，是不是这样子的。中国文化是研究天地间一切事物共同的变化规律，而中医就是这个规律在人体中的表现与应用。

五、阴阳在临床中的应用

天地与人体都是不停动态变化的，而阴阳就是这动态变化的根源，用阴阳亦可以清晰地表达这种变化的状态。由于阴阳的立足点不同，在描述人体时会有分歧，以气的出入状态来描述阴阳是《黄帝内经》的主体，尤其是在描述人体多变的病态上皆以此来立论。

人体整体的气处于"越来越实"的变化过程称为阳，人体整体的气处于"越来越虚"的变化过程称为阴。

如果用矛盾论来定义阴阳，那阴阳就失去了意义。我们说热证为阳，寒证为阴；或实证为阳，虚证为阴，无论是寒热还是虚实都是在"静态"地描述人体，且寒热虚实已经可以准确地描述出静态的人体的某一特征，这时候再创造一个多余的阴阳概念是没有什么意义的。

因此在接下来讨论阴阳之前，请先放下以前脑中阴阳的定义，包括把寒证加虚证定义为阳虚，或者虚阳外越、肝阳上亢、肾阴亏虚之类的定义。我们运用阴阳只是为了客观地观察疾病，而非用阴阳给疾病下一个定义。可以说中医因为有了阴阳这个标尺，在临证时才可以更好地看清楚疾病，而这个阴阳的标尺必须简单、实用、准确。如果在临床中引入阴阳这一对概念使得认识疾病变得更复杂，那这样的阴阳是需要摒弃的。

"察色按脉，先别阴阳"：任何一个疾病，我们要在"动态"中来观察，对动态变化的人体首先要弄清楚的是当下是处于"越来越实"的阳病还是"越来越虚"的阴病。并不是说人体处于越来越实的阳病优于处于越来越虚的阴病，而是越接近阴平阳秘的阴阳匀平状态最好。春夏季节人体顺应天地微微偏阳一些，秋冬季节人体微微偏阴一些。如果来了病人，我们需要通过描述来判断他当下是处于阳病还是阴病，《素问·阴阳应象大论》中详细描述了如何在临床中法阴阳。

"帝曰：法阴阳奈何？岐伯曰：阳胜则身热，腠理闭，喘粗为之俯仰，汗不出而热，齿干以烦冤，腹满，死，能冬不能夏。阴胜则身寒，汗出，身常清，数栗而寒，寒则厥，厥则腹满，死，能夏不能冬。此阴阳更胜之变，病之形能也。"

对经文的理解，我们不能死守着某一句话的意思，然后在临床中去生搬硬套，而要理解这一句话所描述的人体的状态。当人体处于阳病，从外界进入人体的气越来越多，人体就会表现得像春夏一样闷着的感觉，或者像在锅里蒸着，或者像用绳子捆住，或者像一个被堵住孔的热水壶。举一反三，读一读这段有关阳胜的经文带给你的感觉，是不是一个人身体里很热，汗毛孔关闭着，热气出不来便喘，心烦口干，腹满？这段经文描述了非常典型的阳病病人的状态，我们通过体会这种典型表现就能体会到阳病的感觉。临证中病人的症状往往都不典型，但是他的描述会带给你的感觉与经文描述的阳胜感觉一致。当人体处于阴病，人体向外界散失的气越来越多，人体就会有像秋冬一样的感觉，也像一个慢撒气的气球，或者一杯正在慢慢变凉的热水。读一读这段有关阴胜的经文带给你的感觉，就是描述一个人的气在向外耗散，汗出身越来越寒的状态。这些经文描述的同样也是典型的症状，通过这些典型的症状我们把握住阴胜病人的表现特点，临证中通过病人的描述便可轻易感受到阴胜病人的状态。

除了通过病人的症状描述来感受病人的阴阳状态，我们还可以通过多种方法来感受。

如通过病人说话的声音来感受阴阳。语声为人体内的气通过咽喉产生的震动，感受这种震动可以得到很多信息，在《难经》里有详细的如何通过听声音来判断病的症结的描述。当人体处于阳病时，人发出的声音有种被闷住的感觉，声音粗沉；当人体处于阴病时，人发出声音时会比较用力，是用力往外吐字的感觉，声音细且比较浮。

除了声音，通过尺肤诊亦可轻松分辨阴阳。医生用无名指的末梢轻触患者尺部的皮肤，位置大约在经渠穴附近，并在皮肤上轻轻滑动，感觉，一般阳病的病人尺部皮肤会有一种绷紧感，阴病的病人尺部皮肤会非常松软。

还可以看面色，阳病的病人面色比较鲜亮，阴病的病人面色比较灰暗。

亦可以通过脉诊分辨阴阳。人迎气口脉对比，阳病的病人人迎脉大，阴病的病人气口脉大。具体的人迎气口诊脉会在接下来的章节详细介绍，在此暂不展开。

"岐伯曰：日与月焉，水与镜焉，鼓与响焉。夫日月之明，不失其影，水镜之察，不失其形，鼓响之应，不后其声，动摇则应和，尽得其情。黄帝曰：窘乎哉，昭昭之明不可蔽，其不可蔽，不失阴阳也。合而察之，切而验之，见而得之，若清水明镜之不失其形也。五音不彰，五色不明，五脏波荡，若是则内外相袭，若鼓之应桴，响之应声，影之似形。故远者司外揣内，近者司内揣外，是谓阴阳之极，天地之盖，请藏之灵兰之室，弗敢使泄也。"（《灵枢·外揣》）

我们结合这一篇的上下文来体会：黄帝感慨天地的变化是复杂的，这种复杂接近无穷，远超过人类思维的极限，陈述这种变化需要与天地同样大小的书籍，而人体变化的复杂与天地变化的复杂一模一样，因此医学如果试图去盯着这些变化去记录研究，那无论走多远相比无穷永远是刚起步。如何"浑束为一"？就是如何用一种简单的思维来驾驭？"昔之得一者：天得一以清，地得一以灵，神得一以宁，谷得一以盈，万物得一以生，侯王得一以为天下贞，其致之一也。"这个关键的"一"是什么？这个"一"当然是能够表达道的运行的阴阳。只要有身体的不适，必然是因为阴阳变化，也必然有阴阳的变化，我们必然可以从多方面准确地把握这变化。任何一个以观察内里气的状态为目的的诊法都能及时准确地察觉阴阳的变化，不会有任何差错与滞后性。作为临床医生第一步也是最重要的一步就是用多种诊法合参，来确定当下病人是阳病还是阴病，并以简单的阴阳思维来看透人体的一切变化。

六、培养古人的思维

每当我说一定要读经典的时候，很多人立刻会问：有没有什么注解类的书来辅助一下？或者说以我们的水平能读得懂经典吗？如果用逻辑的思维来学习经典，经典就会变得非常复杂，为了解释《内经》的一个概念需要再创造一堆概念。我读过不少医书整本书都只是为了解释经典的一句话。其实用这种思维来解释经典，说真的有很多时候是在睁着眼说瞎话，就是当你用逻辑思维来推理经典的时候，很多是经不起推敲的，我们从逻辑上甚至不能把木与肝建立联系，更不用说什么五行生克理论、母子补泻理论，这些理论在逻辑上是站不住脚的，很多受过逻辑思维训练的科学主义者经常拿经典的逻辑漏洞来诋毁中医。

我们随便举一个经典的逻辑例子来看一看,《难经》第四十一难问了一个问题,问肝为什么由两叶组成?虽然现在解剖的肝有五叶而不是两个叶,但是我们不管那么多,或许是因为分叶的方式不同,反正古人的认识里认为肝有两叶,因此就要对这个为什么有两叶提出疑问。我们看看经典的回答:"肝者,东方木也,木者,春也。万物始生,其尚幼小,意无所亲,去太阴尚近,离太阳不远,犹有两心,故有两叶,亦应木叶也。"大概的意思是肝是人体内比较幼小的一个脏器,属于象征一切新生的木,这个小脏器离着脾土与肾水都很近,小脏器很小,想法左右摇摆不固定,既想去依靠脾土,又想去依靠肾水,又想左又想右,因此不朝一个方向生长,而是朝向肾水与脾土两个方向生长,因此肝就有了两个叶。从逻辑上看这个理由太牵强了,哄三岁孩子还行,成年人怎么会相信这种解释,而且以此无赖似的逻辑任何的结论都可以推得合理,那这个理论就成了事后诸葛亮,除了对既成事实大吹特吹的解释,没有任何意义。

我们学习经典不仅要获取知识,还要通过反复阅读经典回归经典思维,只有形成中医经典的思维才能在临床中灵活运用经典。经典的思维其实并不复杂,恰恰相反是极其简单的,经典之所以难懂是因为我们的思维太复杂了。回到恬淡虚无的心的状态,就是全身放松的状态,既不紧绷着神经,也不让自己的神经昏昏沉沉的慵懒,这是放松的原始状态。在这种状态下去观察、去思考、去干预人体,这是经典的出发点,总结起来就是要学会放松下来的专注,不用力的努力。保持这种状态,不要感觉到头脑紧张,同时还要思考,在感觉不到任何紧张状态下的清醒的思考便是古人思维的状态。静静地享受一下放松,感觉一下这种状态,在这种状态下我们没办法进行任何推理,也没办法去逻辑计算,因为这些推理和计算都要求大脑紧张起来。

放松下来的思维是一种体会式的思维,感同身受的体会,把体会到的事物之间互相类比,这便是古人的思维,即取象比类的思维。我们静静地感受人体的各种状态,然后跟天地间存在的现象类比。比如我们将感受到的人体越来越实的阳的状态与天地间类比,就会有与天地间春夏带给我们的一模一样的感觉；把人体的脏器跟国家的各个部门相类比，会感觉肝脏的象与将军一模一样；把脏器与天地万物相类比，感觉肝藏的象与春天、木、风等一模一样。甚至可以把阴阳类比成水火、天地，等等。这是真实的放松下来的观察，任何人只要放松下来都可以进行共同的类比，而且这种类比不是天方夜谭般的胡乱联想，而是真实的内心感受，放松下来的人会自然而然地观察到这些外象各异的事物内里的气是一样的，这不是推理所能看到的。

中医的思维就是取象比类，我们必须用这种方式来思考，用这种方式思考会特别放松，而且不容易被世俗所困住，以这种思维生活每个人都可以美其食、任其服、乐其俗，都可以过古代人描述的幸福生活。任何人只要没经过强化训练大脑，保持童真般的心去观察世界，思维自然就是这样子的，简单、真实、直接。

中国教育的目的也是恢复这种遗失的思维方式，"天命之谓性，率性之谓道，修道之谓教"。孔子以《诗经》来育人，"《诗》三百，一言以蔽之，思无邪"，是说整本《诗经》都在教人回归到无邪的思维，我们反复吟诵《诗经》，用心体会《诗经》所描述的场景与心的景象的相应。整本《诗经》大部分都是先描述一个景象，然后与人心的景象相类比，比如描述一个关关雎鸠的场景，这个场景会给我们心的启发，即一个男人要去追求窈窕淑女的景象；描述一个特别肥大的老鼠的场景，我们心的启发是贪官；描述牡丹，代表富贵；描述江河东去，代表时间流逝，等等不胜枚举。只要描述的场景固定而且读者的内心清净，自然会呈现出同样的意境，不会一个人看到落日想到人的衰老，而另一个人看到日落想起兴奋的事来。如果读到古人诗中的场景内心的感触不同于古人或者没有感触，说明这个人不处于恬淡虚无的放松状态。如果用逻辑来推理，很难建立落日与人生衰老之间的联系，但是只要用心体会一下落日的场景，自然会有衰老之感觉。所以为什么东方、青色、春天、木之间会建立联系，逻辑上的推理总是难以尽如人意，可是如果静下心来用心体会一下这几个场景，我们就知道这些是同一种气的感觉，这就是人在放松状态下最自然的思维方式，这就是取象比类。除了《诗经》，反复吟诵任何古代的经典都有利于我们回归这种古人的思维状态，就实用性而言取象比类是最实用的思维方式，就难度上来看是最简单的，就效率上看是最省力最高效的。不过一定要注意，取象比类是放松下来真实的感受，是用心的观察，这时候大脑稍微一紧张，这种思维就可能陷入天马行空的想象，这些臆想是不真实的，一定要及时觉察。

如果读经典，觉得非常累，觉得脑子疼，那就先停一下，不要再以任何理由强迫自己往下读了，因为方向错了。此时需要放松，静静地用心去感受。《内经》说肝者将军之官，不要去想为啥肝是将军之官，也不要去推理这句话的深层含义，静静地感受这句话，然后看看经典对肝的描述，感觉是不是如将军一样。《内经》上说肝病的脉象其气如弦，用心感受一下肝病的状态，感受一下这种气的状态在脉管上会有的表现，是不是与手指按压到琴弦上的感觉一样。

回到前文提到的肝有两个叶的问题，用回归恬淡虚无的心，用取象比类的思维重新看待这个问题。肝的象就是万物刚刚发芽的象，与四季中春天的象一致，就像一个刚刚发芽的种子一样，所有种子刚发芽都是先长出两片叶片，然后再继续生长出多个叶片。感受一下春天温和的感觉、小嫩芽柔软稚嫩的感觉，这就是人体肝脏的气的感觉，只要你能找到这种感觉，你就会相信这种感觉的肝脏就会像刚发芽的植物一样有两个叶。

七、知其要者，一言而终

阴阳虽然现在被解释得很复杂，而一旦知其要便可一言而终。那这个阴阳的"要"究竟是什么？就是天地万物的运行都是围绕中心点永不停息上下波动，天地、人体皆同，这变化就是阴阳。无论天地四时还是人体都是共同的阴阳，即由外界向内进入能量多为阳；由内向外界散失能量多为阴。当这个答案以知识的形式被你记住，你会说这个答案有什么，我早就知道了，这说明你真的不知道。在知识层面上知道中医概念是没办法应用的，医学就是真实地观察疾病，中医学是在最放松的状态下真实地观察人体，如果不是真实地感受到世界是由阴阳交感而成，看不到人体的一切变化归根到底都是阴阳，那么这个阴阳就只是饭桌上用于高谈阔论的谈资。

当你全神贯注地去观察疾病的一个点，这个点是如此坚不可摧的真实。医学如果把精力放在一个点一个点地观察疾病，那么这种观察的成本一定是巨额的，而一个点一个点地消灭疾病，需要对人体进行近乎毁灭性的打击才能抑制身体一个点的病变。放松下来，回归中国古人的思维，我们静静地观察这些变化。既然疾病是在一直变化的，那任何当下的变化在未来都会再改变。当下发生的任何变化只是人体总体变化的一个瞬间，观察人体整体的变化才是真正客观真实地观察人体。用现在的语言来描述古人静下心来发现的世界真相：能量按一定的规律变化。这个能量古人用气来表述，而有规律的变化便是阴阳。用古人的说法就是阴阳二气交感而成，人体的疾病亦是因此而成。天地的千变万化都是因为四季的流转，在天地间生存最重要的就是感受当下天地之气并掌握天地之气的变化规律；人体的病千变万化亦是因为人体的气的阴阳出入，医者最重要的就是静下心来真实地感受病人当下气的状态，掌握人体气的变化规律。

"下士闻道，大笑之"，或认为这个道理太简单不值得尊重而不屑的笑，或认为自己已经知道了而自满的笑，或是认为这个道理没有自己脑中的知识有价值而高傲的笑。"一阴一阳之谓道，继之者善也，成之者性也。仁者见之谓之仁，知者见之谓之知，百姓日用而不知，故君子之道鲜矣。"一阴一阳的道越来越不被人认识，就是因为人太聪明了，太喜欢大笑之了，不能够静下心来用心去体会。道隐藏起来不被人知，不是因为不够努力，不是因为头脑不够发达，不是因为不具备古人的知识储备，而是"百姓日用而不知"，道就在眼前只需要我们用心去体会。"上士闻道，勤而行之"，勤而行之不是用头脑，而是身体力行，是用心去感受，去一点一点地体会，这就是中国之学，就是修身齐家治国平天下之学。

仲景理法

第二章 张仲景的基本诊法

一、六经的实质

如果我们学习医学的愿望很单纯，就是想做一个合格的明医缓解百姓的病痛，那么努力的方向就应该很明确，即在经典的带领下看到疾病的真相，掌握疾病的发展变化规律，熟知每一种治法、每一个方剂、每一味药对人体的改变，仅此而已。这就要求我们按下面的方法去努力。

第一，静下心来按经典教授的方法，训练自己的觉察能力，能够通过望闻问切等方法客观公正地察觉病人内里气的变化。

第二，静下心来观察天地四时运转规律，体会经典所记载的天地与人体的变化规律。

第三，静下心来通过经典的条文体会每一个方剂、每一味中药的偏性，体会不同的偏性作用于偏离中道的人体后的反应。

其他的一切努力也都是围绕着这三点展开。如学习其他的先秦经典，包括四书五经、老子庄子等都是为了静下心来体会百姓日用而不知的道，回归古人合于道的思维方式。可以通过传统武术、导引等强身健体，使全身肌肉和谐地运动，身强体壮经脉通畅有助于思维的敏捷。可以通过琴棋书画等陶冶情操，让心更加安静敏锐，让生活更加丰富。

中国文化妙用无穷，可以在各个行业中绽放光彩，同时也容易让不懂中国文化的人产生神秘感，有些稍微懂一点传统文化的人会开始自大，自我神秘化。《黄帝内经》批评这种自大为"受师不卒，妄作杂术，谬言为道，更名自功，妄用砭石，后遗身咎"，即是说中国文化很容易让人产生自大的自以为是的瞎想。中医很多基本概念都被过度的遐想，再加之神秘文化、武侠文化、神话故事等为这种遐想提供了太多的素材，如果不去除这些，让浮躁的心平静下来，我们对六经的认识也只能是自己的一种遐想。

我们要习惯于古人的思维，古人的思维不是推理而是真实的感受，很多人说中国文化没有哲学，确实中国的哲学并非是在概念上推理，而是直接用心去体认。肉眼看到的是静态的表象，而用心感受到的才是内在的机理。不要觉得这种认知很复杂，恰恰相反这种认知是最简单最直接最真实的。下面让我们来感受一下天地间的六经。

首先需要对六经这个词进行分析，六经就是阴阳加上代表数量多少的太、少，三阳病即是描述阳的三种数量：少阳就是阳比较少；太阳就是阳比较多；阳明是两阳合明，阳特别多。三阴病即是描述阴的三种数量：太阴就是阴比较多；少阴就是阴比较少；厥阴就是阴极其少。

呼吸与六经

我们在人体的一个变化周期中来体会人体阴阳气的变化，先看一个最小的变化周期——呼吸。人的呼吸过程是这样的：开始吸气，气由少变多，越来越多，直到饱和，然后转换方向，开始呼气，体内的气由多变少，越来越少，接近极限，然后转变方向开始吸气。百姓日用而不知的道只要细细觉察便可清晰彰显，我们细细地品味这个过程：吸气的过程便是人体阳道实的过程，呼气的过程便是人体阴道虚的过程。

伴随着吸气，由外环境进入人体内的气由少变多，刚开始吸气人体的气比较少，这个状态就是少阳；

吸气到中途之后人体的气较多，这个状态就是太阳；

吸气到满溢人体开始呼气的转化状态便是阳明。

伴随着呼气，由体内的气逐渐往外环境散失，人体内部的气开始衰减，刚开始呼气的时候人体内储备的气比较多，这个状态就是太阴；

呼气到中途之后人体的气较少，这个状态就是少阴；

呼气的最后人体开始吸气的转化状态便是厥阴。

如果能体会到一个呼吸中存在的这六种阴阳状态，就可以举一反三应用于一切变化。

一天与六经

一天当中天地与人体也发生同样的周期变化。中午与夜半为一日的两极，就如同吸气的结尾与呼气的结尾一样。

中午十一点到下午两三点是一天气温最高的时候，夜晚十一点到凌晨两三点是一天中气温最低的时候，这两个时间段分别是气温寒热转化的时候，分别为阳明与厥阴。

从凌晨两三点到早上六七点钟太阳刚初升的时候，天地与人体的气越来越多，气温逐渐回升，对应少阳。

太阳初升开始到中午十一点钟午时前后，气温越来越高，这个过程对应太阳。

从午后到太阳落山，这个时候气温逐渐降低，天地间还算温和，对应太阴。

从太阳落山到半夜子时之前，天地与人体的气越来越少，天地寒冷，这个过程对应少阴。

一年与六经

一年当中也有六经变化。三九天与三伏天为一年的两极，即冬至后四十五日与夏至后四十五日这两个时间段分别对应厥阴与阳明；经过三九天之后的春天对应少阳；夏天对应太阳；经过三伏天之后的秋天为太阴；冬天为少阴。

阳生阴长，阳杀阴藏，这就是阴阳的变化规律，一切事物都是遵循着这个规律在变化，这就是道，从一个呼吸，到一天，到一年，到一生，都是如此，天地、动植物、人也都是如此，这是极简易极真切的规律，只可用心体会，不可用头脑去加工，掌握这个规律可以"以决死生，以处百病，以调虚实，而除邪疾"。

二、体认六经病

书至此我仍需再重复一下学习《伤寒论》的方法。如果我们用高大上的玄学来解读仲景条文，用抽象的概念去解释，只会让人觉得云里雾里。我曾经读过很多难懂的用逻辑加概念解读《伤寒论》的书，也读过很多文字古奥天马行空地解释《伤寒论》名词的书，读完后我心潮澎湃，我认真做笔记，叹服古人或今人的大脑。但仅此而已。任何不以临床为目的的医学理论都是空谈。

下面我们来体会认识六经病。

天地有六经，人体有六经，我们需要在每一个四季轮转中体会六经，在每一个日出日落中体会六经，在每一个呼吸中体会六经。现在请随着我一同在一个呼吸中体悟六经病，中医不是仅用脑子就能学明白的，请放松紧张的大脑随我一起体会，不要停留在文字的认识上，一定要身心体会。

少阳病——春生

先放松下来用心感受一下呼吸。把肺里的空气呼出干净，吸气，在吸气到四分之一左右的时候停止，就在这个时候感受一下身体的变化，也可以在每一个呼吸节律中吸气到四分之一处停顿一下，感受身体的变化，呼吸虽然停顿但要感觉有吸气的势，身体还在用力吸只是没有空气进入肺中，感受气在这个状态停滞后身体的变化。注意这是身体的客观感觉不是头脑的思考，读者朋友必须在这个过程中亲自去体验，在这个瞬间你看看是不是感觉胸胁苦满，默默不欲饮食，连续几个呼吸都在这一个点停顿，看是不是心烦、口咽部不适。这就是《伤寒论》中描述的少阳病，一模一样，少阳病的状态就是气在刚刚要升起的时候受到了郁滞，在天地间就是春天的气受到了郁滞，即《素问·四气调神大论》所言："逆春气，则少阳不生。"在人体就是在气血比较少的同时处于阳道实的状态，即气郁在内里的状态。我们在呼吸中感受少阳状态带来的身体各部位的不适感觉，这样有了体认之后再来了病人，静下心来感受病人描述的状态感觉，就能清晰地知道病人当下的状态。体会到少阳之后我们在呼吸中继续感受其他的病态，体认这种状态，然后推己及人地去客观观察病人的状态。

太阳病——夏长

我们继续吸气，吸气到四分之三满时停止，并且身体还要有继续吸气的势，感受身体的变化，也可以在每一个吸气到四分之三左右有意停顿一下感受身体的变化。在这个瞬间你的胸腔内的气是满的，满满的气使胸廓膨胀，同时你会感觉后背的肌肉开始僵硬，腰背头项的肌肉都紧张起来，而且因为气比较多所以脉管会比较浮大，这就与《伤寒论》中描述的太阳病一模一样。太阳病的状态就是气在壮大的时候的状态，在天地间就是夏天的气的状态，即《素问·四气调神大论》所言："逆夏气，则太阳不长。"在人体则是气血比较多同时处于阳道实的状态。

阳明病

继续感觉呼吸。我们继续吸气，在吸气与呼气要交换时停止，频繁地体会在吸到马上快要满时或者在呼气刚刚开始时暂停，感觉一下身体的状态，你看是不是气血都涌到了四肢末梢与头面，这就与《伤寒论》中描述的阳明病一模一样。阳明病的状态就是气在壮大到极限与呼气转化时受到了郁滞，在天地间就是夏至前后的气的状态，在人体就是气血在极亢奋马上要发生转变的状态。

太阴病——秋收

继续，我们开始呼气，在呼气到体内还有四分之三的气时停顿一下，同时身体还要处于继续往外呼的势，感受身体的变化，是不是气血缓缓地涌向手足，手足自温，内里比较空虚，腹腔比较满，这与《伤寒论》中描述的太阴病一模一样。太阴病的状态就是气在开始消减时的状态，在天地间就是秋天的气的状态，即《素问·四气调神大论》所言："逆秋气，则太阴不收。"在人体则是气血比较多同时处于阴道虚的状态。

少阴病——冬藏

继续呼气，在呼气到体内还有四分之一的气时停顿一下，感觉人体的身体变化，此时人体的气比较少会感觉身体困乏，开始有轻微的后背畏冷，久之会昏昏欲睡，这与《伤寒论》中描述的少阴病一模一样。少阴病的状态就是气在消散到虚弱时的状态，在天地间就是冬天的气的状态，即《素问·四气调神大论》所言："逆冬气，则少阴不藏。"在人体则是气血比较少同时处于阴道虚的状态。

厥阴病

继续呼气，当呼到气尽的时候停顿一下，频繁地在呼气末与吸气开始时停顿一下，感受身体的状态，是不是气血被郁到了内里同时手足末梢比较冷，心胸中郁着热的感觉，这与《伤寒论》中描述的厥阴病一模一样。厥阴病的状态就是气在消耗到极致后气刚开始增加时的状态。

通过呼吸来感受这个过程，不要用头脑来推理六经，中医的思维不是推理，是取象比类。

我们除了在人体内感受六经病，也把同样的感受用于天地四时之中，在天地中感受六经病，人的身体在一天中也会有微细的变化，在一年四季中也有微细的变化。

要用心去感受当人体的气处于清晨、处于春天时所带来的"少阳病"的感觉；

感受人体气处于上午、处于夏天时所带来的"太阳病"的感受；

感受人体气处于中午前后、处于夏至前后时所带来的"阳明病"的感受；

感受人体气处于下午、处于秋天时所带来的"太阴病"的感受；

感受人体气处于晚上、处于冬天时所带来的"少阴病"的感受；

感受人体气处于子夜前后、处于冬至前后时所带来的"厥阴病"的感受。

静静地感受这些变化，与在呼吸对应的过程发生的变化一致。中医是体悟之学，是真实的感受，保持恬淡虚无的心真实地观察疾病、观察人体、观察天地，观察一切的变化规律，从心里体会到这种规律，这个规律是亘古不变的，只有顺应这个规律才能给病人带来真正意义上的

仲景理法

健康。

中医养生亦是如此。中医养生不是学习各种的养生知识，不是死板地按照某个养生大师的话去做，客观上来看这些未必真的对养生有益。观察自己身体的变化规律，静下心来不与变化规律对抗，你就会很自然地顺应这个规律生活。春三月或清晨醒来就多出去走走，是"以使志生"的充满爱的走动；夏三月或上午时分多出去活动活动，是"使华英成秀"的丰富多彩的活动。晚上该睡觉睡觉，早晨该起床起床，该吃饭吃饭，这一切不是因为别人或教科书规定的，而是静下心来感受身体自然的节律，自然而然的生活就是符合这个节律。有时候不能完全做到顺应规律也没关系，最起码不要漠视这个规律，漠视这个规律久之身体就会出现不适的症状。"道者，圣人行之，愚者佩之。"很多人说这个"佩"字应该为"背"字更合理，其实我认为不然，圣人的生活方式是有觉察的，因此他的一切行为都完全合于道，他的行为就是道的运行，因此圣人行之。而愚者则不同，他没有觉察却只知道具体的知识，或者从道理上知道该怎么做，这些知识或道理是佩戴在他身上的附属品，无论他是否按照这个规则去行为，都没有行走在道上，而只是佩戴了一个名字为"道"的知识。

三、六经脉法

我们要想知道现在天地的季节，很简单，只要放松下来感受一下外界的空气，看一下四周自然的景象，就知道了，很准确，但却很难言说。这种"耳不闻，目明心开而志先，慧然独悟"的准确判断源自于心的清明与长时间对周围的观察体会。但是有时候这种认识在心不清明的状态下很难公正判断，故古人找了一个准确的可测量的方法公正客观地判断当下的季节，古人的方法是在一个空旷的场地里立一个日晷，立一个固定长度的杆子，通过日中太阳照射日晷影子的长度精确地测量出当下的季节，这种测量准确无误。

我们观察人体也是如此。一方面要静下来，通过病人描述的不适感觉来客观地感受病人的身体状态，判断当下病人所处的六经病的状态。

另一方面，必须要找到一个非常准确的测量标准，来准确地测量出病人当下的病态，而且这种测量方法必须便于操作且绝对客观准确。如果我们能静下来读经典就会知道这个准确如日晷的测量方法就是脉诊。我们看《伤寒论》每一篇都写的是辨某某病脉证并治，证即证据，就是用脉准确地"测量"出当下的病态，然后在人体找寻到相应的证据也同样证明了脉诊的准确，那下一步就可以探讨如何治疗了。

看一下《伤寒论》的书写体例，有很多条文都是先说某某病，然后再说某某病当出现什么样的情况时该怎么治疗。就是说张仲景是有办法先明确知道这个病人是什么病的，然后才有进一步的辨证论治。如桂枝汤和麻黄汤的应用，张仲景是先知道这个病人是太阳病，然后是太阳伤寒用麻黄汤，中风用桂枝汤。那怎么知道这个人是什么病？提纲证是绝对不可能用于判断病的，那一定是脉诊，而且这种脉诊必须能够给绝大部分的疾病准确地定位出究竟是哪经病，而且这种脉诊不是张仲景发明的，是古脉法，只是张仲景运用得最纯熟。

在《内经》《难经》《伤寒论》中提到的有关诊断六经的方法有两种，一种是以浮沉分阴阳的六经脉法，另一种是人迎气口对比诊六经法。

以浮沉分阴阳的六经脉法

先说第一种以浮沉分阴阳的六经脉法，以《伤寒例》里的记录为代表，我们说一下这个脉诊的始末。

"尺寸俱浮者，太阳受病也。

"尺寸俱长者，阳明受病也。

"尺寸俱弦者，少阳受病也。

"尺寸俱沉细者，太阴受病也。

"尺寸俱沉者，少阴受病也。

"尺寸俱微缓者，厥阴受病也。"

首先说明《伤寒例》一定不是《伤寒论》原书的内容，是宋臣在整理《伤寒论》的过程中，在其他医书中搜集到有关张仲景的论述，把这

仲景理法

些论述汇集形成的《伤寒例》："今搜采仲景旧论，录其证候诊脉声色，对病真方，有神验者，拟防世急也。"

这种脉法以浮沉分阴阳，脉浮就是阳病，脉沉就是阴病，然后再根据脉浮兼见的不同脉象分三阳，脉沉并兼见的不同脉象分三阴。这种方法的问题是有很多病人脉象并非尺寸俱怎样，如果尺寸不一致是否就没办法分阴阳了？再看看《伤寒论》中"太阴病脉浮者，可发汗，宜桂枝汤""伤寒脉浮而缓，手足自温者，系在太阴""太阳病，发热恶寒，热多寒少，脉微弱者，此无阳也"，等等，有很多的条文说明太阴病可以脉浮，太阳病可以脉微，更不用说还有如桂枝汤脉证的阳浮而阴弱之类的条文很多，因此我们初步判断张仲景应该不是通过整体脉的浮沉来作为六经脉法诊断六经的。

不过先别急着下完结论就匆匆了事，我们再进一步深入地探究一下这种浮沉分阴阳的脉法。这种脉法在《难经》与《内经》里都有，最系统的论述是《素问·至真要大论》："厥阴之至，其脉弦；少阴之至，其脉钩；太阴之至，其脉沉；少阳之至，大而浮；阳明之至，短而濇；太阳之至，大而长。"虽然这段文字与《伤寒例》的文字有差异，但从整体来看所描述的应为同一种脉法，只是描述的方式不同。

我们进一步分析这里的脉象所反映的六经状态究竟是什么，与《伤寒论》的六经是否一致？以"厥阴之至"来分析一下，《至真要大论》中当病人脉象显现厥阴之至的时候，病人的症状表现："岁厥阴在泉，风淫所胜，则地气不明，平野昧，草乃早秀。民病洒洒振寒，善伸数欠，心痛支满，两胁里急，饮食不下，鬲咽不通，食则呕，腹胀善噫，得后与气，则快然如衰，身体皆重。""厥阴司天，风淫所胜，则太虚埃昏，云物以扰，寒生春气，流水不冰，民病胃脘当心而痛，上支两胁，鬲咽不通，饮食不下，舌本强，食则呕，冷泄腹胀，溏泄，瘕水闭，蛰虫不去，病本于脾。冲阳绝，死不治。"这两段与厥阴之至有关的症状与《灵枢·经脉》所描述的脾经与胃经的是动所生症状几乎一致，因此这里的厥阴之至是脾胃病，与《伤寒论》的"厥阴之为病，消渴，气上撞心，心中疼热，饥而不欲食，食则吐蛔，下之利不止"完全不是一回事。

阴阳者，有名而无形。我们不能用一种固定的方式来判定对错。这种观点的不同只是因为描绘疾病的角度不同，我们要搞清楚他们究竟以怎样的阴阳视角来观测疾病，角度虽然不同但都是对疾病客观公正的观测。《至真要大论》所用的阴阳是"天地阴阳者，不以数推，以象之谓也"，用这种方法测量出来的阴阳，厥阴不是代表数量上阴到了交尽状态，而是代表了木克土的土病象，是用象来分阴阳的。

人迎气口对比诊六经法

第二种是人迎气口对比诊六经法。《内经》里最重要的阴阳六经诊法，提到次数最多，多次上升到很重要的地位来提的就是人迎气口对比诊六经法。

关于人迎气口脉法的具体操作方法有很多，主流的认识为人迎脉的位置在喉旁动脉的人迎穴位置，气口为手太阴寸口位置。在我的第二本书《拨开迷雾学中医2——〈灵枢经〉针灸入门》里详细讨论过这个认识的错误，详细探讨了人迎气口脉的发展过程，在这里我不想再多讨论这个问题。接下来我所谈论的人迎气口脉法不仅在经中有真实的记载，而且是我静下心来读经典文字所形成的摸脉方式。将这套脉法所得到的六经结论应用到临床中，可以准确无误地反映病人当下的状态，用这套脉法能够清晰地认清人体，并高效地运用经方原方取得较好的临床疗效。因此这套脉法之于我，就像我看一下钟表就知道现在的时间一样。

"人迎一盛病在少阳，二盛病在太阳，三盛病在阳明，四盛已上为格阳。

"寸口一盛病在厥阴，二盛病在少阴，三盛病在太阴，四盛已上为关阴。

"人迎与寸口俱盛四倍已上为关格，关格之脉赢，不能极于天地之精气，则死矣。"

人迎气口的具体位置，古代大部分临床大家都认同《脉经》中引用的《脉法赞》所记载的"关前一分，人命之主，左为人迎，右为气口"。

仲景理法

有这种认识者包括孙思邈、李东垣、朱丹溪等，而认定人迎为喉旁动脉的多是一些注解经典的文人。王叔和的《脉经》首先是一本文献集成，在这么大部头的文献集成里，只记载了"人迎气口为左右手关前一分"这一种说法，而且《脉经》中人迎气口出现多次，所有与之有关的脉诊文献都一致地把定位指向关前一分的位置，因此在王叔和的认识里，关前一分为人迎气口位置是不需要考证的，在当时是没有异议的。

"关前一分"的位置究竟在哪里？我们不需要采取非常刻板的标准化的定位，因为人胳膊的长度不同，很难分清一分究竟的长度，如果我们回到古人的思维里来认识就容易多了。桡动脉搏动就是古人认为的肺经气血的搏动，古代人认为经脉就如同河流一样，我们摸一下脉管底部组织，就相当于河流的河床。动脉底下是桡骨，桡骨的末梢有一个高高的鼓起名为桡骨茎突，这个茎突所在的位置就是关。茎突到手腕的位置是桡骨与腕骨的连接处，这里由于骨连接形成一个很宽的间隙，这个间隙的长度大约一寸，这个一寸长的口子就是寸口。这个位置由于有个间隙，河流流经间隙便汇集成渊，故又名太渊。关前一分，就是寸和关之间的位置，就是过了桡骨茎突之后刚到寸脉的位置。经脉经过桡骨茎突就相当于河流流经到了一个小山上，一过桡骨茎突地势陡降，就相当于河流经过小悬崖之后形成的小瀑布，这个陡降的位置就是关前一分，河流陡降之后汇集于寸形成太渊。不要总是怀疑自己摸脉的位置准不准，每个人都可以准确地找到关前一分的位置，这是人命之主，是判断气脉走行的关键位置。

找到了"关前一分"的位置，我们双手同时摸关前一分的脉搏，对比两手脉搏的大小。通过左右手经脉中的气血多少来判断阴阳是如何相倾的。我们将关前一分位置的脉搏压至"波动最强大的力度"来感受两手脉的大小，有人轻轻一压脉搏就很大，再用力按压反倒脉力变小；有人需要压到很深的位置脉搏才变最大。总之就是要让脉搏在指下充分展开，互相对比，如果左手脉大则病在阳，右手脉大则病在阴。左手脉大说明病人正处于阳道实的状态，右手脉大说明病人正处于阴道虚的状态。这里的左右手是指病人的左右手而非医者的左右手。

病人的主观不适症状越重，说明病人的阴阳相倾越重，左右手的差异越明显，越容易轻松准确地区分出左右手关前一分的盛衰。相反，如果病人没有特别明显的不适症状，说明病人阴阳相倾较轻，左右手的差异就很微小，需要细心摸才能判断阴阳的盛衰。至于病情的轻重，我们需要通过病人脉象的胃气情况判断，不能以阴阳相倾的轻重判断病情的轻重。

"察色按脉，先别阴阳"，通过摸脉判断出病人是阴病还是阳病只是诊断的第一步，我们还要进一步知道气血的多少，如果阳病同时气血特别多就是阳明，气血比较多就是太阳，气血比较少就是少阳。同样道理，如果阴病同时气血比较多就是太阴，气血比较少就是少阴，气血特别少就是厥阴。判断气血多少的方法就是通过"关前一分"的大小来判断：

如果关前一分特别大，说明气血很多，如果是阳病就是阳明，是阴病就是太阴；

如果关前一分中等大，说明气血中等多，如果是阳病就是太阳，是阴病就是少阴；

如果关前一分特别小，说明气血特别少，如果是阳病就是少阳，是阴病就是厥阴。

"盛"字为容积大小的计量单位，一盛、二盛、三盛分别代表特别少、中等多、特别多。

这里的问题来了，由于人和人之间有很大的差异性，我们很难以一个标准的大小来定义为标准的一盛大，就如同我们不能用固定的尺子来测量人体穴位的位置，而要用同身寸来定位。我们也需要在脉诊中找到同身标准盛数，这样以便于对比究竟是一盛、二盛还是三盛。

那究竟怎样来定标准的一盛脉的大小呢？我们在经典和相应的古籍中找不到答案。既然在古籍中找不到，我们就需要在临床中自己摸索。在临床中先通过病人的描述症状判断是哪一经病，然后再摸脉，记录关前一分的大小以及其他脉的大小，再按照这一经病治疗，病人服药后如果对症则记录下来。比如我们通过病人描述的症状判定是非常典型的少

仲景理法

阳病，非常像春天气郁的象，并且按照少阳病给病人开柴胡剂方后得到的反馈非常好，这说明病人就是少阳病，这时就可以详细记录下病人的脉象特征。用这种方法要不了太多的临床案例就可以找到关前一分的标准盛数。我通过长时间的大量临床总结出来的规律是这样的：关脉的大小为标准的二盛，如果关前一分明显大于关脉就是三盛，如果明显小于关脉就是一盛。注意这里的比较是"关前一分"与"关脉"比较，不是寸与关的比较。我们通过无数次的验证，这种方式准确无比，以此脉诊诊断六经病简单，指导经方应用疗效极好。

下面详细说一下人迎气口脉的诊断流程。

首先找到患者左右手"关前一分"的位置，适当用力将关前一分的脉搏压至"波动最大最强的位置"感受这个波动，此时对比左右手波动的大小，如果左手脉大就是三阳病之一；右手脉大就是三阴病之一。

再对比患者"关前一分"与"关脉"的大小。假设病人左手脉大，我们再对比左手关前一分与左关脉的大小，如果关前一分明显大于关脉，说明人迎三盛，病在阳明；如果关前一分与关脉差不多大，说明人迎二盛，病在太阳；如果关前一分明显小于关脉，说明人迎一盛，病在少阳。同样道理，假设人迎气口对比病人右手气口脉大，我们再对比右手关前一分与右关脉的大小，如果关前一分明显大于关脉，说明气口三盛，病在太阴；如果关前一分与关脉差不多大，说明气口二盛，病在少阴；如果关前一分明显小于关脉，说明气口一盛，病在厥阴。

多找几个病人摸一下，很容易就能熟练掌握这套脉法，快速准确地判断六经，把握人体大的状态。再通过病人的表现和两手寸关尺的脉象综合判断出病人当下的状态，再选择相应的经方加减治疗。判断六经是诊脉的第一步，也是最重要的一步。人迎气口脉法在《内经》中是非常重要的诊法，需要斋戒沐浴后，择正阳之日，选择密室，经割臂歃血的发誓之后才能传授，因此这个脉法的重要性无论怎么强调都不为过。

四、六经与人体经络的关系

人因为阴阳的偏倾形成六经病，而人体有十二条经脉。在古人的思维里，人体是按天地的法度而构建的，天地之气有十二个月，因此天地间有十二条大的河流，人体同样也有十二条经络。天地间的河流有潮涨潮落，人体经脉中的气血也会因为气的不同各经气血盛衰亦会发生改变，我们需要搞清楚人体的气处于不同的六经病时这十二条经脉中的气血变化。

"人迎一盛，泻足少阳而补足厥阴，二泻一补，日一取之，必切而验之，疏取之上，气和乃止。人迎二盛，泻足太阳，补足少阴，二泻一补，二日一取之，必切而验之，疏取之上，气和乃止。人迎三盛，泻足阳明而补足太阴，二泻一补，日二取之，必切而验之，疏取之上，气和乃止。脉口一盛，泻足厥阴而补足少阳，二补一泻，日一取之，必切而验之，疏而取之上，气和乃止。脉口二盛，泻足少阴而补足太阳，二补一泻，二日一取之，必切而验之，疏取之上，气和乃止。脉口三盛，泻足太阴而补足阳明，二补一泻，日二取之，必切而验之，疏而取之上，气和乃止。"《灵枢·终始第九》

通过这一段经文，我们可以知道人迎一盛时，也就是人处于少阳病时，少阳经气血是最为亢盛的，而相对的厥阴经气血是最为衰少的，因此治疗方案是补人体最虚的厥阴经，泻人体最实的少阳经，其他以此类推。（表1）

表1　六经病气血变化表

六经病	人迎气口脉	最实的经脉	最虚的经脉	六经病	人迎气口脉	最实的经脉	最虚的经脉
少阳病	人迎一盛	足少阳	足厥阴	厥阴病	气口一盛	足厥阴	足少阳
太阳病	人迎二盛	足太阳	足少阴	少阴病	气口二盛	足少阴	足太阳
阳明病	人迎三盛	足阳明	足太阴	太阴病	气口三盛	足太阴	足阳明

有诸内则形诸外，有什么样的内在阴阳气血偏倾，则必然会导致相应经脉的气血亢盛，即当人体处于某一个六经病的状态时，经脉实体表现上该经的经脉处于亢盛的状态，同时与该经相表里的经脉处于虚弱的状态，这样该经脉所过之处往往会表现出实性的症状，与其相对应的表

里经所过之处会表现出虚性的症状。

当病人描述自己某一个最痛苦的部位时，我们不要用头脑来分析，而是静下心来感受病人所描述的痛苦，看这个痛苦是哪一条经脉的所过之处，看这个痛苦是邪气盛的实性疼痛还是精气夺的虚性疼痛。如果是实性的不适就可以初步判断为所过之经脉的病，如果是虚性不适就可以初步判断为所过经脉对应的表里经的病，这时候再找一个最客观的脉诊来验证一下是否正确。

另外还要多感受一下：这个痛苦是较浅的经脉痛，还是很深层次的脏腑痛反映在了"表浅经脉处疼痛"。如果疼痛位置很深，手按之不得，这些往往是体内有癥瘕积聚或病入五脏。当下的主要矛盾不是气血相倾引起的，这个时候脉诊上会有某一部脉明显与其他几部脉不同。这种脏病按六经病治疗只会缓解但不能根治。

下面以颈肩痛为例。如果颈肩疼痛剧烈，我们要仔细看疼痛最剧烈的核心位置属于哪一条经脉的走行。假设位于太阳经，我们就初步判断为太阳病，绝大多数的情况用脉诊验证这个病人的脉象，往往都是人迎二盛的太阳脉，脉证合参就可以确定为太阳病。假设疼痛的核心位置仍处于太阳经走行所过之处，而疼痛隐隐作痛，喜温喜按，则说明当下这个病人太阳经气较虚，这时候人迎气口脉法往往都是气口二盛，脉证合参确定为少阴病。即使是肩背痛，由于疼痛部位的微小差异和疼痛性质的不同，病变也不同，甚至可以说六经病皆有可能出现肩背痛，观其脉证，随证治之才是取得稳定的高疗效的关键。

我们通过病人最不适的症状来判断最有可能的六经病，这种诊断方法有个前提：病人的不适症状与整体气血失调有关且未病及脏腑。这种情况下脉与证相符，仅适用于当病人表现出特别明显的某一部位不适，或者特别明显的某几个部位不适，而这几个部位又同位于一条经脉的走行部位或表里两经的走行部位。

有的时候因外伤等因素仅损伤络脉未及经脉，或者疼痛位置非常深病及脏腑，这些时候病人的症状表现会与人迎气口脉不符，脉不应证必有原因，需仔细分析，以免误诊。

五、平脉法中的脉学精华

摸脉大体分为两种，一种是通过脉诊摸出病人患病的病名，另一种是通过脉诊更清楚地看清疾病的真相。

能摸出病名的摸脉方法以《濒湖脉决》为代表，类似于全息理论的指导。细细地记录双手寸关尺的脉学特征，任何一个脉有微细的变化，都会反映出相应的部位有相应的变化。这种诊脉方式稍加训练，就可以做到不需病人开口，便能说出病人大体的不适症状，如果摸脉足够精细，甚至可以做到直接说出病人的西医检查数据。这种脉法如果用于临床，往往会给病人一个较强的震撼，可以快速地让病人佩服医生，因为病人不开口直接说出病人的不适确实挺让人意想不到的。这种震撼就如同我们看到一个盲人不借助外物可以自在行走，因为在我们的常识里确定：人看不见是不可能通过其他感受系统来准确地感受到周围的环境，我们自己如果蒙上眼睛走路只能摸索着缓慢前行。可是如果一个盲人，因为不能用视觉来获取外界环境信息，只能发展其他的听觉、触觉等系统来代偿视觉的能力，久之就能发展出强大的听觉、触觉系统。同样的，如果我们自愿舍弃中医的问诊系统，发展脉诊与望诊的代偿能力，久之手指会越来越灵敏，便可以通过摸脉摸出病人的很多不适症状，望诊经过训练亦可以看到很多别人不注意的细节。这种脉诊方法作为茶余饭后的玩耍无可厚非，但是失去一个感官而发展另一个本不该如此发达的感官，这种行为是不明智的。因此，我们需要的是四诊合参。而且如果用简单的问诊就能得到数据，我们没有必要非用另一个费劲的方法来获取。很多人会说作为医生病人不说话便可以说出病人的不适，这样快速建立起医患之间的信任难道不好吗？如果是用自己的真诚换取的医患之间的信任是我们该学习的，这种建立起的信任是长久的。如果通过信息的不对称，我掌握了你不具有的信息，神话这个不对称的信息，以此来取得的患者信任是不长久的。因为这种信息不对称所建立的医患关系往往不是相互的信任，而是病人神话医生，病人以为遇到神医，会对医生有过高的预期。而长期的临床让我们知道，任何医生也不能像神仙一样对所有的疾病都轻松搞定，有很多疾病是不易康复的，而这些病人如果对医生有了过高的预期，但疗效却低于这种预期，病人反倒不再信任医生了。因此以神话脉诊来取得病人的信任是不长久的，非智者所为。"诚者，天之道也，诚之者，人之道也。"只有真诚地通过四诊合参来给病人看病才是长久之计。

再说另一种脉诊方法。脉诊不是为了摸病人的症状和病名，那脉诊究竟是摸什么？目的只有一个，脉诊是为了让我们更清楚地了解疾病的真相。这个真相不是指究竟是什么病名或者什么有形的病理变化，而是无形的气的运行状态。

我们通过人迎气口脉法知道人体气的大的状态，还需要更进一步地知道人体气的具体状态。通过人迎气口脉法所得到的人体状态相当于我们知道了当下天地间的时节，是春夏还是秋冬，这个状态可以通过人迎气口脉法清楚无误地表达。我们还需要更进一步知道天地的变化，这个变化就是刮风还是来寒流，有没有下雨等。《伤寒论》开始就是太阳中寒、太阳中风等概念，太阳中寒就是说病人当下气血状态为太阳病的状态，同时又有了寒象，就相当于天地间夏天来寒流了；太阳中风就是人体当下气血状态为太阳病的状态，同时又有了中风象，就相当于天地间夏天刮大风了。六经皆有中风与中寒，同样的寒邪，夏天和冬天的寒是有差异的，人体气血处于夏天的太阳状态受寒与处于冬天的少阴状态受寒是不一样的，或寒邪引起人体处于太阳的状态还是处于少阴的状态也是不一样的。这种不一样表现在病人的状态上，同样在治疗上也不一样。天人合一的宇宙观在看病上的应用就是以取象比类的思维把人体当下的状态与天地间的状态相比类，没有任何概念的介入，是最直观的感受。

关于如何进一步知道病人当下邪气的性质，已在《伤寒论·平脉法》的第一段作为概括性提出了。

"问曰：脉有三部，阴阳相乘。荣卫血气，在人体躬。呼吸出入，上下于中，因息游布，津液流通。随时动作，效象形容，春弦秋浮，冬沉夏洪。察色观脉，大小不同，一时之间，变无经常。尺寸参差，或短或长；上下乖错，或存或亡。病辄改易，进退低昂。心迷意惑，动失纪纲。愿为具陈，令得分明。师曰：子之所问，道之根源。脉有三部，尺寸及关。荣卫流行，不失衡铨。肾沉、心洪、肺浮、肝弦，此自经常，不失铢分。出入升降，漏刻周旋，水下百刻，一周循环。当复寸口，虚实见焉。变化相乘，阴阳相干。风则浮虚，寒则牢坚；沉潜水滀，支饮急弦；动则为痛，数则热烦。设有不应，知变所缘，三部不同，病各异端。太过可怪，不及亦然，邪不空见，终必有奸，审察表里，三焦别焉，知其所舍，消息诊看，料度腑脏，独见若神。为子条记，传与贤人。"

很多文献学者通过这篇的文辞与《伤寒论》不同判断非仲景所写。但我反复阅读相关文献，如果说在所有的诊断方法中找到最有可能是张仲景所采用的，我觉得就是这一条了。最确凿的证据就是王叔和所著的《脉经》中有专门一篇名为"张仲景论脉"，其所收录的就是这一段。王叔和作为晋太医令如此权威，且甚至很有可能王叔和就是张仲景弟子，在博采古脉法时所收录的张仲景论脉是绝不可能出错的，这一段脉论可以说是张仲景独特的脉诊精华。

"风则浮虚，寒则牢坚，沉潜水滀，支饮急弦，动则为痛，数则热烦"，我们细细地品品这几句看张仲景所体会到的"道"我们是否能够如实地体会到。这里再强调一下：对于经文的学习，不能用紧张的大脑去死磕，而是要放松下来体会。千万不要用数据来分析，也不要用逻辑来推理或用概念来定义，要用心来感受。如以"风则浮虚"为例，当人体的状态与自然界风大的象一致时，感受人体处于中风时体内的气血状态，感受这种状态表现在脉管中的特点。中医是体悟之学，一定不要去强硬的思辨。下面我们就逐一感受一下。

风则浮虚：感受一下全身心沐浴在暖风里，这里的风是单纯的风邪，不会感觉到任何寒冷，如果风中有寒邪会影响我们对中风的体验。在这种状态下我们的全身是松软的，经脉中运行的气也处于松软的状态，体会一下指下的感觉，就是在脉管的表层会有很松软的感觉，这种感觉如同手指按在海绵上一样。

寒则牢坚：感受一下身体处于寒冷的环境中，全身会拘紧僵硬。那么脉中的气也会很拘紧，表现为在脉管的表层会有很坚硬紧绷的感觉，这种感觉像是手指按在石头表面。

风与寒是相对的感觉，是脉管表层压力变化所产生的两种截然不同的感觉。如果脉管表层松软，像松缓的皮筋一样，就是中风；如果脉管表层拘紧，像绷紧的皮筋一样，就是中寒。六经皆有中风与伤寒，风和寒是临证时必须要明确诊断的，不能笼统地说风寒，这两个邪气无论是病机表现还是治疗方法都是相反的，辨不清楚，用药很容易加重病情。

沉潜水滀，支饮急弦：水滀和支饮是中医认为的两种病理产物，是水的两种状态。

首先说人体正常情况下气脉畅通，任何代谢产物都会随着气脉的运行通过汗、二便等通道排出体外。当各种因素导致人体气脉不畅就会产生水滀或支饮。下面用古人取象比类的思维来体会这两种病理产物。

自然界中的水滀就是池塘，我们体会一下这种状态：体内如有某一片区域聚集了很多水，病人就会有相应区域沉重的感觉。当风吹过池塘会形成层层波浪，同样当人体的阳气吹拂水滀时便会出现心悸、头眩、身瞤动等表现，这种水滀在脉管的搏动中就会表现出像脉管的底层有水的感觉，即我们摸到脉管后用力按压，在脉管的底部会有宽大有力的脉力，此即沉潜水滀。

水滀脉具有三个特点：第一会在脉管的中部摸到沉沉的搏动，手指按到脉位的中部会感觉有脉搏把手裹住；第二下按到脉管中部后，脉力会变得比较宽泛；第三，当指力下压脉管到一半左右的力度后，其他的所有脉象搏动都是正在指下，会感觉到指下有明显的反抗、向上抬举的力量，而沉潜水滀的脉象感觉不到这种对抗，而是脉搏从手指底下滑过，从手指的尺侧流向桡侧，就如同我们把手指放在流动的河水中的感觉一样。

支饮相当于自然界河流的支流中有瘀堵，使得支流中的水不能通畅地汇入大河。在人体就是痰浊等郁滞经络的状态，表现为某一部位郁堵的胀痛、沉重满闷等，脉象上也会表现出气血郁滞的象，这就像将自来水管末端堵住的感觉，这种脉管因不通而表现出压力增大，指下感觉就是如绷紧的琴弦一样，往往会在寸关尺的某一个点摸到一个如豆大的疙瘩般的硬点，这个点便是郁滞的部位，其他脉会感觉像绷直的一条线在上下跳动，此即支饮急弦。

支饮脉也具有三个特点：第一是脉搏比较有力地搏击脉管的上壁；第二脉搏比较短，因为比较短所以会形成像摸到羽毛的感觉，中央比较窄而坚硬，左右两边比较软弱无力；第三很多时候脉搏由于很有力地撞击脉管的上壁，会在脉管的上壁形成声波样的震动，如同我们手摸到震动棒的感觉，后世形容这种感觉如轻刀刮竹。

水潴就相当于后世所说的水病，支饮就相当于后世所说的痰病，两者合称水饮或痰饮。

动则为痛： 中医常言"不通则痛"，其实如果病人主诉以疼痛为主，一方面反映出人体气脉运行有不通之处，另一方面人体的气血与不通的地方发生强烈的正邪相争，人体的正气奋力地去攻冲引起不通的邪气，这种正邪相战越剧烈疼痛得越剧烈。正邪剧烈的抗争表现在脉搏上就是脉搏搏指瞬间非常快速有力，痛甚者脉搏搏指如同爆炸一般。大声读"动"这个发音，在声音中体会这个字。轻轻的敲门声为"咚"一声，用力打击的声音就是第四声的"动"的感觉，取象比类，人体脉管中的气剧烈撞击手指的感觉就是"动"，因此动则为痛。

动则为痛与支饮急弦都是不通畅的象，指下脉管的感觉很相似，都是弦脉。

支饮急弦是因为有痰堵住了经脉，其脉力的特点是在脉搏搏起到最高峰的时候急象最明显，是在脉管的上壁急剧的撞击；动则为痛是气道的不通顺，其脉力的特点是在脉搏刚刚要搏起时有很明显的急促感，是在脉管的内部急剧的撞击。

数则热烦： 感受一下人烦躁时的状态。人烦躁都是因为外环境不如意，同时人的根基不牢固感觉不如意的外环境让自己有危险，故而焦虑地要去改变外环境。就像一个人关在牢笼里，发了疯似的要挣脱牢笼的状态，这时候的脉象特点就是脉搏如滚开的沸水般的感觉，脉搏在搏起

仲景理法

时非常急躁，故数则热烦。

"风则浮虚，寒则牢坚，沉潜水滀，支饮急弦，动则为痛，数则热烦"，这六个纲领性的脉诊是用来测量脉搏搏指的感觉，正常情况下健康人的脉搏从容和缓，无明显的浮虚、牢坚、沉潜、急弦、动与数。

当人体的正气与外邪交感，首先会有虚实的变化，即浮虚与牢坚的中风与中寒的变化，在这个变化的基础上或兼有其他变化，当相兼时仲景用两个邪气相搏来形容。能引起人体气变化的邪气种类无论多少，而人体内气的变化永远逃不出这六个纲领。"邪不空见，终必有奸"，人体只要感受了邪气，必然产生相应的症状，也必然会在脉诊中体现出来。只要感受寒邪，身体某部位必然表现出拘紧感，其脉象也必然会有拘紧的寒则牢坚的象，这个牢坚或者六部脉都有，或者只在某一部或两部脉中出现，我们必须找到这个奸的所在，如此脉证相应则诊断明确。这种明确的诊断是客观真实地看到、感受到，而非猜测或推理出来的，因此准确真实。读者朋友不妨再仔细读一读《平脉法》记载的这段脉诊精华，有很多深意是没办法用文字来解释的。

西方人做学问，先要把每一个概念设定清楚，下一个明确的定义，定义明确之后再进行探讨，这样大家在讨论时所说的同一个名词表达的是同一个意思。但古代的中医很重视人的体会，并没有形成严谨的探讨体系，同样一个描述脉的概念，往往有多个定义。比如说弦脉，教科书上说弦脉主肝胆、主痛症、主痰饮，这就给学习造成了很大的困扰，在临床中摸到了弦脉究竟主什么？这就是因为概念不清晰造成的误解。这三个病症虽然都用一个弦脉来表示，其实这三个病症的脉象感觉是不一样的。可以说这三个病症实际上是三种弦脉，而这三种感觉我们都用了一个词——"弦"。当一个医家说脉弦时，很难知道他到底是在说哪一种弦。在中医里，几乎每一种脉象都有多种定义，这就造成了脉学在学习与应用上的误解。王叔和都感慨这些混乱的脉学定义，造成在心中易了，指下难明。我们接下来会尽量客观地描述脉象，对同一个概念的不同定义我们会将其区分，这样有利于精确体会。我们要准确地学习古人的脉法，不能用西方的概念来推理，这只会给学习脉诊造成混乱，用心去体会，就能清晰地知道医家所描述的脉学概念的真实含义。

很多人总觉得脉诊很难，或者脉诊不够客观，其实如果形成中国人所固有的取象比类的思维，你会发现脉诊是最简单的，也是最客观的。只要找几十个病人，反反复复摸脉，体会什么脉会有什么样的证。用取象比类的思维来看病人，绝大多数病人描述的症状与脉搏的感觉一定相统一，属于同一个天地之象。学习脉诊最难的是去除名利心，只要心是公正的，思维是取象比类的，稍加练习，便可运用自如。

天地的变化不外乎两个方面：春夏秋冬四时节气变化与刮风下雨高温降温等的气候变化。人体气血状态也不外乎两大类：一类是代表四季节气变化的气血太少与阴阳，这个用人迎气口脉法来测量既简单又准确；另一类是代表气候变化的气血与外邪的交感，这个用脉诊的搏指感觉可以准确简单的测量。放松下来体会脉象，这真的不难。

张仲景的六经辨证是最简单最真实的看病方式，天地间的一切改变皆因四时节气与以寒热为代表的六淫之气，因此真实地观察天地，就是观察当下究竟是春夏秋冬的哪一节气与当下的天气情况，同样身体一切病理变化的根源皆因六经气血状态及以风与寒为代表的各种邪气。因此，简单说六经辨证就是看当下人体的变化相当于天地的哪个时象，是夏天降温了还是冬天降温了，是夏天刮大风了还是冬天刮大风了，等等。

六、经典对寸关尺脉的认识

大多数人在固有的思维里一提到寸脉就想到了左寸候心，右寸候肺，一提到尺脉就想到了候肾。很多人也会以临床病例来说明这种寸关尺三部候五脏的诊法。不过中医说理不能仅用临床案例，中医不是经验医学，我们必须刨根问底，从经典中找到正确的答案。经典里并没有将寸关尺与五脏相对应，最早将左寸定为心、右寸定为肺的记载为《脉经》，是王叔和收录的诊法，而且是《脉经》中的主要诊法，可以说这种诊法早于王叔和就存在了。但经典《黄帝内经》《伤寒论》《金匮要略》《难经》中却没有这种三部候五脏的诊法，这些经典中有类似的诊法，不过与《脉经》有差异。下面我们以古人的思维客观地来看寸关尺在脉诊中的意义。

在《素问》《金匮要略》《难经》中都提到了寸关尺分部的诊法，这些所给的答案都是一致的：通过寸关尺判断病变所在部位。一定注意只是候部位，不是候脏气。

"诸积大法：脉来细而附骨者，乃积也。寸口，积在胸中，微出寸口，积在喉中，关上积在脐旁，上关上，积在心下，微下关，积在少腹，尺中，积在气冲。脉出左，积在左，脉出右，积在右，脉两出，积在中央，各以其部处之。"（《金匮要略·五脏风寒积聚病脉证并治》）在《难经》和《素问·脉要精微论》里都有类似的记载，内容基本一致，寸关尺三部脉分开摸脉都是用来诊断癥瘕积聚，寸关尺分别代表的是人体的部位。

各经典对三部脉所主部位的记载大体相同。通过经文可以看出，寸关尺三部脉就是整个人体的缩影。静下心来体验一下，不要用大脑推断。当把人体缩小到寸关尺三部脉大小的时候，如果病人两关脉忽然出现一个非常明显的异常，这种异常在临床中往往会见到两关脉鼓起一个小包，这个小包按下去非常结实，而其他脉的力度明显比这两关脉要弱很多，就像脉管在这一个位置系了一个结，这个结非常明显。不要用任何概念来框这个脉，只是如实地描述脉的问题，可以肯定这个问题就是两关脉明显异常引起的，反映出的是病人中焦有异常。

这时候需要再看一下这个异常究竟是什么原因引起的：如果整体脉细而附骨，脉象非常沉且牢固，说明这个郁滞的位置较深、较牢固，这就是癥瘕。同样道理，如果只有左关脉有明显异常，那就反映出癥瘕积于左胁下；右关脉有明显异常，癥瘕积于右胁下。

如果脉象没有达到特别的沉细附骨，说明中焦是由其他因素引起的气机不畅，究竟什么原因引起的中焦气机不畅还需要进一步辨证：如果脉象沉潜就是由水潴引起的；如果脉象急弦就是由支饮引起的；如果脉象牢坚就是由寒凝引起的；如果脉象洪数就是由热郁所致的，等等。

总之，非常结实的脉如果非常沉而附骨就是癥瘕积聚，称为阴结或脏结;结实的脉稍为浮一些就是气机郁结不畅,称为阳结或腑结,"其脉浮而数,能食,不大便者,此为实,名曰阳结也,期十六日当剧。其脉沉而迟,不能食,身体重,大便反硬,名曰阴结也。期十四日当剧"。

需要说明的是无论在哪一本经典中,寸关尺三部脉只是代表了三个部位,只代表病变的部位,不代表病邪的性质。不能说左寸脉异常结实就为火热所致,虽然火热易侵袭上焦而郁于两寸,但其他邪气也会引起寸脉异常。左寸脉异常结实,只代表心胸部位有实性病变。

在辨证的时候,辨邪气的性质是最重要的,部位是次要的。因为邪气性质不同,立法处方就不同,而病变部位不同需要在同一个立法下选择相应的药物,立法正确是取得疗效的前提。好比射箭,立法正确就说明箭头瞄准的方向正确,就能够射中箭靶,如果在立法正确的前提下再精细地根据病变部位、邪气的深浅、正气的虚实等用药,这样处方就如同瞄准靶心,会中十环。如果箭头的方向错了,无论怎么努力都是徒劳的,同样如果治疗的立法错误了,对药物计量再精准的拿捏也是没有意义的。

还要说明,只要病人中焦有不舒服的感觉,脉象上两关脉或多或少都有异常,这时候只要不是两关脉有特别明显的异常,那么这个异常就不是主要矛盾,仅仅反映的是因为整体的异常导致中焦的异常,这时候摸脉还是按六经摸脉,并进一步精细辨证。用药时如果关脉只是微微有一点异常,处方不需考虑,只要调整好整体,这些小问题都会自我修复。

如果关脉的异常稍微重一点,我们需要进一步辨证:如果病人是阳病,治疗或根据异常的邪气性质,在不影响整个方剂的大方向的前提下稍加几味药祛除中焦的邪气,或先精准地去除邪气再调整整体。如果病人是阴病,即使有邪气,由于当下病人处于阴道虚的状态,除非邪气太重不除掉会导致人体快速虚下去,通常可先用重剂除邪之法治标,然后再慢慢调理。大部分情况下三阴病都以扶正为主,而且要精细扶正,要补而不燥,不可因补益扶正使正邪相战,待整体脉调整到阳道实的三阳病时再按三阳病的治法治疗。

仲景理法

七、经典中的阳脉与阴脉

阳脉为寸脉，阴脉为尺脉

《伤寒论》中多次提到阳脉与阴脉，如"阳浮而阴弱""阳脉涩阴脉弦""脉阴阳俱微"，这里的阴阳不是指人迎气口，而是指寸和尺，这在《伤寒论》中有明确的记述。我们读一下《辨脉法》，"问曰：病有洒淅恶寒而复发热者，何？答曰：阴脉不足，阳往从之；阳脉不足，阴往乘之。曰：何谓阳不足？答曰：假令寸口脉微，名曰阳不足，阴气上入阳中，则洒淅恶寒也。曰：何谓阴不足？答曰：假令尺脉弱，名曰阴不足，阳气下陷入阴中，则发热也。"对这一段不要过度思考，静心读就会知道张仲景所说的阴脉为尺脉，阳脉为寸脉。

寸脉为阳，主卫气候表；尺脉为阴，主营血候里

"呼吸者，脉之头也"。在古人的思维里，人的脉搏是由于呼吸产生的。我们先不理会西医的认识，而是静下心来去观察天地：天地间，水的波浪是由风吹动的，同样道理人体内的血液是因为呼吸气的鼓动而周流全身。所以肺为脉搏的搏动提供了原动力，肺经原穴太渊处的寸口脉可以诊断身体气血的问题，我们要细细地体会气血在寸口脉的运行。人体所有血液总称为营血，《灵枢·经脉第十》记载了营血在手太阴肺经由胸腹流向四肢末梢，营血属阴在经过寸口脉时，由尺部向寸部流动。人体还有呼吸之气，《灵枢·本枢第二》记载了人体经脉的气如何从四肢末梢一步一步地聚集入于内里，卫气属阳在经过寸口脉时，由寸部向尺部流动。所以人体在寸口部的气血运行状况为营血由尺流向寸，卫气由寸流向尺，营血在脉管的底层流动，卫气在脉管的表层流动，如此则"荣卫流行，不失衡铨"。这样脉管的底层流动的是营血，尺部是营血的根源；脉管的表层流动的是卫气，寸部是卫气的根源。我们体会一下人体的气血，就会知道经典的记载是正确的，且不矛盾。相对于寸脉与尺脉而言，寸脉为阳，主卫气候表；尺脉为阴，主营血候里。我们可以通

过寸脉候表的气血状况，通过尺脉候内里的气血状况。

假设一个病人两尺脉微，即两尺脉芤而无力，大多情况下能明显摸到尺脉的脉位塌陷，这反映出病人内里气有余而血不足，气有余便是热，会表现出内里虚热，即"阳气下陷入阴中，则发热也"。无论怎么治疗都需要注意照顾尺脉，这种内热李东垣则认为是阴火，"火与元气不两立"，这种火不可清，需要辨证治疗，有时需用益气的甘味药填补气血则燥热自除，有时需要用滋腻之品填补使营血充足而热自除。

假设一个病人，两尺脉沉细，则代表病人内里气营血不足，需要进一步根据病情辨证论治。

表证之脉

假设一个病人两寸脉微，这里的微是指脉象浮弱，即浮取能摸到一层微弱的脉，轻轻按，脉无力，按之指下空空，说明病人当下卫气在表不足，或表中风未解，往往会比较怕冷，这时候治疗需根据整体情况选择相应的益气固表或调和营卫的方药，或用矿石类的固涩药，或益气固表，或用桂枝汤类方调和营卫。

表邪未解在脉象上会有两个表现：第一，有一部脉浮，即寸关尺有一部脉鼓起，像一个隆起的小包，脉搏表层有力，下按无力。刚刚起的表证脉浮会出现在两寸脉，随着误治表邪入里，浮脉的位置也会随之由寸脉转到关脉、尺脉。第二个脉象特点就是寸脉微。

里虚之脉

很多人说两尺脉中，左尺候肾阴，右尺候肾阳，或左尺候肾，右尺候命门。肾有两个，左为肾、右为命门的说法未见于《内经》，最早见于《难经》，就诊法上定为左尺候肾、右尺候命门最早见于《脉经》。就部位而论；两尺脉候下焦腰肾，若通过脉诊候人体的气血状况，则两尺脉就是候内里气血的状况。我这里并不是说两尺脉候肾是错的，若要以《伤寒论》的视角观察人体，两尺脉就是候内里的气血。若以后世一些医家的视角观察则两尺脉主肾。当两尺脉虚大时，后世医家会辩证地看待：若左尺较虚大，有时后世医家会认为肾为藏精之处，脾为生精之源，多用益气健脾的甘温药而愈，有时后世医家亦会多用滋腻之品峻补而愈；若右尺脉虚大，有时后世医家会说善补阳者必于阴中求阳，用一些滋补的甘味药少佐以温通之辛味药而愈；当两尺脉沉细滑利时，有时后世医家多用补肾的如地黄之类甘寒黏腻之药而愈。这些补肾的方法其实就是根据各种人体的状态，辨证治疗，使内里气血充足，只要人体内里气血充足，两尺脉就自然充盈。

表与里的虚实在《伤寒论》中非常重要。尺脉弱的时候，无论选择发汗还是下法都需要谨慎，或者在选择汗法与下法的时候要照顾到尺脉弱的因素。寸脉微说明有表证，在脉象还很躁动的时候，需要先辨证解表，然后才有接下来的治疗，否则表邪不去会一直影响内里。很多久治不愈的疑难怪病，往往就是因为一个小小的表邪长时间不解所致，很多方剂也只有在确定没有表邪的情况下才能应用。临证摸脉表与里都是必须要明确诊断的。

八、阳病见阴脉者死，阴病见阳脉者生

阴阳有名无实，由于切入点不同会有多种阴阳的解释。张仲景在《辨脉法》的第一条就指出了一个非常重要的阴阳角度来看脉诊，"问曰：脉有阴阳者，何谓也？答曰：凡脉大、浮、数、动、滑，此名阳也；脉沉、涩、弱、弦、微，此名阴也。凡阴病见阳脉者生，阳病见阴脉者死。"关于这个条文的理解，我们还是不要猜测与推断，需要仔细感受一下这几种脉象。

大、浮、数、动、滑这五种脉体现了一个共同的特点：正气剧烈地抗击邪气；沉、涩、弱、弦、微这五种脉也都有一个共同特点：正气无力去抗击邪气，邪气深入。

只要正邪相争剧烈，正气占上风，脉搏就会显现阳脉的大、浮、数、动、滑的象；只要正气无力抗邪，邪气深入，脉搏就会显现沉、涩、弱、弦、微的象。

这种脉的阴阳是站在正邪相战的角度来分的，在张仲景的《伤寒论》中，每个病人要么是阳脉要么是阴脉，不会有中间状态，也不会有

模糊的阴脉与阳脉混合的状态。

三阴病人最多见的是阴脉，因为三阴病时人体当下处于越来越虚的阴道虚的状态，人体正在入不敷出，自然正邪相搏不会剧烈。

同样道理，三阳病人最多见的是阳脉，因为三阳病人当下处于越来越实的阳道实的状态，人体正在越来越实，自然有足够的力量去与邪气抗拒。

如果病人是三阴病，而脉象显现阳脉，只要阳脉有胃气，不是特别亢奋的阳脉或虚阳外越的阳脉，那就是好事。这个病快好了，因为已经有足够的气去抗邪，这是要由阴道虚转到阳道实的象，故阴病见阳脉者生。

如果病人是三阳病，而脉象显现的是阴脉，那就要非常谨慎小心了，可能有生命危险。因为阳病本身人体正在越来越实，在越来越实的大环境下人体都没有足够的力量去抗邪，这说明人体虚到了极致，病情正在恶化，这种正邪相争早晚会把人体拖到阴道虚的三阴病。一旦人体大环境变成三阴病，那就有生命危险，因此阳病见阴脉者死。

当然这种阴阳的脉诊必须建立在脉象没有被干扰的情况下，而且张仲景说"阳病见阴脉者死"只是提醒医生这种情况下不重视很有可能危及生命，不是作为必死的诊断。

九、胃气的诊断

人有胃气则生，无胃气则死，还原一下经典的原意：这里的胃气并不是指人能不能够吃饭，而是脉象上是否有从容和缓的感觉。如果脉象上没有这种从容和缓的胃气，可以确定这个病非常危重。

天地间万物繁茂的前提是大地给万物提供源源不断的养料，一棵树能够枝繁叶茂也是因为土壤为其提供充足的养料，人的五脏六腑能够正常运转的前提是脾胃吸收足够的养料。故"人以水谷为本，故人绝水谷则死，脉无胃气亦死"。"五脏者，皆禀气于胃，胃者，五脏之本也"。树木健康的根本在于树根，人五脏健康的根本在于脾胃。这里的脾胃不是后世定义的脾胃，是源源不断的具有滋养作用的生气，这个气源自于脾胃，这个气就是胃气。

摸脉要判断脉中胃气是否充足，如果胃气充足，说明脏腑得到充足的濡养，自我修复的能力便很强，即使得病也容易快速康复；如果胃气缺失，说明脏腑失于濡养，容易受邪且不易修复，得病较重且不易恢复，治疗需养胃气为主。如果一株植物的根已经坏掉了，即使仍然枝繁叶茂，可以明确地说这株植物已经死了，不久将要枯萎。同样如果人的脉象没有胃气，虽然表面上脏腑功能正常，甚至这个人依然能够吃饭，我们可以确定这个人不能从食物中提取濡养脏器的气，待消耗完自身脏器的存储之气后必亡。我们看一下《素问》对无胃气的脉的诊断：

"真肝脉至，中外急，如循刀刃责责然，如按琴瑟弦，色青白不泽，毛折，乃死。

"真心脉至，坚而搏，如循薏苡子累累然，色赤黑不泽，毛折，乃死。

"真肺脉至，大而虚，如以毛羽中人肤，色白赤不泽，毛折，乃死。

"真肾脉至，搏而绝，如指弹石辟辟然，色黑黄不泽，毛折，乃死。

"真脾脉至，弱而乍数乍疏，色黄青不泽，毛折，乃死。

"诸真脏脉见者，皆死，不治也。"

我们用指标很难测量脉搏中的胃气，但如果回归取象比类的思维，就很容易知道脉象中胃气的多少。人在温暖的环境里锦衣玉食，自然肌肤娇嫩有弹性；人在恶劣的环境里，自然肌肤粗糙坚硬。人的脉搏亦然，人的五脏得到胃气的濡养，脉象中充满胃气，则比较柔软富有弹性，搏动从容和缓。当人的五脏失去胃气的濡养，脉中没有胃气，脉象就会比较干枯有形，搏动起来也不柔和。

以肝脉弦为例。当人体处于肝脉，代表人体处于内里的气郁滞发不出来的状态，如果有胃气的弦脉，则"软弱轻虚而滑，端直以长"，就如同摸到了弹性很好的琴弦一样。如果没有胃气，就会变得非常弦硬，甚至有按到刀刃上的感觉。其余四脏脉皆如此。"人之生也柔弱，其死也坚强。草木之生也柔脆，其死也枯槁"。当在脉搏中摸到枯槁的感觉时，说明脉象中胃气较差，当枯槁到很严重时，这个病死不治。

如果一个人胃气很充足，那么在治疗时可放胆采用攻伐的方法；如果是较虚弱的病人但胃气很好，也可以大量应用补益之法。如果胃气较差，需要攻伐，就要用小剂量或相对缓的药慢慢调整；非要选择峻猛之药攻伐，就需用大剂量平和的药顾护胃气方可少佐峻猛之品。如果是胃气较差又较虚弱的病人，用大剂量的如地黄、玉竹、黄芪、党参之类的甘药根本不能吸收，反而容易生热或滋腻碍胃，使人更虚，此时王道无近功，需用平和之药徐徐养出胃气为上。

判断疾病是在变好还是加重，胃气是最重要的标准。如果经过治疗之后胃气越来越好，说明脏腑功能恢复得越来越好，疾病在向好的方向发展；反之，如果经过治疗之后胃气更差，此时即使病人症状减轻，我们也可以确定这个病在加重，很快会卷土重来或者会以其他病的形式再次出现。无论是用中医还是西医的方法治疗，我们都可以通过病人的胃气来判断预后。

人最宝贵的不是外在的功名利禄，而是内在的这股气是否从容和缓充满胃气，是否恬淡虚无。古人的修行就是养护这个气，这是最宝贵的财富。有了这个气才能够去承载其他的财富，仲景感慨世人不知贵贱，华其外而悴其内，故告之曰："哀乎，趋世之士，驰竞浮华，不固根本，忘躯徇物，危若冰谷，至于是也。"最好的养胃气的生活方式就是生活作息符合自然规律，饮食以五谷为养，五果为助，五畜为益，五菜为充。因为这些食物比较平和，能够养人的胃气，其他食材偏性较大，不可常服。心态上始终保持恬淡虚无，以恬淡虚无的心去与身边的人和事互动，如果拒绝用恬淡虚无的心带给别人温暖则不是真正的恬淡虚无。养生不是做加法，而是做减法，回归自然本源的生命状态，让人体充满胃气，这样不仅可以让脏腑充分得到濡养，尽可能地延长每个脏腑的使用寿命，而且即使身体偶然受邪，也可以快速恢复。

十、经典中的诊断流程

如果能够通读每本经典，虽只一遍，也会大体知道每本经典的诊断流程。就算我们对很多具体的诊断不知道如何操作，或者不知道某一段关于诊断的具体意义，但是亦可以知道整本经典的大体诊断步骤。这时候只要放弃以前一直惯用的诊断方法，沿着经典的诊断步骤，一个病人一个病人用心去看，在临床中慢慢地体会经典，用不了多久就会熟练经典中的诊断方法，也就能体会到经典中语句的临床意义。仅仅明白了经典是不够的，必须在临床中运用出经典的语句，而且是简单真实地应用，知行合一，这样的践行才是真正的学习经典。

《素问》的诊法主体为色脉合参

《素问》的诊法主体为色脉合参的诊法。"色脉者，上帝之所贵也，先师之所传也。""色以应日，脉以应月"。色是望面部的五色，脉是四时脉。我们在临床可以按经典的方法色脉合参：当摸到春脉的时候，看病人的面色是不是青色，然后看春脉的脉象是否与《玉机真脏论》所描述的指下感觉一致，面色是否与《五脏生成》篇记载的青色一致，慢慢地我们就会按《素问》的记载去看病。

张仲景的诊法主要是脉证合参

经典记录的都是真实的看病方法，由于看病的切入点不同，所采用的诊断方式也有一些差异。我们反复读几遍《伤寒论》就知道张仲景的诊法主要是脉证合参，即辨某某病脉证并治，通过脉所得出的象与症状所现的象相对应来诊断并论治。如何通过症状诊断没有流程，也没有捷径，需要反复阅读条文，感受条文简单的症状描述所表达出的病人的气的状态，临证中细心体会病人描述的症状所反映的深层次的气的问题。脉诊是一个精细的工作，通过脉诊一步一步地测量出人体的气的状态。

首先"察色按脉，先别阴阳"，通过对左右手关前一分的比较，判断病人当下是阳病还是阴病。

然后进一步判断病人的气血盛衰，看人迎气口究竟是几盛，用脉诊定出六经状态为第一步。

准确诊断出六经病之后，还需要进一步按阴阳的思维从不同角度分析脉象，通过脉搏力度的拘紧与虚缓诊断中寒还是中风。

风寒分清楚之后需要进一步看是否兼有其他的因素，是否有水滴、支饮、热烦与痛。

还要看脉象的胃气情况。

还需要看寸关尺是否有某一部脉非常异常，是否经气在某一部脉有严重的郁滞，有郁滞要看郁滞的深浅，是否达到癥瘕积聚的程度。

在这之后还需要看寸脉是否微，尺脉是否弱，看是否有表证，内里是否空虚等。

这样一步一步地精准诊脉，需要医者安静下来慢慢体会，最少需要安静地摸脉一分钟，并且要反复摸脉反复确诊。精准的诊断是精准治疗的前提，有纲领的精准脉诊是精准诊断的前提。

脉诊不难，但是很多人给脉诊蒙上了一层神秘的面纱，使学医者对脉诊望而却步。如果我们重视经典，愿意放下自己长久形成的固有认识，去看看经典本来的样子，那我们就会清楚地看到经典最重视的诊法是脉诊与色诊，从经典中看到的是明确诊断出病机而非推理出病机。

判断病人当下病机的最真实的方法，是直接用手指去触碰病人搏动的气，感受气的状态。经典给脉诊定了一个法则，要在这个法则内感受，如果脉诊搞成经验，记忆某一部脉的特殊感觉主某一种病，或者玄幻脉诊，那都离开了经典的诊脉法则。一个真正热爱中医的学者，必须爱经典的本源样子，不能陶醉于自己假想的中医魔幻境界里，必须要去训练精准的有法度的摸脉这一基本功，踏实地学习经典。

十一、望闻问切——神圣工巧

对脉诊的意义提出质疑的人会用《经》言来反驳："望而知之谓之神，闻而知之谓之圣，问而知之谓之工，切脉而知之谓之巧。"很多人仅仅通过这一段经文便得出结论：脉诊作为四诊之末，是四诊中最不重要的诊断方法。他们对脉诊表示出可有可无的态度。这个问题我回答了很多次了，每当有人问我该如何看待这段经文时，我都会反问他：神、圣、工、巧这四个境界是医学的极高境界，历史上能达到"神"的境界有几个人？在一个时代里即使能达到"巧"这个境界的医生也是凤毛麟角，大部分都是凡夫俗子。请客观看待自己是否够不够得着"巧"这一层次，如果您和我一样是个凡夫俗子，请沉静下来，一步一步先把"巧"做好，切不可好高骛远。

通过这段话得出脉诊不重要的人，是非常浮躁的，否则也不会如此断章取义。首先说无论是《内经》《难经》还是《伤寒论》脉诊都在诊断部分占了大部分的篇章，只要我们没有先入为主的思想去读这些经典，重视脉诊是自然而然的事。我们再来看一看这一段被断章取义的经文的下半部分："望而知之者，望见其五色，以知其病。闻而知之者，闻其五音，以别其病。问而知之者，问其所欲五味，以知其病所起所在也。切脉而知之者，诊其寸口，视其虚实，以知其病，病在何脏腑也。经言，以外知之曰圣，以内知之曰神，此之谓也。"从这段经文就可以知道望、闻、问、切有严格的定义，不是所有用眼睛看的诊断都是望而知之，不是所有通过摸脉的诊断都是切脉而知之。可以说通过望手纹或面部的异常纹理等方法知道病人的病名不叫望而知之，同样通过精细的脉诊诊断出病人的病名也不叫切脉而知之，因为这些知道的只是表象。不管用什么方式，只要是在追求表象，就没有任何境界可言。

我们逐一说一下这四种诊法。

所谓切脉而知之，是指张仲景所用的通过脉诊感觉指下气血的各种虚实状态，以此来判断病机点在哪里。这短短的一句话，方向很明确，但是能够准确地达到却需要下一番日久的功夫，自仲景之后能达到"巧"的医生屈指可数。

所谓问而知之，不是通过问病人哪里不舒服来判断疾病，而是指通过问病人的味觉喜恶来判断病机所在。这种诊法我在临床以各种方法尝试过很多次，但仍未得其法，虽偶中病机，却不可重复，故未得其要。

所谓闻而知之，听病人说话的音声来诊断病机。这种方法我在临床反复验证，诊断极为准确，只是未达精细。《管子·地员》中提到："凡听徵，如负豕觉而骇；凡听羽，如马鸣在野；凡听宫，如牛鸣窌中；凡听商，如离群羊；凡听角，如雉登木以鸣。"用取象比类的思维，将病人说话的音色与自然界五种动物鸡、猪、牛、羊、马的声音相类比，以此方式判断病人当下病机点所在的脏腑，非常准确。

所谓望而知之，望病人的五色以知病机，这在《素问》中有详细的明堂五色诊法与精明五色诊法。这种诊法我一开始是拒绝使用的，因为首先《素问》对五色的描述本身就很夸张，而且我实在不知道怎么操作。后来边临证边读经典边静心，慢慢地发现只要放松下来，用最放松的方法去望向病人的面部，是可以看到每个病人的面色里都有各自的病色，而且与经典描述病色的感觉一模一样，即使面部有淡妆也不影响五色望诊，用之诊断病机极为简单准确。而诀窍就是放松下来并专注，大脑要放松，自己的面部要放松，自己的眼要放松，用最最放松省力的方式去看，就能看到病人有别于皮肤颜色的病色，稍一紧张就看不清晰。如果我们用力死盯着病人的面部去看，什么面色也看不到。脉色合参是我于临床的主要诊断方法，这种五色诊法于临床验证极为准确，我只是照经典去做，至今未达精细。

我们对比一下这四种诊法，切脉诊对医者的静心要求最低，甚至说即使一个医生的心离恬淡虚无还很远，只要保持最基本的客观公正就可以准确地判断病人的气血虚实，把握病机，有效地指导临床。相比之下望色诊对心境的要求很高，只要心是紧张的，就不能从病人的明堂清晰地看出由内而外透出的五色。同样准确地获取病人的病机信息，切脉诊相比望诊复杂，但可操作性强，只要心不是浮躁的人都能做到，甚至不用特意修身养性单纯通过技法训练就能做到，因此是一个巧。当然心越安静越近于恬淡虚无摸脉越准确，看病摸脉耗时越少。而望诊则必须是放松的恬淡虚无的状态才能准确获取信息，没有可指导针对望诊技法的训练方法，唯有静心，因此望而知之更近于神。千万不要好高骛远地认为"巧"是低级的，只去追求"神圣"而不愿去探求"巧"。即使是望诊如神的扁鹊，也是脉学之宗师。无论自认为多厉害，也要先把这"巧"学好，九层之台起于累土，没有扎实的"巧"的功夫，就不要奢望有高楼。脉诊这个"巧"是我们祖先留下的宝贵财富，"巧"是很少的努力就可以换来很大的收益。我们学医可以通过学习脉诊快速上手，快速学会真实的看病。而且我认为脉诊若能运用纯熟，也能达到"神"

仲景理法

的境界，即使有一天你达到了"神"的境界，你肯定会更好地运用脉诊，而不是舍弃脉诊。

我们学习中医，千万不要训练出一个顽固的大脑，恰恰相反，要有恬淡虚无的灵巧的心灵，用这个灵巧的心灵来驾驭身体的视觉、听觉、触觉、思辨。这样越学习四诊才越准确，看病也就越来越得心应手。

我们再看看张仲景对这个经文的理解。

"问曰：上工望而知之，中工问而知之，下工脉而知之，愿闻其说。师曰：病家人请云，病人若发热，身体疼，病人自卧。师到，诊其脉，沉而迟者，知其差也。何以知之？表有病者，脉当浮大，今脉反沉迟，故知愈也。假令病人云，腹内卒痛，病人自坐。师到，脉之，浮而大者，知其差也。何以知之？若里有病者，脉当沉而细，今脉浮大，故知愈也。师曰：病家人来请云，病人发热，烦极。明日师到，病人向壁卧，此热已去也。设令脉不和，处言已愈。设令向壁卧，闻师到，不惊起而盼视，若三言三止，脉之，咽唾者，此诈病也。设令脉自和，处言汝病大重，当须服吐下药，针灸数十百处，乃愈。师持脉，病人欠者，无病也。脉之，呻者，病也。言迟者，风也。摇头言者，里痛也。行迟者，表强也。坐而伏者，短气也。坐而下一脚者，腰痛也。里实护腹，如怀卵物者，心痛也。"

这里张仲景没有从逻辑上跟你争辩什么是上中下工，他不去争辩，而是将自己的看病过程展示给你看，这就是他自己的体会，而这种体会最佳的表达方式就是直接展示给你看我是怎么用的。张仲景列举了几个看病的过程，都是通过病人的症状与脉诊、望诊结合，望诊、问诊与切诊各司其职，相互配合，简单快速准确地判断出病的真实情况，因此一个高明的医生不会神话某一种诊法，而是将每一种诊法都发挥到最佳。

至于是否有高境界的独特诊法，张仲景不去谈论，只是如实地说：我就是这样看病的。哪怕你瞧不起这种看病的方式，或者认为这种方式没有想象的那么神秘，或者太过简单，反正张仲景有勇气展现他不包装的本相，不管外界传说的神人怎么看病，他就是这样朴素客观的诊断疾病，他所教授的所有知识都是他如实的思想，没有任何窗户纸需要捅破，只有真正懂他欣赏他的人才知道这种真实是最值得敬佩的。

首先要清楚我们所有的中医都是普通人，从来没有一个医生能逆着人体的规律去治疗人体，当能够甘心做一名普通的中医时就不会被各种假象或名利所迷惑了，不想用自己独特的方式去看病，而会用百姓日用而不知的朴素的规律去缓解病人的痛苦，会体会到张仲景的这个回答的珍贵。

一个儒生如果没有温良恭俭让的气，而只会拿着圣贤书去指点别人，我们可以说这个人一定不是真正的孔门弟子。如果一个医生不能够沉静下来，而是浮躁地追逐着虚高的境界，那我们也可以说这个人不是张仲景的学生。"唯天下至诚，为能尽其性"，把气沉下来，真诚地向张仲景学习，真诚地读《伤寒论》，真实地平脉辨证，唯有此才能真正地学好中医用好经方，气稍微一浮躁，则失之毫厘差之千里。

十二、如何训练医生准确诊断的能力

脉诊训练其实不是训练手指，望诊训练也不是训练眼睛，中医诊断训练的是人要保持住客观公正的心。在脉诊的训练上现在有各种针对手指而设置的训练方法，这不仅无益，反倒容易蒙蔽客观公正的心。一定要明确脉诊的训练方向，否则越走越远。很多人学不好脉诊会责怪自己的手指不够灵敏，其实学不好脉诊的唯一原因是心太昏沉。请相信在体会脉诊的训练中，任何聪明才智都没有意义，也不存在所谓的特别有慧根的人。学习脉诊需要做的事只是放松下来，让心安静，静静去体会，保持恬淡虚无，这是公正诊脉的唯一诀窍。

要想知道洗澡水的温度是否合适，最准的方法是亲自把手伸进洗澡水中体验一下。想要知道人体之气的寒热温凉最准确的方法，是找一个气口，用手指去触摸内里的气的搏动，感受这个搏动所反映的人体气的状况。体验洗澡水的温度是简单的心的体验，而通过脉搏体验人体内里气的状态是个细腻的心的体验。若要通过脉诊客观公正的体验到病人气的状态，需要的就是放松。这需要反复练习，直到一摸脉就自然放松，最终将放松融入到生活的每一个瞬间。中医不是讲道理说服你相信的学

仲景理法

间，是你真实体验真实获益的实证，放松下来摸脉能快速真实客观地体会到病人气的状态，放松下来生活能真实地面对生活上的各种难题，活出幸福的人生，这就是恬淡虚无。恬淡虚无不是头脑想出来的，是身体、气脉、精神处于和谐统一的状态，不用思考，请大家体验一下。

放松，首先是身体的放松。放松下来坐在稍微硬一点的凳子上，调整坐姿，尤其是要放松肩膀保持自然松垂，保持脊柱在放松状态下的直立，让身体处于自然放松的状态。感觉身体是否有僵硬紧张的地方，放松下来，直到感觉不到任何紧张的肌肉，而仍然能够保持稳定坐姿。如果是紧张的，就会感觉到某一处或多处的酸痛。我们稍稍活动一下局部，可能从外形上看不到动，但要以感觉到放松为止。如果人是昏沉松懈的，会感觉懒散困乏，没办法维持稳定的坐姿，让身体处于放松而不懈怠的状态是一切的开始。

身体放松之后是调整呼吸，如果身体不放松呼吸必然紧张。尽可能放松呼吸，让气通过呼吸放松地出入人体。人吸气时有两个方向的运动：一个是胸廓的横向扩张，一个是膈肌向下的纵向运动。人在紧张慌乱的时候呼吸非常表浅而短促，吸气以横向的胸廓运动为主，很难深下去；人在故作镇定的时候，会通过深吸气来让身体自信地紧绷起来，吸气时以纵向的膈肌下移为主，很难自然的横向运动。放松下来的呼吸状态是回归均匀自然的呼吸。

感受一下随着呼吸全身肌肉、骨骼的微细运动：先把气从体内呼出，在气全都呼出去还没有吸气的瞬间，全身的肌肉、骨骼相对是静止的。从此刻开始体会最放松的状态下整个吸气运动的过程。运动有个先后，开始吸气时感觉一下自己哪一个区域最先动起来。如果是放松坐在凳子上，你会感觉最开始动的是与凳子相接触的臀部，在坐着的时候这个地方承受了最大的重力，然后是腰腹部开始向外扩张的动，然后从下到上由内到外带动胸廓向外扩张，呼气时自然放松。

紧张时的吸气要么是横向的平行运动，要么是纵向的向下运动，而放松的吸气则是向下运动的同时横向平行运动。这种呼吸运动是由下端发起蔓延全身，这就是古人所说的气沉丹田。一定注意气沉丹田不是我们用意念引导着气沉丹田，这样呼吸就不自然了，任何违背自然的锻炼都对人体的健康有害。气沉丹田是自然发生的，是最自然的呼吸状态，是没有丝毫紧张的状态下人体自然的呼吸状态。

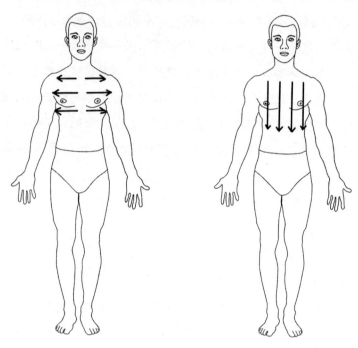

图 1　紧张状态的两种吸气方式

　　如果是自然放松站立下呼吸，放松下来吸气，用同样的方法感觉自己第一个开始由静转动的部位。这个部位是脚后跟，这个部位承载了最大的重力，由此蔓延至臀部，再到胸廓，再到全身。只是这个最开始动的部位运动非常微弱，如果不静下心来很容易就忽略了，或者在站立的时候身体某一部位紧张也不会由此开始。因此庄子说"圣人之呼吸以踵"，踵就是脚后跟的位置。

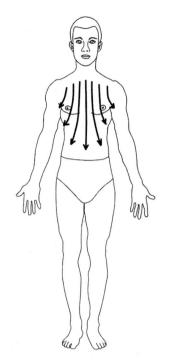

图 2　放松状态下的吸气方式

　　这是最自然放松的呼吸，不是什么神秘的玄幻的呼吸秘诀，我们习惯于紧张状态，以至于呼吸只是一个胸廓运动，而真正放松下来呼吸是全身运动。

　　气定则神闲，如果我们调整好身体与呼吸，心自然会安静下来，随着身体与呼吸回归自然，人的大脑也会回归自然的宁静。用催眠的方式没办法获得安静的头脑，强迫自己不胡思乱想的方法也不会获得安静的头脑。当大脑躁动不安时，责备只会让大脑更躁动，不理会则会陷入昏沉。在中国人的思维里，人胡思乱想不是因为头脑的问题，而是气的不安所导致的，人的头脑是不能够控制自己的想法的。头脑怎么想是人体气的运行表现，当人的气是悲伤的，大脑总是顺着悲伤胡思乱想；当人的气是愤怒的，大脑总会想各种暴力。就如同一驾马车四处奔跑，只看到表象的人会说是马在四处奔跑，而静下心来的人看到的是车夫在控制着马奔跑，马只是在执行车夫的命令。所以无论我们的大脑怎么不受控制，都不要责备，不过也不能不理会，只是静静地看着不受控制的大脑，知道是自己的气不能无障碍地自由地在全身流动所造成的，只需静下来调整身心，调整呼吸，通过大脑是否躁动来觉知自己是否放松。慢慢的，各种紧张的气放松下来，各种头脑中的乱象也宁静下来，好像宁静的湖面，这时才能够真实地看到问题的真相。在这种状态下摸脉，能够最真实地体会到病人当下气的状态；在这种状态下望色，会看到每个人脸上都有一层真实反映人体气的状态的五色；在这种状态下问诊，能够真实地体会到病人的所苦与所欲。

身体处于自然的放松状态，呼吸处于自然的状态，精神处于没有紧张的放松状态，身体、呼吸、精神三者都放松了才是真正的恬淡虚无。这种恬淡虚无的状态就是处于不偏的中的状态，以这种状态看病才是中医。在这种状态下我们不会用大脑分析病人所描述的症状，而是用心去感受病人的气究竟偏于什么状态，感受病人当下状态的气的真实欲求。

在紧张状态下摸脉，我们会很紧张地对待每一个脉搏的搏起，会在脉搏的搏起过程中以各种标准来分析：会感觉脉搏搏动太小不能够精细分析，会感觉脉搏搏动太快来不及摸清楚，会感觉脉象太模糊很难定义，也会感觉脉搏太复杂不像教科书说得那样简单。越紧张越摸不清，如果过于紧张大脑的暗示会影响我们公正的判断。

放松下来摸脉，我们会从容地感觉每一个脉搏，会感觉自己的心真实地体会到了搏动的气的状态。心是清净光明的，所体会到的脉搏内的气是清晰明了的，会感觉脉搏很清楚地彰显了气的状态，不需要费力找寻，就如此清晰。

当我们面对不解的困难时，如果影响了心情，气会随之运行失常，大脑会在不同的气的控制下胡思乱想。这种胡思乱想的头脑加工扭曲了困难，不能够还原问题的真相，不能够真正看清困难。因为人在遇到困难时气各有所偏，便以自己的意愿看到问题的某一个部分，然后在以这个部分为基础用自己的大脑加工，增加上一堆自以为是的想法，甚至最后没有了那一小部分真相，完全是在大脑加工出来的概念中去胡思乱想。这样问题就复杂了，找不到解决的办法。中医被各种头脑扭曲复杂到了极致，多少聪明才智迷失在这些复杂的概念之中，这样胡思乱想下去只会越来越远离道。停下躁动的头脑吧，安静下来，止，"知止而后有定，定而后能静，静而后能安，安而后能虑，虑而后能得"，只有在气静下来处于自然状态所观察到的才是事物的真相，静下来所发现的解决问题的方法才能真正对这个事情的发展有益，此为"大学"之道。

很多躁动的头脑给自己设定了一个目标，或者阶梯式的一连串目标，认为得道必须经过一步步的努力才能达成，或者成为中医高手得一步步达成。他们为了未来的目标奋力奔跑，并以谁能够更艰苦奋斗为榜样，这不是中国的君子之道，偏离了中庸之道。"道可道，非常道"，可以理解为如果道可以设定一个路径来达到，那就不是道了。因为道是一切的源头，路径只能指向终点。因此中国文化所追求的不是要通过努力找到目标，而是通过放松回归源头。体验放松，安住于放松，止于至善之所，合于道，一切行为从此发起，一切技术由此产生，此为"由尧舜至于汤，由汤至于文王，由文王至于孔子"所传的道。

很多躁动的头脑总是习惯于说你说的境界很好，但是我现在有重要的事情要去做，等我闲下来的时候再去静心。"道也者，不可须臾离，可离非道也"。静心是做一切事情的出发点，不是逃避事情的无所事事。在做任何事情的时候你要么是静心的，要么是躁动的，如果你说做完这一件事情再去静心，那就说明你在做这个事情的时候是躁动的，那么未来你去做静心这件事也是躁动的。只要一个点是离开的，那么下一个点就只会离得更远，道不可须臾离，恬淡虚无不可须臾离。而且静心是越来越深入的过程，静心之后做事，通过做事静心，这样心会越来越静。你要么越来越躁动，要么越来越静心，这取决于你当下的选择。不要把静心当成一项工作，而是静下心来工作，以无为之心做事，才是真正的静心，即古人所说"无为而无所不为"。老庄与孔孟之道皆是如此，中医经典之道亦是如此。

"道者，圣人行之，愚者佩之"，道是让头脑安静下来呈现出世界的本来面貌，是需要行出来的，只是头脑上知道而不能够躬行之的不是道，没有躬行的所得不是真正的所得。恬淡虚无如果只是头脑上知道如何是恬淡虚无，但不能够放松肌肉，不能放松呼吸，乃至不能放松下来看待疾病，那就不是真正地明白恬淡虚无。恬淡虚无是人最放松的自然状态，是最幸福的状态，人的一切努力都是为了使自己最幸福，人处于最幸福的状态是能够让外界变得和谐的基础。

我刚开始明白了中医的方向，每天习惯于读诵各种国学经典，很长一段时间我很想逃避世间的烦扰，潇洒地活在经典的世界里。因为在经典的世界里我是静心的，我喜悦于感受经典带来的恬淡虚无的快乐。而世俗的各种事情总是打扰这份宁静，而且一遇到事我还是焦虑地胡思乱想，遇到不会看的病就心烦意乱。

后来我通过反复阅读经典，同时临床与做各种事情，我明白了书中的一个道理，如果困难能够解决，不需要焦虑，快乐的解决困难；如果困难不能够解决，焦虑只会使困难更难以解决，还不如平静下来去解决或许能够成功。这样虽然还是有时候情不自禁地胡思乱想，但是很多情况下能够以静下心来的心态去直面。虽然这样解决事情也会失败，但仍然以静下心来的心态去面对失败，这样做工作总是充满着各种惊喜，临床棘手的问题也逐渐变得清楚，与此同时对经典的体会也更加深入。

我再次说明这不是心灵鸡汤，不是头脑的哲学思考，是心的体验，体验到了就是得道，没有体验就是以妄为常、舍本逐末。

如果我的文字没有带给读者朋友得道的体验，请原谅我能力的不足，用了这么多话却表达不出最简单的道，请用心去体验国学经典。

如果我的文字有幸让读者瞥见道的门户，请走进经典，经典中的宗庙之美，百官之富，非我粗浅的文字所能表达。

请用心去体验经典。

第三章　六经治法总论

一、辨何论治

不管哪种医学追求的都应该是用最简单的方法看清楚疾病，用最简单的方法达到最好的治疗效果，这就是我们需要努力的方向。可以说复杂是因为缺乏智慧，张仲景的《伤寒论》之所以成为经典，也是基于此，它是现存所有临床医书中用最简单的方法看清了疾病，用最简单的方药干预了人体并取得最好疗效的书，其看病是最真实的，疗效也是非常确定的。

下面我们看看如何诊病是最简单真实的，如何治病是最简单高效的。

首先，我们看一下紧张的看病方式。当在大脑中抱持着一大堆知识，这些知识都是通过长时间学习所获取的，如果我们认为这些知识是医生非常珍贵的财富，在这种状态下大脑是紧张的，用这个紧张的大脑看病就是在用紧张的方式看病。

在这种状态下我们注意一下呼吸，这个呼吸一定是浮浅的，是胸廓的横向运动；注意一下自己的眉头，往往是紧锁的；注意一下自己的神经，是紧张的。在这种状态下，专心听着病人的描述，当病人说完一个症状之后，我们会拼命地在头脑中找寻各种知识来解释这个症状，会找寻各种可能的名词术语来命名这个疾病，找寻各种据说非常有效的方剂来治疗这个疾病。

由于每个医生的知识构成不同，每个医生都是基于自己脑中的知识对疾病进行判断，因此很难见到两个医生对同一个病人下一个统一的诊断，或者是一个相似的诊断都很难得到，甚至一个老师教出来的两个学生也很难有统一的诊断。

病人疾病的真相是客观的，是不以人的意志为转移的，不可能怎么说都对。如果你的大脑没有被各门派洗脑，还依然保持着客观公正，你就会知道只要紧张地抱持着这个大脑，就会有大量的病人得不到客观真实的诊断与治疗，无论知识量多么大都会有较大的不公正。此即经典所言粗工的看病方式，"问其所病，索之于经，慧然在前，按之不得，不知其情"，通俗地解释这段经文就是医生问一个病人哪里不舒服，然后在脑中翻看各个医书，忽然眼前一亮，这个症状在某本医书中提到过，或这个症状用某本医书的论述解释起来很合理，慧然就在眼前，结果按照这个方法治疗很多时候无效，却不知道为什么。

我经常在医学会议中听到很多医生提出自己独到的医理，这些医理听起来好像都有那么点道理，尤其是用头脑分析的时候一时间找不到漏洞。而且为了说明医理的正确，这些医生往往会讲述几个应用这个医理治疗有效的病例，这些病例记录得非常生动，让人听起来热血沸腾。不过医学是一个非常严谨的学科，怎么可能仅通过几个个案就来判断医理的对错。医理必须是普适性的，如果医生只记住了其特效的个案，往往证明这套医理不具有普适性。人体的客观规律就那么多，怎么会以个人的意愿随意发明医理？如果脑中记忆了大量来之不易的医理，说明头脑需要清空，否则不可能看清楚疾病，张仲景曰："多闻博识，知之次也。"

放松是多么简单的一件事情，人天生下来就是放松的。但对于习惯抱持着紧张的大脑的人来说，放松是非常困难的一件事，甚至是需要很大的勇气才敢去尝试的事。放下一切让自己紧张的事情，放下一切固执坚守的东西，放松下来！当感觉到自己的眉头是放松的时候，感觉自己神经没有紧张并且也不松懈的时候，当感觉自己的呼吸是自然的深沉的时候，就在这个时候感觉自己越来越放松，而头脑是清醒的而非昏沉。任何紧张都需要努力维持，需要持续地自我打气，而放松的恬淡虚无是放下努力自然而然的状态。很多人总是在紧张与昏沉两个状态游走，要么是紧张的，一不紧张就陷入昏昏欲睡的无聊状态，或者一试图放松下来就进入了梦乡。强迫自己放松必然会带来昏沉，放松不是昏沉，放松

仲景理法

是自然而然的事，是充满觉知的清醒的放松。

不要紧张地要求自己马上放松下来，或者马上从这两个状态中脱离出来，更不要因为不能放松而焦虑或责备自己，因为越紧张地要求自己放松就越远离放松。静静地观察，允许一切的紧张存在，这些紧张在默默关注下会随着呼吸自然而然逐渐失去力量，会不知不觉地脱落，气会逐渐平顺下来，心会回归到恬淡虚无的家园里。这是中国一切文化的源头，这个状态不可须臾离。

很多聪明的大脑总是会说我知道了，然后继续多闻博识下去。这样学的知识越多，心越麻木，心越安静不下来。古人的学问都是先安心再立论，中国的学问都是以放下紧张的悬着的心为目的和前提的，只要回归到心的最放松状态，与生活相关的一切问题都会变得简单而富有乐趣。当心是紧张的，我们会喜欢拼命地获取知识企图填满空虚的心，结果是"吾生也有涯，而知也无涯。以有涯随无涯，殆已！已而为知者，殆而已矣。"当心放松下来，我们会喜欢用心去体会经典中所记载的各种规律，这些规律不是靠记忆能够掌握的，需要心的体会，我们会很欢喜去体会经典，而且在体会经典的过程中心会更加安静。无论如何，先静下来读经典，先去信任经典，然后才能得着经典的力量。

当我们处于恬淡虚无的状态看病时，无论病人描述什么不适我们都不会随着紧张，也不会处于不理睬病人的昏沉状态。试着放松下来听一下他们对不适的描述，不要用概念去解释，不要对症状进行推演或猜想，不要用大脑对症状进行加工。要始终保持放松状态，静静地处于无我的状态来感受病人的痛苦，是感同身受地感受病人的痛苦，同时又不被病人的痛苦带走。

我们处于放松的状态，让病人描述症状，先通过病人整体的不适感和其说话的声音及动作，感受病人气的盛衰情况，判断病人所处的六经状态。然后通过病人的描述就会感受到究竟是气处于怎样的状态。比如当病人描述头痛，如果是很紧的疼痛，我们就知道这个不适反映出气处于中寒的状态；如果描述的是隐痛，说明气处于中风的状态。任何不适都会有中寒与中风两种象，这种对中风与中寒的判断一方面通过病人的描述，另一方面通过他描述时的语气与神情，这些都要在静下心来的情况下自然而然地察觉到。我们知道中风与中寒之后，还要再看看是否有水滀、支饮、热、痛等兼见的气的状态，这些都是静下心来的客观观察，这种体会只有有心的医者能够准确地感觉到。

当我们放松下来，就会知道单用感受病人描述的症状来诊断疾病是不够的，有很多时候病人对症状的表述不够明朗，或者通过病人的症状较难感受到气血的偏倾，或者病人对自己不舒服的感觉比较麻木，又或者病人不能够清晰地表达自己的不适感，这些都会使我们感觉较难辨证或无证可辨。我们需要能够在病人不说话的情况下客观地测量病人体内气的状态的方法，那最好不过的就是找到肺经的脉口，用医者敏感的手指末梢去感受脉口中搏动的气的状态，准确地测量出气血的偏倾，这便是脉诊。如果脉诊得到的信息与病人所描述的症状相符，就可以明确诊断，如果不符必有原因，要静下心来仔细查找，直到相符为止。有诸内必形诸外，有什么内里的气的状态必然有什么样的外在表现，这种如影子追随着身体一样，不会有丝毫差异。

二、用经典的方法学习经典

我曾经这样学习《伤寒论》：读完一个条文后，用自己所学的所有知识来解释，一定要解释出与别人的不同，而且要自我感觉这种解读方式比别人的要深入。

我每天都大量阅读各种《伤寒论》的注解，在注解中找比较合理的解释，将比较有深度的注家的观点融汇一下，加入自己的理解，提炼出比较满意的解读。这样学习非常辛苦，疑惑永远很多，某天自认为合理的解读，过段时间会发现当时的解读是错误的，然后再用新的看上去更合理的解释来解读。但是无论怎样解读依然有很多条文没办法合理解释，就算听上去合理的解释也不敢举一反三地发问，一发问又会出现一堆没办法解释清楚的问题。用这种解释法如果要解释清楚所有的条文，就必须让自己的概念正反说都有道理，而且为了解释某一条文需要成倍地引入新的哲学或医学的概念，这种解读最后成了为了解读而解读。这

仲景理法

样的解释在大多情况下是没有意义的，尤其是没有临床意义。当我试图解释经典，我发现这是徒劳的。

我发现身边有很多人知道的中医知识并不多，甚至没有系统学习过中医，他们用一套不能够证伪的医学体系笼统地解释所有的医学现象，如说全部疾病都是人体气机升降不利，或者全部疾病都是人体开阖枢的问题。这种理论之所以存在是因为没办法证伪，而且可以简单圆滑地解释一切现象。一个病人头痛，我就说你是气机升降不利，这个不是源自于推理而是先预设了答案，没办法证明不是气机升降不利，即使临床处方无效也没办法推翻，因为总会有有效的案例来支撑这种观点。

医学首先是客观观察人体的学问，来不得半点猜测，也不能用一套哲学概念来掩盖医学现象。经典的魅力在于真实地解读出医学上所见的人体现象，没有丝毫扭曲的人体真相。如果学习经典只是为了解释出不一样的经典知识，而没有基于对临床现象的真实解读，那么经典就失去了价值。如果用经典解读出来的知识指导临床使得临床变得复杂，或者只是强硬地解释临床现象甚至扭曲医学现象，这种解释是很难被理智的人接受的，这种解读更是没有意义的。

读经典的目的不是为了给经典语句一个合理的解释，或者对一个医学现象给一个哲学上的解释，学习经典的目的是让经典带领我们去发现人体的真相，发现自然的真相。

所以学习经典的方法应该是这样子的：总原则，按照经典所采用的观察世界的方法，来真实地发现世界的真相。具体的方法，先按照经典的要求回归心的本源状态——恬淡虚无，这是大脑最放松同时心的觉知最敏锐的状态。

当放松下来跟随经典的语句去观察世界与人体，观察各种疾病，这种观察不是去用力思考，而是去体会，去体会天地的春夏秋冬，体会当人体与天地的春夏秋冬相应时的表现，体会人体在与各种邪气相感时的表现。只要放松下来，会毫不费力地体会到这世界与经典所描述的一模一样。不要用紧张的头脑去解释，也不需要拼命地去查阅各种数据库找答案，只需要让自己静下来多读经典，细心体会所困惑的现象，自然而然地发现真相。

有时候静下心来仍然不能解经典所言，那就将疑惑先存着。这不要紧，先存疑，慢慢来。学习经典，不管心态多么放松都需要一个长久的功夫，慢慢地去体会。

中国古人观察世界都是用这种方式，儒家曰格物致知、诚意正心，道家曰"致虚极，守静笃，万物并作，吾以观其复"。放松下来去观察世界，通过观察世界让自己放松，这是古人通用的学习方法。

三、用经典的思维方式去思考经典

无论是解释医学现象还是解释经典，都应该按照经典本有的方式来解释，《黄帝内经》中有很多关于如何解读医学现象的篇章，大都以某某解为名，如《阳明脉解》篇就是对阳明经现象的解读，下面静下心来看看这种思维方式。

"黄帝问曰：足阳明之脉病，恶人与火，闻木音则惕然而惊，钟鼓不为动，闻木音而惊，何也？愿闻其故。岐伯对曰：阳明者胃脉也，胃者，土也，故闻木音而惊者，土恶木也。帝曰：善。其恶火何也？岐伯曰：阳明主肉，其脉血气盛，邪客之则热，热甚则恶火。帝曰：其恶人何也？岐伯曰：阳明厥则喘而惋，惋则恶人。"

这一段很明确地解释了为什么阳明病人都对以下三件事比较焦虑：怕听到木头击打发出的声音却不害怕其他声响；喜欢凉而怕热；不喜欢到人比较多的地方。经典作者简单明确地解释了原因，但对于大部分强大的大脑来说是不会接受这个答案的，因为用强大的大脑判断这个解释有逻辑上的错误。

当被问为何怕木声的时候，解释是阳明属土，木能克土，所以阳明病害怕木声。如果这个解释成立，那么阳明病一定喜欢火，因为火生土，这显然说不过去。

当被问及阳明为何怕火的时候，解释又变成了阳明属肉，木火土金水分别对应筋脉肉皮骨，阳明属土对应的是肉，肉是人体中气血最多的组织，气血多一加热就更满溢烦躁，所以怕热。

仲景理法

阳明病为什么不喜欢见人的解释就更牵强了。解释称阳明病厥的时候就喘而惋，我个人觉得应该是张仲景所说的心中懊恼的感觉，因为总是心中懊恼，所以不愿见人，既不从五行生克来解释，也不从阳明经的气血来解释，而从症状上进行解释。

如果用我们从小学习的固有的西方思维来解释这段经文，怎么解释都牵强。

我一直强调读经的目的：一是获取经典所记录的天地与人体运行规律的知识，二是要回归到经典作者的思维方式中去，三是要回归经典作者的心，即恬淡虚无的心的本源状态。有了经典的思维，对经典的知识会自然而然认可。在恬淡虚无的心的本源状态中，没有一点点的紧张，自然而然就是经典的思维。

当接受经典的知识觉得吃力，或者需要勉强自己时，说明需要改变我们的思维方式，回归到经典的思维方式，让一切回归自然、简单、真实。

下面回到这个医学问题，为什么阳明病的病人恶闻木声、恶火与恶人？试着让大脑放松下来，不要用力思考，用心体会一下当人处于阳明状态时的感觉：阳明状态就是夏季之后最热的那段时间的状态，是人体吸气到尽头时的状态，感受一下这个状态，人的气血非常的洋溢。

在这种状态下感受一下木声和其他声音的刺激。木的声音也是一种气，如果觉得声音是一种气理解起来费力，可以换一个词：能量。声音是有力量的，不同的声音所带有的力量不同，敲鼓让人兴奋，金属的简单单调碰撞声让人宁静，敲击木头的声音带来的力量感是从根部的升发之力。静下心来我们可以感受到：当处于这种阳明状态的时候，会不喜欢木头敲击声所带来的力量，也讨厌一切如木声般升发的力量，因为土的特性是恶一切木气的。

谈完木声继续感受阳明状态的人对火的感觉。夏天没有人喜欢烤火，人在气血亢奋的状态也不喜欢火，因为人体本身已经很亢奋了，温度一高会更亢奋，所以不喜欢火。

再来感受一下阳明病的状态遇到人之后的感觉。阳明状态的人会比较烦躁，人的气血如同大江奔涌般流动，有任何的拥堵都会让人倍加烦躁。在这种状态里人会喜欢空旷的环境，此时如果有人出现，会让他感觉压抑，会很烦躁，所以不喜欢见人。

当我们用心去感受的时候，会发现这三件事是那么的合理。用心去读这段经文，去感受人体，会很自然地接受这段经文所表达的意思，不需要强迫说服自己，从心里感觉就是这样子的。这种感觉就如同有人跟你说我们受寒后会浑身紧痛，吃撑后会腹满乏力。如果能体会到并把这种体验精细下去，就能够自然而然地知道病人不适的关键机理。如同有人跟你说吃辣椒吃多了会出汗，吃奶油多了会没有胃口，只要能如实地体验到，能感受到，你就会用自然界中的药物来治病。

中医不是用哲学的推演来演绎疾病，也不是肤浅的经验总结，去终日顺旧各承家技，更不是天马行空的玄学想象。中医学是古人在处于恬淡虚无的状态下，用心真实地感受人体，感受自然，感受人体与自然的各种微妙关系，用这颗恬淡虚无的心去干预人体，帮助人体恢复阴平阳秘的自然状态。

四、法天则地体会经典

用心去体会人体和世界的前提是心必须处于恬淡虚无的状态，否则任由这个如猿猴般乱窜的心去体会必然会以假为真，活在自己的虚妄世界里。有时候很多人灵感一下子出现，有了一个想法，用自己的大脑思考一下，觉得挺有道理，然后就会以此想法为中心产生了一系列的知识，虽然在出发点上只是微小的一点差错，却谬以千里。

读诵经典一方面可以让心更加趋于恬淡虚无，获得宝贵的天地与人体的运行规律，另一方面可以通过读诵经典来察看我们的认识是否偏离了道，时时通过用心体会经典来修正认识上的错误，以免在错误的道路上越走越远。

不管观察什么事物都需要有一个参照物，没有参照物就没有办法对物体进行描述，观察人体也是如此。人体离开了阴平阳秘的状态就都是病态的，我们需要用一个参照物来描述这个病态。（绝对的合于道的状

仲景理法

态是没办法描述的，因为它是原点，没办法用一个参照物来描述，所以古人云可以言说的道都不是道，即"道可道，非常道"）这个参照物就是描述人体的准则，以什么准则为度去描述就是以什么为法。那我们描述人体究竟该以什么准则为法去描述呢？静下心来我们就知道只能以天地为法则，即《黄帝内经》言"法天则地"。

那么该如何描述每一个时空点当下气的状态？

当在夏天清晨出门时该如何描述外面的天气？我们会形容是个很热的夏天的清晨，或是很热还有一些潮湿的夏天的清晨，或是暴风骤雨的夏天的清晨。我们用季节或节气加上天气情况就可以描述出大体的气的状态，即春夏秋冬加上风寒暑湿燥火六淫。我们不能单纯用六淫来标记气的状态，因为同样的雨发生在春夏秋冬是不一样的，无论六淫中的哪一个邪气在不同的季节表现都不一样。同样道理，我们也不能单纯用四季来标记气的状态，因为即使是一个节气内每一天的气的状态都不一样，在一个节气里的天气情况对气的影响不能忽视。

人是以天地之气生，四时之法成，描述人体的气的状态也应如此，以四季加六淫来描述。张仲景便是以此法则来描述人体，以六经描述四季大环境，以风、寒、水潴、支饮、痛、热烦这六种状态描述六淫邪气的性质，以此法则可以清晰地描述出病人当下气的状态。我们需要掌握当人体处于六经病的每一种病态下的气血特点和外在的表现状态，需要掌握每一种邪气引起人体的表现。

《伤寒论》的条文大部分书写体例是这样的：在某种病的大前提下，当出现某一种表现时，处什么治疗方案。如："太阳病，头痛发热，汗出恶风者，桂枝汤主之。"太阳病是病人当下的六经状态，头痛发热、汗出恶风说明是中风的状态，桂枝汤为治疗方案。我们读《伤寒论》的每一条条文，都需要从条文的描述中体会出病人当下所处的六经状态，气是处于中风、中寒、水潴、支饮、热烦、痛的一种或几种状态，正邪相争的深浅，正气的虚实等情况。

有些条文没有六经状态的描述，或是因为与前一个条文相承接，或是因为当下问题为水饮、痰湿等病理产物阻塞气脉运行，只需知道是阴病还是阳病就可以，不需进一步分六经。同样的邪气，即使在同样的六经病背景下，病邪的深浅、内里的虚实、误治后正邪相战的剧烈程度都会使病人由不同的症状表现，治疗方法也不同，张仲景会用几个典型的症状或者典型的脉象特点勾勒出当下病人气的状态。

我们用心去体会《伤寒论》的每一条条文，这个功夫必须自己去做。反复阅读逐条体会，跟着条文的描述体会病人的状态，体会不同条文所反映的病人气血状态的差别，体会在这种病态下病人会表现出的脉象特点。

五、六经病的治疗大法

医学在认识疾病或者治疗疾病上都有法则。西方医学是以人体解剖、生理与病理为法则来探讨人体的一切疾病表现，并以此为标准来制定治疗方法，判断治疗效果。中医的法则是天地，即"法天则地"。"黄帝问曰：用针之服，必有法则焉，今何法何则？岐伯对曰：法天则地，合以天光。"我们以取象比类的思维将人体的疾病与天地的四时相类比，以天地这个法则来衡量人体，在养生与治病的时候也是以天地为法则来论治。

《素问·四气调神大论》记录了人处于春夏秋冬不同的外环境时应该如何顺应自然的生活，只要人是放松的就一定会愿意顺应自然调整生活，春三月"夜卧早起，广步于庭，被发缓形，以使志生，生而勿杀，予而勿夺，赏而勿罚"；夏三月"夜卧早起，无厌于日，使志无怒，使华英成秀，使气得泄，若所爱在外"；秋三月"早卧早起，与鸡俱兴，使志安宁，以缓秋刑，收敛神气，使秋气平，无外其志，使肺气清"；冬三月"早卧晚起，必待日光，使志若伏若匿，若有私意，若已有得，去寒就温，无泄皮肤，使气亟夺"。我还是持我固有的观点：没有亲身体验，也就没有经典的功夫，功夫在体验中。当心静下来的时候，在春夏秋冬我们自然会选择经典中记录的生活方式，因为在这种生活方式下可以活得很轻松很自然，而且很舒服。如果刻意逆着这种方式，无视天地对人体的影响，不仅会生活得非常吃力，而且脏腑健康也会受到影响。聪明的人不会去与自然对抗来彰显自己的能力，而是顺应自然去调整自己的行为与神志，顺应四时是人与动物的本能。

人处于春夏秋冬不同的外环境，会有相应的自我调理方法。同样，人体处于春夏秋冬不同的状态也有相应的治疗方法，这种治法源自于顺应四时的养生。人处于春夏秋冬不同的状态的治法，应与《四气调神大论》中的四时养生相一致。我们的一切治疗都必须顺应人体的四时，如果治病不本着此治疗，而是有什么症状消灭什么症状的对症治疗，那就很容易造成医源性损伤，很容易旧病不好新病又起。只有顺应四时治病的医生才是得道的医生。中国人做一切事都追求天人合一的境界，顺应天地的治疗，就是天人合一思想在临床中的应用。"故阴阳四时者，万物之终始也，死生之本也，逆之则灾害生，从之则苛疾不起，是谓得道。"

春：少阳——吐（和）法

春三月的养生要"以使志生"。在春三月大家自然喜欢到广阔的地方去散步，以使自己的气舒畅地生长。

同样道理，人体处于少阳病状态时的治疗也应如此，疏散内里郁滞使气畅通地生长。经典中记载的春三月的治疗大法为"大法，春宜吐"。吐法是一种宣发，感受一下人在呕吐时的变化，通过吐法可以去除内里的郁滞，无论是食物还是痰浊引起的，凡是人体内里有郁滞，吐完之后人体就会"上焦得通，津液得下，胃气因和，身濈然汗出而解"。不要用理论推演吐法的作用，感受吐完之后是否如此。

吐法是宣畅内里郁滞最好的治法，但是这个治法有一个很大的缺点，就是对于病人来说比较痛苦。所以张仲景除了在上焦有寒的时候应用吐法之外，其他都用疏通的方法来治疗，即柴胡剂的和法来治疗，最终也达到与吐法同样的目的，但手段却平和了很多。因此可以说张仲景在治疗少阳病的大法为疏通法。

夏：太阳——汗法

夏三月的养生要"使气得泄"。在炎热的夏天，人自然想多喝点水、多运动、多出点汗、多散散热气。

同样道理，人体处于太阳病状态时的治疗也是如此，通过汗法将多余的热量散掉，"大法，夏宜发汗"，张仲景在治疗太阳病时选择麻黄汤、桂枝汤等类方，通过"遍身漐漐，微似有汗"，既泄了多余的气，又不伤正气。

无论是春三月的"身濈然汗出而解"，还是夏三月"遍身漐漐，微似有汗"，从广义上说凡是能使气血外散的方法都是汗法，因此经典亦记载"大法，春夏宜发汗"。少阳病的发汗是通过宣通内里达到的，而太阳病的发汗是通过调整营卫达到的，发汗是手段不是目的，最终的目的是通过汗法使人体气血恢复匀平。不能用峻汗法使汗出如水流漓，要辨证地使用汗法。

秋：太阴——敛下法

秋三月的养生要"收敛神气"。在秋天，人自然想要让气内敛，以使志安宁。

人体处于秋三月的太阴状态也是如此，会愿意吃一点苦降的食物，"大法，秋宜下"，这种下不是泻下，而是使气内敛进来，因此为缓和的下。张仲景在治疗太阴病时的主要方剂为桂枝加芍药汤，通过缓和的泻下将气收敛进去，不可过度泻下而伤了正气。

冬：少阴——温法

冬三月的养生要"去寒就温"。在寒冷的冬天，人自然想找一个温暖的地方待着，不愿意做剧烈的运动。

人体处于冬三月的少阴状态也是如此，会喜欢吃一些温热的食物，喜欢烤烤火，"大法，冬宜温""大法，冬宜服温热药及灸"。张仲景在治疗少阴病时的治法是以温为主，以四逆汤类方来使人体的气缓缓温煦。

三伏（长夏）阳明与三冬厥阴

阳明病与厥阴病为两个阴阳的转化点，所以治疗起来需要有很多变法。人处于天地间的寒热交替点的时候，静下心去体会，身体的欲求也比较多变，总体来说就是想让自己的气通顺。所以人体处于阳明病或者厥阴病时的治法也是以通为法，或用泻下法或用温通法，总之是要通。

阳明病为气血极亢奋，所以一般要选苦下之法；厥阴病气血郁于内里，所以一般要选辛通之法。

六经与呼吸

中医是体悟之学，需要身心去真实感受。放松下来通过呼吸感受六经状态人体的反应，放松下来感受人体处于不同气的状态的真实欲求：

当处于刚开始吸气时（少阳状态），真实欲求就是疏通内里郁滞的气；

当吸气开始饱满时（太阳状态），真实欲求就是想向外泄掉多余的气；

当吸气极度饱满，处于呼吸之间的转化点时（阳明状态），真实欲求就是将气快速地降下来；

当刚开始呼气，人体内的气还较多的时候（太阴状态），真实欲求是慢慢地将气内敛安静下来；

当呼气一段时间，人体的气较少的时候（少阴状态），真实欲求就是将空虚的气填满；

当呼气到了极点，处于呼吸之间的转化点时（厥阴状态），真实欲求就是快速地将气通出来。

学经典一定要体悟经典，是脚踏实地的体验。请读者朋友一定要静下心来，体会人处于呼吸的各个点时的正常欲求，也要体会处于春夏秋冬的正常欲求。

经典记载的治疗的唯一原则就是天人合一的顺，养生要顺应四时，治病要顺应四时。无论是治病还是养生只要采用对抗的思维，结果必然得不偿失。经言："暮世之治病也，则不然，治不本四时，不知日月，不审逆从，病形已成，乃欲微针治其外，汤液治其内，粗工凶凶，以为可攻，故病未已，新病复起。"

六、六经病代表方剂

通过人迎气口脉诊法判定出六经病，如果没有某一部脉独特的异常，即没有某一部脉的脉力远远大于其他脉，这时候可以通过脉诊初步诊断出当下病人所处的六经状态。

再对病人进行症状上的问诊，如果病人也表现出相应状态的症状，脉症合参就可以诊断当下病人的六经病状态。

这时候可以确定究竟是怎样的气血状态导致当下病人的不适，也可以确定若要真正从根源上缓解病症需要从人体的气血偏倾的状态入手。

太阳病

太阳病，人迎二盛，脉症合参，人体也表现出如夏天一样的太阳病的症状，这时就能判断该用汗法，就是使人体的气血向外宣散的方法。

进一步摸脉感受是中寒的牢坚脉、还是中风的浮虚脉，同时问症状验证，脉象没有其他问题，中寒处麻黄汤方，中风处桂枝汤方。

根据病人的整体虚实和体质调整方药计量，以取持久的微似有汗为度，不可过汗，不可汗出不透。

如果病人没有正确的发汗，误治后仍属太阳病，就需要根据不同的情况辨证论治。

如果误治后脉比较促，还可以再发汗解表，解表的同时要照顾到正气已虚，根据不同的情况选择桂枝去芍药汤、桂枝二越婢一汤等。

如果尺脉弱，病人亦表现出内里虚弱的症状，可在解表的同时加入顾护正气和尺脉的药物，可选葛根汤、桂枝加葛根汤、桂枝人参汤等。

如果误治后兼有水滀或支饮，脉象兼有沉潜或急弦，可以在解表的同时兼除水饮，可选小青龙汤、桂枝加厚朴杏子汤、葛根加半夏汤、射干麻黄汤、麻杏石甘汤、葛根芩连汤等。

如果误治后兼有寒凝，脉象兼有某一部脉比较牢坚，可在解表的同时温里寒，可选桂枝加附子汤、桂枝新加汤等。

如果正气运行比较滞涩，脉象较涩不流利，则需要用利小便的治疗方法，可选苓桂剂、五苓散、真武汤、桂枝去桂加茯苓白术汤等。

总之，就是辨证地引导气血向外散。

阳明病

阳明病，人迎三盛，脉症合参，人体也表现出如夏秋之交一样的阳明病的症状，这时就能判断该用通法，以苦泻为主，可选择承气剂、麻子仁丸、黄芩汤等。

如果有表不解的因素，需根据具体情况论治，大部分需先解表后清里。

如果兼有水潴或支饮，脉象兼有沉潜或急弦，可以下水饮法治疗，可选茵陈蒿汤、栀子柏皮汤、麻黄连翘赤小豆汤等。

如果尺脉弱，内里虚，选择下法需谨慎，可选芍药甘草汤、麦门冬汤、竹叶石膏汤等，或白虎汤使气安宁。

少阳病

少阳病，人迎一盛，脉症合参，人体也表现出如春天一样的少阳病的症状，这时就该选择疏通之法，选择大柴胡汤或小柴胡汤。

如果兼有其他问题可根据各所兼之象按柴胡汤方后的加减法应用。

如果尺脉弱，亦须在疏通之法的同时照顾内里，可选柴胡桂枝干姜汤。

如果整体脉比较弱，脉象浮虚，可选柴胡桂枝汤，既疏通了内里的郁滞又固住了肌表，不耗气。

太阴病

太阴病，气口三盛，脉症合参，人体亦表现出如秋天一样的太阴病的症状，这时就需将气内敛入里，可选择桂枝加芍药汤、桂枝加大黄汤。

如果有表不解，需先解表，可选桂枝汤类方加减。

如果整体虚弱，脉象浮虚，可选小建中汤加减。

如果内里虚尺脉弱，或整体寒凝较重，可先温里，选理中汤加减、四逆汤等。

少阴病

少阴病，气口二盛，脉症合参，人体亦表现出如冬天一样的少阴病的症状，这时候需要温中，可选择四逆汤、附子汤、白通汤等。

如果有表不解，需先解表，可选麻黄附子细辛汤、麻黄附子甘草汤。

如果体内有水饮，需温化水饮，可选真武汤、理中汤等。

如果有很严重的热烦象，整体脉象洪数，尺脉非常有力，可先用承气剂釜底抽薪除一下热；如果是普通的热象，不可清热，选猪苓汤、黄连阿胶汤等。

厥阴病

厥阴病，气口一盛，脉症合参，人体亦表现出如冬春之交一样的厥阴病症状，这时候需要用通的方法，以温通法为主，可选择当归四逆汤、当归四逆加吴茱萸生姜汤等。

如果内里虚尺脉弱，选方不可过于辛通伤及尺脉，需以酸收为主，酸收中配合温通，可选乌梅丸。

如果有热烦象，不可清热，可选白虎汤使气安宁。

如果气血非常虚弱，三部脉皆很虚弱，可选麻黄升麻汤。

此处仅对六经的主要方证做一个大体的介绍。对于经方的具体运用，需要一定的积累。积累包括一方面静下心来读《伤寒论》的条文，体会张仲景用几个典型症状所描绘出的人体状态，体会相似条文与相邻条文之间对状态差异的描述，越体会越能在临证中活用经方；另一方面还需要在临床中改掉旧的思维习惯，不要急着下诊断，一步一步稳稳地掌握人体的状态。诊断明确治法清晰，不需要用力想，自然而然就知道

仲景理法

开什么方子，这样临证日久对经方的应用就会日加纯熟。

七、体会中药

神农氏尝百草，对百草的认识是一种体验，如同品尝美食一样的体验。后世学习本草需要背诵各种药物功效，虽然记住了一堆概念，但却少了对药物最直接最真实的认知。通过记忆功效来学习中药，会觉得一味中药能治的病特别多。尤其是在《本草纲目》中，每一味药的功效都有一大堆，其中还记载了很多治某病效如神的中药，随便一个病都会在古籍中找到效如神的特效药。如果在临床上讲究客观、实事求是的医生会发现想要仅用某一味药治愈某一个疾病很难。靠记忆学习中药的方法是与古人相悖的。靠头脑来学习记忆中药，学得越多会越糊涂；而用身心去体验中药，由于是真实的体验，得到的知识至简至真，越学会越清晰明了。

当按照古人的方法来学习中药，以体验的方式来认识中药，学习中药就是快乐的事，对药物的认识也是真实的。中药的功效是真实体验出来的，不是靠逻辑推理或临床经验得出来的。我们体验到的是每一味中药的偏性，以及这种偏性作用于人体会引起气血发生哪一种改变，由这种变化我们会知道这一味中药的适应证。中药的治疗原理是以偏纠偏，如果对中药认识的方法错了，对中药的学习会越走越偏。

体验天地间有偏性的药物，需要从四个切入点来体验。

第一，药物的味道及这个味道带来的体验。药物的味道大体分为辛、苦、甘三种，辛味药的刺激会让人体内的气发生由内向外的偏倾，苦味药的刺激会让人体内的气发生由外而内的偏倾，甘味药使人体内的气舒缓，并提供能量。

第二，药物的品性。有的药物比较柔软，对体内气的引导比较柔和，带给人体舒服的体验，为上品药；有的药物比较刚硬，使体内的气发生剧烈的改变，带给人体不舒服的感觉，为下品药。

第三，药物的寒温。寒凉药物的气像冬天，使体内的气宁静；温热药物的气像夏天，使体内的气躁动。

第四，药物的浮沉。有的药物质地比较疏松，多为植物的地上部分，可以引导体表的气运动；有的药物质地比较重，多为植物的地下部分，可以引导内里的气运动。

由于人体所处的疾病状态不同，同样的药物作用于不同的人体会引起不同的反应，甚至会引起截然相反的反应。如同样吃冷饮，有的人脾胃虚弱就会身体更寒；有的人胃火非常亢盛，冷饮刺激不仅没有浇灭胃火，反倒刺激得胃部气血更加兴奋，从而产生饮冷饮反而体热。

通过配伍会改变单一药物的作用，如虽然是下品药，但是配伍大量的甘缓药物，会减缓气的刚烈之性，产生与单用上品药相似的持久柔和的作用。

由以上四个切入点为纲领，便可以清楚而真实地知道每一味药物的偏性，再以一定的原则配伍便可用药物的偏性去纠正人体的偏性。

我们用身体去体会中药，就会知道中药对人体的干预只会通过以上几个方面，而用其他方式理解中药都是源自于头脑的猜测，都是不可取的。如从中药的颜色对人体的影响去分析，只要是冷静的头脑自然能看到其荒谬性。白色入肺，是否所有的白色药物都入肺呢？白芍、白术、白茯苓、白扁豆、白石英是否都入肺呢？很明显颜色并不影响药物对人体的作用。我们需要用心去体会经典中所说的白色入肺，经典表达得很清楚：就五色而言白色入肺，也就是说如果医生通过视觉刺激来干预人体的气血状况，长时间让病人眼前布满白色，容易引起人的气血偏倾于肺的状态，所以白色入肺。很多人会说黑豆就是入肾啊？而黑豆入肾是以五谷的属性而言，豆为肾果，故入肾，并非因为其色黑的缘故。所有五谷的大属性都是甘味的，豆质重硬且结实，在甘味的补益中能引导气下沉，故说豆咸入肾。

对药物的认识，是古人"穷理尽性，以至于命"的实践，"唯天下至诚为能尽其性。能尽其性，则能尽人之性。能尽人之性，则能尽物之性。能尽物之性，则可以赞天地之化育。可以赞天地之化育，则可以与天地参矣。"（《中庸》）如果总是在头脑中胡思乱想，就不能真实地去体验，人之性是能够真实地用舌头品尝食物、真实地用眼睛欣赏事物，等

仲景理法

等。总之，就是真实地去感受，这就是人之性，也是天地之性。做到这一点的前提就是不能胡思乱想，用真诚的心直接去感受，不能用大脑去加工。一加工就失去了真诚，失去了真诚，人之性就被压抑而隐藏起来。恢复人的天性并发展人的天性，是中国教育的目的。当我们能够尽可能地发展天性，就会知道万物之性。如小草的性是想要向上长，果实的性是想要降到地面，每个物体都有性，每个物体的每个部分都有性，可以用我们的性真实地感受出来，并总结出规律，这规律就是经典。所有味苦的中药性都是内敛的，所有味辛的中药性都是外散的，这就是药物的偏性。用我们的性感受到病人的偏性，再运用植物的偏性去纠正病人的偏性，这就是中医。静下心来仔细读上面那段《中庸》的文字，仔细体会，有大智慧蕴含其中。

《神农本草经》是中药学的经典，是古人在恬淡虚无的状态下真实体验本草，并用最简单的语言记录下来的一部经典，我们一定要用这部经典来印证我们的体验。如果对药物的体验是真实客观的，那我们所体验到的就应该与《神农本草经》所记载的一致。学习《神农本草经》的药物，要先看一下药物的气味与品性，看与我们体验的是否一致。再反复阅读《神农本草经》对药物作用的记载，形成一种整体的认知，看与我们所体验到的药物作用是否一致。反复体会中药，反复体会《神农本草经》，直到感觉自己所体会到的就是经典所描述的，这种学而时习之的学习才是学习经典的方法。

八、经方的着眼点

西医是治疗人得的病，中医是治疗得病的人，这是很多中医经常说的口头语。也就是说西医治疗的着眼点为病人的病变，而中医的着眼点为病人的整体。现在的中医教育模式却将中医培养成以症状为着眼点的医生，因此疗效非常低。

现在很多医生将每一个病都分成三五个证型，对应三五个方子。如果病人主诉头疼，医生就会从记忆中找到与头疼相应的三五个方子，选一个，再根据病人的其他情况加减。很多医生在这种思维下将经方分门别类，将一个症状对应几个经方，很多时候还会为某一个经方的归类争论不休。而经方的应用只能是着眼于整体而不能着眼于局部，更不能着眼于症状。上述这样做的医生，都是把《伤寒论》当成方书，而不是用六经的辨证体系来应用经方，这样虽可以偶有特效案例，但是很难达到稳定的高疗效。

《伤寒论》，顾名思义是张仲景感慨于当时百姓多死于伤寒，自己家族也因伤寒而人口大减，因此针对伤寒的诊断与治疗展开的论述。为何当时的医生治不好伤寒？汉唐乃至现如今大部分的医生都把伤寒当成一个病去治。不管用什么思路，只要针对病去治疗，无论将病分为几个证型，是用寒药还是用热药，怎么争论结果都是一样，由于着眼点在病上，注定是大概率的无效。

张仲景的着眼点在人体感受外邪之后的系列反应上，是着眼于整体去调整人体。一个以伤寒为起因的病张仲景从六经论述了一整套，将人体出现的各个变化都详细论述了。俗话说牵一发而动全身，人是一个整体，无论受到哪一种外邪的侵害都会发生全身反应，离开了整体观察局部是没有意义的。不管何种外邪入侵人体，人体都可以出现任何一种可能的反应，如果有一种反应我们没有清楚认识，在治疗疾病的时候就会有盲区。因此当我们学会了怎么治疗伤寒，以同样道理同样思路，也可以明白清楚地治疗一切外感六淫、内伤七情及饮食劳倦的疾病。

治疗伤寒可能用到《伤寒论》中的任何一个方子，没有专门治疗伤寒的方子。同样道理，除了极个别的病种，大部分的病种都没有特效方，如腰痛可能用到《伤寒论》中的任何一个方子，胃痛、头痛等亦是如此，因为中医的着眼点是人。

《伤寒论》虽然是一本伤寒专著，只要学会书中治疗伤寒的思路，就可以治疗一切疾病，经方也可以应用于一切疾病。我们再体验一下，有没有一味药被胃吸收后只作用于身体的某一局部？所有的药物只要是经过胃吸收的，都是引导气血趋向一种变化，从而干预人体，治疗疾病。

文化的核心是以文化人，通过阅读文字改变人的思维乃至改变心灵的状态。学习经典如果不改变思维，那么学习经典就是肤浅的。临证中如果不改变我们的着眼点，就不能灵活准确地应用经方。

九、体会经方

我们重新审视一下方剂。首先需要明确一点，并不是把中药组合在一起的处方就能称为方剂，只有建立在中医理法之上的药物配伍才能称为方剂。这个理必须是天地阴阳之理，是中医之理而非西方药物研究之理；法必须是符合自然规律的引导，药物的组成必须有一个共同的目的。将药物根据一定的原则配伍组合在一起，经过煎煮将这些药物融合成一个共同治疗目的的汤药，才是中医方剂。方剂不是药物的堆积，学习经方不能以功效的堆积来理解。方剂治病的原理不是药物功效的组合，而是方剂整体偏性的以偏纠偏，因此临证开方需要把握的是方剂的整体偏性。

对于经方，需要的仍然是体会而不是推理。通过推理出来的经方运用往往是不真实的，比如桂枝汤的应用，通过推理：桂枝通心阳，芍药养营阴，甘草补中，桂枝汤既通心阳又养心阴，而心脏病不是心阳就是心阴有问题，因此可以推理得出桂枝汤可以治疗一切心脏疾病。同样以此逻辑推理下去，桂枝通卫气，芍药养营气，甘草补中，一切皮肤的问题不是卫病就是营病，因此可以推理得出桂枝汤可以治疗一切皮肤疾病。沿着这种思维一直推理下去，桂枝汤可以治疗一切疾病。如果我们看一下历史上各位医家对桂枝汤的注解，会看到很多描述某个应用桂枝汤有奇效的个案，可以确定地说这些特效个案是不能在临床中推广运用的，因为各种推理都不符合桂枝汤的适应证，桂枝汤只有在对证的情况下应用才会有效，离开了这个适应证是绝对不会有效的。

学习再多的知识都抵不上一次真实的感受，因此我们要真实地去感受经方的偏性：

首先要真实地感受桂枝汤中每一味药的偏性，然后对照《神农本草经》的记载，如果我们的感受是真实正确的，那么肯定与《神农本草经》所记载的一致。

然后再感受这些药以不同的比例混合在一起，通过煎煮将气味充分融合后的偏性，再体会这种偏性的药汤与人体的气交感后会引导气往什么方向倾斜。然后再读《伤寒论》中与这个方有关的条文，感受条文所记载的人体的偏性，体会当人体处于这种偏性下是否要这样引导气血，这种引导是否能够纠正条文所记载的人体的偏差。

　　这样逐层体会我们才会对这个方剂的偏性有初步的感受，再通过临床来验证这种感受。这种感受就像厨师对每一味食材的把握一样，不是推理的知识，而是一种真实的感觉。

　　学习应用经方是中医生的基本功，需要准确真实地掌握每一个经方的适应证，才能在临床中精准高效地应用，这要求我们必须做到以下三条：

　　第一，能真实地感受到任何一个方剂的偏性，能通过阅读《伤寒论》体会到每一个条文所表达的人体的偏性，而且能真实地看到方剂的偏性正好可以纠正相应条文所描述的人体的偏性。

　　第二，要明确地体会到相似方剂之间偏性的差异。很多方剂虽然只有一两味药的差异，但就因为这点微细的差异，却导致了方剂的偏性相差很大，甚至只是药物组成比例上的调整，整个方剂的偏性会截然相反。要通过反复阅读条文来清晰地认清这些方剂之间的差异，临证时要精准地选择适合的方剂，不能眉毛胡子一把抓，随意将两个经方不按法度进行组合。

　　第三，在临床中病人不会按条文来得病，无论病人的表现多么千奇百怪，要求医生对某一方剂所治疗的病机能清晰地识别出来，一个都不能漏掉；不管病人描述的症状是否很像某一方剂的条文，要能明确认清真伪，通过病机确定方剂的适应证。

十、经典是体悟之学

　　中国文化很重视"悟"这个字，尤其是与经典有关的学问。"悟"是很多人都在强调的，而且"悟性"这个不可用指标衡量的指征甚至成为古人择徒的重要标准，有时一句"你没有悟性"，就是对你所有努力的全盘否定。那什么是悟呢？

聪明人特别喜欢用大脑来"悟"经典，他们找到经典的一句话，在脑洞大开的想象下来分析理解，根本不重视原意。看看那些对经典概念的解读，越解越玄，那些所谓的悟实际是在冥思苦想下消耗脑细胞来让经典变得高深莫测。很多人说古人太高了！是你用大脑把古人想高了，古人很朴素平和的，而只有朴素平和才符合"道"。这种冥思苦想不是悟。

还有很多人说自己脑子笨，只喜欢照做，经典说啥就照着去做，看似有大智若愚的大智慧，实际是真的笨，而且是一种不开窍的笨。经典哪里有让我们死板地照做的条文？就像搏击一样，哪有固定的套路可以快速击败多变的对手。疾病，有表现相同而根源各异，有根源相同而表现各异，哪有固定的套路能照搬治疗？有人说口苦、咽干、目眩就开小柴胡汤，这样照着经典条文开方，治一个好一个。对于这样不尊重客观事实的说法，我越来越疲于辩说。真正在临床实践就知道了：有很多按条文生的病，用条文后边的方子不好用。如果不相信，可以问问咽部有异物感的咽炎病人，大多医生都按梅核气治疗，有几个好的？我可以很负责任地说大半好不了。你也可以给失眠的病人喝半夏秫米汤，看看有几个会管用？不要过分鼓吹经方的疗效，只有正确地应用经方才会有效，死搬硬套，注定大部分都会失败。医学的目的不是为了搞几个特效方，医学的第一目的是真实地看清疾病，这种不探究人体真相的医学是没有长久生命力的。

那怎么才叫"悟"呢？

所谓悟，不是猜测，不是推理，是用心去体会，用心去体会经典所描述的状态，初步形成一个不可言说的模糊感觉。当来了一个病人，我们用心去体会这个病人的脉象、色泽、症状以及这些背后的真相，当我们体会到了，那心中就会非常清晰。再回到经典看对这个病的形容，非常的准确；再去体会经典对疾病的描述，则如同亲见般的真实。当你真实地看到疾病的状态，就知道病人虽然头项紧，但不是太阳病；虽然病人只有口苦、咽干、目眩的一个证甚至一个证也没有，你也会确定就是少阳病。

学习经典没有捷径。真实地感受每一个方剂，真实地感受经典的每一个条文，这就是最方便的捷径，这也是始终保持恬淡虚无状态下学习经典的方法。

读者朋友可以感受一下，放松下来体会经典。所谓放松不是松懈，不是昏昏沉沉。首先调整姿势，让全身的每一个关节都处于放松的打开状态，当全身的每一个关节都放松的时候，人体的气血运行就比较畅通。这时候大脑是没有紧张的清醒，既不昏沉也不紧张。在这种身体处于自然的状态下阅读经典，就是前文提到的放松下来的专注和不在努力状态下的读经，这是读任何中国传统经典都必须保持的状态。同气相求，当你身心都放松，你会非常喜欢去体悟经典，而这种学习是最高效的，事半功倍，不易偏激。相反，如果我们以征服经典的心，紧张地用大脑去分析经典，学习经典不仅非常痛苦，而且鲜有能正确理解的，误入歧途是难免的事，而且一旦误入很难回头。可以说西方的学问是训练人的大脑，而中国人的学问是训练人的心，必须在安静下来的情况下才能理解中国文化。

附：关于《伤寒论》版本的选择

在深入学习《伤寒论》之前，还有一个小的细节需要注意，就是现在《伤寒论》版本众多，我们要择善本而习之。

现在流传的《伤寒论》版本中，确定是真本的版本有：唐代孙思邈《千金翼方》中收录的，称为唐本；《太平圣惠方》中收录的，称为淳化本；明代赵开美翻刻的宋代林亿、高保衡整理的版本，这个版本流行最广；清代陈士杰翻刻的《金匮玉函经》。

有争议的本子有两个，即日本传回中国的康平本和康治本。这两个版本有一些文献学者对其真伪提出过质疑。

确定为伪品的有桂林古本、长沙古本等，这些在有文献功底的人眼中一眼就能识别，造假太粗糙，能找出一大堆证据。对这些假的《伤寒论》必须远离。迷论乱经，有争议的版本也要谨慎选择。

下面我们来对比一下这几个真版本。很多文献学者通过文字训诂学，对这四个版本的《伤寒论》进行校读，对这几个版本的优劣提出了很多观点，对源流做出了很多推论，对张仲景原书的样貌提出了很多假设。我用心反复体会这四个版本，大体说一下我的感觉。

首先说唐本和淳化本。如果我们静下心来读这两个本子，就会发现这两个版本的传抄者并没有全文抄录仲景原书，也没有《平脉法》《辨脉法》两篇，文字也非常简朴粗糙。可以说这两个版本的传抄者并非忠实于原文的传抄，而是极重视临床实用的传抄，孙思邈言"江南诸师，秘仲景方书不传"。孙思邈得到的与淳化本所得到的版本，他们把《伤寒论》理解为治疗外感伤寒的一本方书，他们摒弃了张仲景的思想，以有是证用是方的极端实用法来机械地效法张仲景。宋代以前大部分的医生都把张仲景的《伤寒论》理解成一本方书，虽然非常实用，但并未上升到理法方药健全的一本关于看病思维的书，这两个版本的《伤寒论》可以作为参考阅读。

下面说一下时下最通用的宋本《伤寒论》，很多文献学者认为这个版本是宋臣修改了唐本与淳化本等之后形成的一个版本。虽然宋本的文字确实较前两个版本丰富了许多，而且唐本与淳化本也早于宋本出现，但我们不能因此而推论是宋臣修改了经文。只要我们对古代文人有一些了解，就会知道中国古代的文人是绝对没有胆量去改经的，在他们根深蒂固的思维里认为经是非常神圣的，一旦修改必做说明。我们看宋本《伤寒论》，宋臣并无对条文进行文字修改说明，可以说宋臣看到的《伤寒论》是什么样子的，他们就以什么样子出版，有疑义他们会说明，但不会轻易修改。我们看现在的宋本《伤寒论》中有许多小字注明宋臣的疑虑。那为什么宋本的文字与其他两本差距较大？原因是他们的底本不同，宋本来自官方私藏，是由荆南节度使高继冲进献的，高继冲曾是五代十国时期南平国第五任国君，《伤寒论》就在他们国家的图书馆里恭恭敬敬地保存着。而其他两个版本是民间医生私藏的，是民间医生以珍贵的秘方形式代代传抄，且根据自己的语言习惯简化了条文。因此宋本《伤寒论》非常接近晋太医令王叔和编撰的版本。我们再体会一下这个版本，前后相贯，文字朴实而不粗俗，医理明晰，有序言，有脉法，体系完整，是非常好的本子，值得反复品读。

关于《金匮玉函经》这个版本，依然采用方证不同条的顺序排列，这个版本的条文前后顺序非常好，几乎保持了原始的顺序，只是其具体条文几乎与宋本一致，因为在其条文内容上陈士杰大部分是对照宋本进行了修正。所以这个版本也非常值得一读。

综合现存版本，最好的最能反映张仲景所思所想的就是宋本《伤寒论》，我们接下来就以宋本《伤寒论》为主一步一步学习张仲景的看病思维。

仲景理法

阴阳辨证：六经病治则

第四章　辨太阳病脉证并治上

学习《伤寒论》的关键点不在于能背多少条文，不在于是否能够用概念来解释条文，而在于你是否能够按照老师张仲景的指引逐条"证到"。不是用大脑去思考为什么，而是用心去体验到真相，体会如何在现实临床中做到。体验到与做到之后还要温故而知新，反复深入地体验。

从本章开始，并不是要提出一种新的经典的注解，而是告诉大家如何更真实深入地体会经典，对经典的理解不能止于书中所讲的，还要亲自继续精细地深入地体验下去，深入的同时也要保证体验的真实，保证心的恬淡虚无。

一、太阳病脉浮的分析

关于脉浮，在经典中大体有两种定义。

脉浮的第一种定义为"脉位浮"，是指脉搏的搏动位置比较浅，搏动位置靠近皮肤层。

经典中说持脉时手指的力度有三菽之重（肺气）、六菽之重（心气）、九菽之重（脾气），十二菽之重（肝气），按之至骨（肾气）。我们虽然不知道一菽的重量换算成力为多少牛顿，但可以理解的是在脉口部位轻轻用力摸到脉为浮脉，略相当于三菽之重或六菽之重，这种浮脉反映的是"病位"。如果在皮肤下很浅的位置能摸到很明显的脉，感觉脉搏在皮肤层搏动，脉在很浅的位置展开了，即三菽之重的肺气位置脉搏搏动最明显，说明正邪相争的位置比较浮浅，这时候人体往往会表现出或是头面，或是肺，或是皮肤的不适，不需要过多思考为什么，体会一下就是这个样子。

脉位的浮沉取决于脉搏搏起的高度，脉管的弹力好，脉搏的冲击力大，一个搏动脉管就会向外膨胀得较大，这样我们就可以在浅层摸到脉；相反如果脉管收缩得很细，脉搏的冲击力较小，一个搏动脉管只能微小地向外膨胀，这样在浅层就摸不到脉，只有用力下压才能摸到，较沉的脉位甚至需要重按至骨方能摸到，大约相当于十二菽之重或按之至骨。如果脉搏按至骨方得，这说明正邪相争的位置比较深，病位为下焦肾或深层组织骨。

需要注意的是，六经皆可病位在表、病位在里。所以，六经都可脉位浮，也皆可脉位沉。所以仲景太阳病提纲证中所说的脉浮，不是轻取即得的脉位浮。

下面来谈论另一种脉浮：脉力浮。

人体经络内连脏腑外络肢节，人得太阳病整个太阳经都会相对较实，不会只表现出表浅的病，因此这种脉浮不是通过"脉位"来判断的，而是通过"脉力"来判断的。

脉搏在脉管内跳动，无论脉管的位置位于皮下是深是浅，只要触到脉管就会同时摸到脉搏。然后随着手指给脉管向下施压，脉管内的搏动也会变化，当力量增大到穿过脉管后，就感觉不到脉搏的搏动了。在这个过程中体会脉搏的变化，找到脉搏搏动最有力的位置。

如果最有力的位置位于脉管的表层，就是脉浮（脉力浮）。

脉搏的最有力点位于脉管的顶层，说明人体在奋力地去抗击外在的邪气，人体正邪相争处于邪气盛正气也盛的状态，符合天地间夏天的太阳象。因此太阳病的脉浮不是指脉位浮，而是指脉搏的力量位于脉管的顶层的脉浮。

两种浮脉的区别：

脉位浮指的是整个搏动的脉管位于身体的表层；脉力浮是指脉管内部的气流主要集中于脉管的上壁搏动。

脉位浮反映的是人体正邪相争于人体的表层；脉力浮则反映人体气血奋起抗邪。

为了清晰地分清楚两种浮脉，在接下来的文章中，我们把表达"病

仲景理法

位"的浮脉称为"脉位浮",把表达"太阳病"状态的浮脉称为"脉力浮"。

如果一个病人脉力浮,脉位亦浮,说明病人当下的状态为太阳病,病位为太阳病的表层。如果一个病人脉力浮而脉位沉,说明病人当下为病位偏里的太阳病。

寸口脉的搏动是手太阴肺经的经气搏动,与天地间的十二条水系相类比,手太阴经外合于黄河,我们就以黄河来类比体验两种浮脉。在古代黄河的特点是经常甩尾,下游的入海口位置经常变化,有时从偏北的渤海入海,有时从偏南的黄海入海。这个尾部河道的南北波动在人体就相当于脉位的浮沉变化,手太阴肺经运行到手腕部到尾部时,其尾部的脉管也经常上下摆动,有时走得比较表浅,有时走得比较深,脉管走得比较表浅就说脉位浮。黄河在夏天汛期的时候,上涨的河水被两侧堤床固住,黄河内的水会用力地拍击河床,河床承受很大的压力。河床承受过大的压力在人体就相当于脉力的浮沉变化,手太阴肺经的脉气有时会收于脉管的底层,有时会奋力地去拍击脉管的表层,脉的力量在脉管的表层我们就说脉力浮,太阳病的脉浮就相当于汛期的脉力浮。

与脉浮相对应的脉沉,张仲景在太阳病篇里多次提到,如"太阳病,关节疼痛而烦,脉沉而细者,此名湿痹"。"发汗后,身疼痛,脉沉迟者,桂枝加芍药生姜各一两人参三两新加汤主之"。这个沉脉我们就要细细地体会,王叔和在《脉经》中说:"谓沉为伏,则方治永乖。"如果我们摸脉的时候分不清伏脉与沉脉,则治疗就是模糊的。

所谓的伏脉,是指"脉位沉",脉管埋伏在很深的位置,故称为伏脉,说明病位深。"伏"字即取病位深伏之意。

沉脉不同于伏脉,沉脉是指"脉位沉同时脉力浮",这说明寒邪入里。

张仲景所说的"脉沉"代表的是寒邪入里,我们体会一下寒邪由浅入里的感觉,感受一下脉象的变化。

寒邪的特点是脉管的表层拘紧,当拘紧的同时脉位较浮,就说明表寒,可汗而解。

当脉管拘紧的同时脉位深入，就说明寒邪入里，这种就是脉沉，即从脉位上来看大约需要九菽的力量才能摸到脉，摸到脉感觉脉搏的最强搏动点位于脉管壁的表层，且脉管表层多呈紧象，这说明人体气血奋力抗邪，同时抗邪的战场比较深，不在表层皮肤抗邪而是在内里脏腑或肌肉中抗邪。

在表层抗邪可以发汗而解，在内里就只能用温散之法驱散邪气。

我们阅读《伤寒论》首先需要静下心，忘掉对基准脉的定义，以恬淡虚无的心体会仲景所描述的某种脉所反映的人体气血状态，只要知道了这种脉所反映的人体气血状态，就能够体会到这种脉的指下感觉。如果用《濒湖脉学》等后世的脉学书籍去理解，《伤寒论》就会变得生涩难懂，而且以这种方法学习《伤寒论》会发现并不符合临床观察。

二、太阳病象

"伤寒一日，太阳受之。"

"太阳之为病，脉浮，头项强痛而恶寒。"

我们需要感受一下人刚刚受寒之后的身体变化。现在请你回忆一下站在寒风里的感觉。寒风迎面而来，先是头面感觉到了寒冷，然后全身都开始调整以对抗寒冷，全身汗孔紧闭，人会自然地多吸入少呼出一些空气，让胸腔里蓄积一些气体以对抗寒冷。身体动作上先是头项部开始紧缩，脖子僵硬，然后是以后背部的肌肉紧张带动全身的肌肉紧张，甚至会全身不停地打哆嗦。伴随着紧张，我们会感觉内里产生对抗外在寒冷的热感，这个时候人就处于太阳状态。这种太阳状态是人体对外环境正确的反应，是人体正常的机能，不是病态。如果这种反应太过亢奋，或者当外环境已经不寒冷而人体一直没有随之改变，仍然处于太阳的状态，人体就会感觉痛苦不适，这就是太阳病。

太阳中风亦是如此，迎面吹来一阵小风，风中夹杂着些许的凉意，人体的汗毛孔会部分关闭部分打开，人体动作上先是头项部开始畏缩状的发紧，脖子向胸部畏缩，然后这种畏缩会以背项部为中心扩展至全身。

无论是中风还是中寒，人体刚感受时的变化是一致的，都是以后背的紧张带动全身，其中中寒是感受风寒后项背部拘紧比较严重，并带动全身拘紧，主要表现为寒的拘紧象；而中风是感受风寒后项背部肌肉轻度拘紧，全身表现为畏缩样，身体的主要表现为风的疏泄象。仔细体会一下人处于寒冷与大风下的机体反应，不要记忆这些变化，不要推理这些变化，而是真实细腻地感受这些变化。

下面精细地感觉一下处于太阳病时人体的细节变化。

实体的变化是以后项背紧张为主带动全身的变化，所以太阳病的提纲证为"头项强痛而恶寒"。

内里的气血变化是人体气血相对亢奋去抗击寒邪，所以脉象会浮，故太阳病的提纲证："太阳之为病，脉浮，头项强痛而恶寒。"

按方位分阴阳，人体上为阳、下为阴，背为阳、腹为阴。当人体的气血都集中于上后背部，则下肢阴经的气血会较虚，人会表现出后背部发紧等的实证、腿活动不利等证。

我们看一下《灵枢·经脉》对太阳病的描述："是动则病冲头痛，目似脱，项如拔，脊痛，腰似折，髀不可以曲，腘如结，踹如裂，是为踝厥。是主筋所生病者，痔疟狂颠疾，头囟项痛，目黄泪出，鼽衄，项背腰尻腘踹脚皆痛，小指不用。"（足太阳膀胱经）"是动则病嗌痛颔肿，不可以顾，肩似拔，臑似折。是主液所生病者，耳聋目黄颊肿，颈颔肩臑肘臂外后廉痛。"（手太阳小肠经）人体处于太阳的状态，后背肌肉结实，当后背肌肉结实到人体不能承受的地步就是太阳气绝，其表现为"足太阳气绝者，其足不可屈伸，死必戴眼"。

感受人体处于太阳状态的方式很多，只要知其要者，就可以发现非常多的方式，下面再列举一种：

放松地坐着，稍微用力让后背的肌肉处于与怕冷一样的紧张收缩状态，体会后背肌肉由放松变紧张后的感觉。感受病人后背发紧时内里的气随之发生的变化。

当后背的肌肉相对其他肌肉发紧，会拉伸胸廓，前胸会微微张开，胸腔内的气会比正常状态饱满一些，呼吸的深度会浮一些，会表现出头项强痛、胸闷气喘等症状而表现在脉上会是脉浮。

人有什么样的气的状态，就有什么样的形体的改变。当人处于太阳病时，后背肌肉自然比正常要紧张一些。只要后背膀胱经所过之处的肌肉相比其他部位肌肉紧张一些，这个人的气就自然处于太阳状态。所以采用针刺缓解后背部肌肉的紧张，可以有效改变人体处于太阳病的气的状态。同样如果内服药物改变内里气所处的太阳病状态，后背部肌肉的紧张也会同时缓解。

无论是伤寒一日的太阳病，还是伤寒久治之后仍处于太阳病的状态，只要是太阳病就会有临床的共同特点。临床中太阳病，病人描述整体症状时，多会有后背部肌肉发紧，表现上实下虚。

因为太阳为气血偏亢盛的夏天的象，人体亦会表现出适度的亢奋，病人说话时的语气、肢体的动作、面色都会给人一种如夏天适度亢奋的感觉。

在最客观的脉诊上，人迎气口诊脉左手脉大于右手，同时"关前一分"与"关脉"大小差不多，即人迎二盛。同时这种人迎二盛会伴随两关脉力稍微浮一些，两关脉浮带动着"关前一分"也稍稍微浮一些。

如此我们脉症合参，就可以明确诊断为太阳病。

个人经验：我在临床中有时遇到疑难杂症，病人经过误治，人迎气口摸脉能确定是阳病，但是"关前一分"与"关脉"相比较时不清晰，不能确定是阳明病还是太阳病，这时我都看一下脉力是否浮，如果"脉力浮"就肯定是太阳病。

三、《伤寒论》中的日数

《伤寒论》中总是提到"太阳病二日""伤寒六七日""少阴病八九日"，等等，关于日数的说明，我们需要真切地体会到得病之后时间对病情的影响，这个不是来自于推理，是真实的体会。

日数的多少代表正邪相争的深浅

任何一种邪气在刚刚侵犯人体时，人体的气血都会处于亢盛的状态去对抗邪气,正邪相争较剧烈,"伤寒一日"就代表了刚感受寒邪的状态,为比较亢奋的状态,脉位会比较浮。

如果正气充足,邪气只会与正气在表抗争,随着时间的推移邪气越来越少,逐渐消失,正气也恢复如初。

如果正气虚弱无力抗邪,或正气没有觉察到虚邪贼风,则随着时间的推移,正邪相争的位置也会随之深入,即邪气入里,脉位会逐渐沉细下去。

如果正气很好地抗邪,为人体的向愈状态,不需要讨论进一步的治疗方法。只有在病邪由浅到深的变化时,由于正邪相争的位置变化,治法也需要随之调整。所以张仲景所说的某某病几日是对人体正气没有很好地抗邪的情况而言,张仲景用伤寒几日这几个字便清晰地描述出病人当下正邪相争的深浅,如一二日就代表正邪相争于较浅的部位,脉位比较浮;二三日病位就深了一些,脉位也不是很浮了;四五日病位就更深了,脉位就变沉了;到六七日以上病位就极深了,脉位也变得极沉,病较不易去除。

日数的体会:以生气之后为例

关于日数的体会,我们可以体会一下生气之后的变化:

生气一日,某一个外在不顺的事使我们愤怒,在被激怒的瞬间,气会亢盛起来。

二三日之后气就没那么盛了,但是想起不顺的事可能还会有些愤怒。

四五日之后气就衰下来了,再想起不顺的事心里会堵得慌,但是没有愤怒了。

六七日之后气就彻底地衰了下来,事的细节已经记不起来了,可能会莫名地堵得慌,有可能已经不记得具体的事由了。从刚生气时火冒三丈,随着时间的推移,火势会逐渐变小。

疾病是变化的,有可能一个病经过六七日之后就自我恢复了,也有可能经过六七日之后病更深了,这取决于你是否始终以平和的恬淡虚无的心态去面对身体的不适。

不管是内伤七情还是外感六淫引起人体的气血变化都是相似的，都是刚开始亢盛，随着时间的推移越来越衰，就如同平静的湖面扔进一块石头，会形成涟漪的水波，水波逐渐地远去，湖面也逐渐恢复了平静。

所以如果人心态平和，生活起居有规律，大部分的疾病都会在七天左右自愈。如果反复误治，或者心态不平和反复折腾，或者生活起居不利于疾病的康复，或者反复感受邪气，则病缠绵不愈，甚至逐渐深入脏腑，最后成不治之症。

所谓有病早治，不是用对抗的方式去抑制各种变化，而是因势利导，加速机体恢复正常状态。

有关日数条文举例：黄连阿胶汤证、猪苓汤证

下面列举两个相似的条文来说明关于《伤寒论》中的天数问题：

"少阴病，得之二三日以上，心中烦，不得卧，黄连阿胶汤主之。"

"少阴病，下利六七日，咳而呕渴，心烦，不得眠者，猪苓汤主之。"

静静地体会一下这两个条文所描述的人体的病机：都是少阴病，都是心烦不安的火象，因此这两个方子是治疗少阴病的热烦象，即冬天的烦躁象。在脉象上会表现为气口二盛的少阴病的同时，脉象中兼见"数则热烦"的脉。病人会表现出整体如冬天般的气血处于封藏的象，同时病人会感觉比较烦躁。因为这种烦躁是冬三月的烦躁，多会在天地间处于冬三月的状态时加重，在一天之中的冬三月为夜晚，所以这种烦躁往往在晚上会表现的明显一些，会出现心烦、不得眠的象。

虽都是火象，但有的人是头面外周的火，病位比较表浅，脉位比较浮，就可以用黄连阿胶汤。如果火是郁于内里，病人口渴，甚至热咳、干呕，脉位比较沉，就用猪苓汤。

脑中不要掺杂任何概念，仅仅用心来体会这两个方剂：阿胶为动物的皮熬制的胶，很黏，为甘味药，它既不同于党参、黄芪之类的甘温药在补益的同时使气动起来，给机体提供源源不断的动力；也不同于地

黄、麦冬之类的甘寒药，补益的同时让气宁静下来，给机体提供充足的津液。阿胶为血肉之品，会给人体提供源源不断的动力，同时它的胶黏之性又能使脉安静下来。

当人体处于冬三月的热烦象时，既需要让人体有源源不断的动力来对抗冬三月的少阴状态，又需要让热烦的象安静下来，阿胶就是治疗的最佳选择。

阿胶与不同的药物配伍会有不同的偏性：当一锅汤剂中具有血肉之味的阿胶，配上同样具有血肉之味的鸡子黄，同时有黄芩、黄连、芍药的苦味药，汤的性味就是苦中有甘，使得浮动之火内敛并且有动力去对抗寒冬。

当阿胶与茯苓、猪苓之类的利水药合到一起，汤的性味就是甘中有淡渗，郁滞于较深部位的躁动之火气会安静下来，并且会使气机通畅，气血慢慢满溢。

下面再看一下张仲景所描述的两个方证：

一个是两三日的少阴病兼火象，脉位比较浮而洪大，这时候我们需要把洪大的火敛下去，这时便可处黄连阿胶汤。

另一个是六七日的少阴病兼火象，为内里的郁火，脉位比较沉而躁动，这时候我们需要使内里的火宁静下来并让内里郁滞的气机通畅，这时便可处猪苓汤。

我们用这种方式来用心品读《伤寒论》对条文的理解会越来越清晰，临床才能够精准地应用经方，疗效才能稳定。

四、疾病的传变

《伤寒论》对疾病变化的描述主要有两种：一种是随着日数的增加病邪由浅入深逐渐深入，这种深入没有发生疾病性质的变化。另一种是开始表现为寒证，过一段时间后表现为热证或其他病证，这种人体状态的大的变化就是疾病的传变。

疾病的六经传变

"伤寒一日，太阳受之，脉若静者为不传；颇欲吐，若躁烦，脉数急者，为传也。"

"伤寒二三日，阳明少阳证不见者，为不传也。"

如果感受邪气人体相对较安静，正邪相争不亢盛，脉象比较平和，人体受邪或随着时间而逐渐好转，或随着时间推移只在一经状态下逐渐深入，不会有传到其他经病的传变。

如果人体比较躁动，正邪相争激烈，脉象躁动，就会沿六经传变。

当人体因为感受邪气而得病，什么时候会出现比较躁动的情况呢？静下心来感受一下：如果心态平稳，一直处于恬淡虚无的状态，这时虽有因素使其不适，他会静静地知道这个不适，不会有烦躁，这样会很快康复。如果不能以平稳的心态去面对不适，想要分分钟消灭不适症状，但机体的症状并不会如愿消失，人就会烦躁起来，脉也躁动起来，这时候疾病就不再是单纯的外邪引起的不适，而是带动了内里发生新的病态变化，人体的状态发生了改变，疾病发生了传变。反之如果无视身体的不适，没有保持恬淡虚无的觉知如实地感知到不适，不与不适产生任何对抗，脉象就会很安静，疾病就会深入。总之对于邪气引起的人体不适，人体的反应过于激烈，脉象就会躁动，疾病就会传变；如果人体对不适表现漠然，人体对邪气的反应懈怠，脉象就会安静，疾病就会深入。人体对疾病的最佳反应为对外邪始终保持恬淡虚无的觉知，既不因不适而烦躁，也不因不适而懈怠，无助无忘。

还有一种情况，当外邪引起人体不适，医生的治疗方法不是针对病情顺着正气的方向因势利导的治疗，而是误治损伤了正气，这时人体正气虚损，而邪气仍在，这种虚弱的正气仍然去抗邪，人体就会烦躁，引起疾病传变。

有时外邪引起人体不适，医生逆着人体正气的方向治疗，压制住了正气的反抗，或者夺了脾胃的生化之气使正气无力抗邪，从而引导邪气入里。

仲景理法

王伟 著

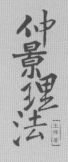

明理《伤寒》，乐学经典。天地有天地之纹理，此理独立而不改，周行而不息，详备于《内经》，妙用于《伤寒》。学医者未有不读经而能明此理者也。人之所以得病者，皆因饮食起居背于此理，中医之所以能愈病者，皆在于体察此理，顺之以使人体归正。此理至简至真，学之乐趣无穷，习之每获惊喜，不学则不知其乐，不乐则非此明理之学，所以学医苦者，皆因经典之理不明也。学习经典，体会经方，如切如磋，如琢如磨，愈学愈美，愈学愈乐。唯愿与志于大医之学子，分享经典之乐。

当人体气血躁动时，大部分的疾病变化都沿着这样的规律：一日太阳，二日阳明，三日少阳，大部分疾病会长期滞留于三阳病。如果三阳病长时间失治误治，会传入三阴病，其传变顺序为太阴、少阴、厥阴。

养生与治病之道

所谓养生，绝无他法，就是保持人体在日常生活中越来越恬淡虚无，越来越合于道。这样在解决日常琐事时能够静下心来细细地观察，找到内部的规律，顺应规律引导使其向更有序的方向发展。

这样个人先静下来，逐渐带动身边的人静下来，再逐渐影响更多人静下来，这是中国人修身、齐家、治国、平天下的生命追求。

当人体被外界干扰，人体的平衡被打破，人体得病，恬淡虚无就显得更加重要。只有在恬淡虚无的状态下去对待疾病，人体才能做出最正确的调整，使得疾病以最快速度康复。勿忘勿助是对疾病最佳的态度，我们既不能不觉察人体的不适，对其置之不理，这样疾病会逐渐地深入；也不能以势不两立的心态去抗击疾病，这样会烦躁而引起疾病传变。

究竟如何才能保持恬淡虚无对待疾病需要长久的学习，逐渐获得与身体有关的智慧，既不能有病不治，也不能有病乱投医，尊重人体对不适的各种反应，尊重人体的自愈性。

医生在治病时也必须保持恬淡虚无，对疾病的治疗态度也是因势利导，引导人体尽可能地走向恬淡虚无的正常状态，这才是由道中而来的医学。

五、太阳表寒脉证并治

"诸阳之会，皆在于面。中人也方乘虚时，及新用力，若饮食汗出腠理开，而中于邪。"

风寒邪气趁人体虚弱时或腠理不密闭时与人体相感，寒邪的特点为拘紧，感受部位为头面部，并沿着项背扩散到全身的拘紧。

用取象比类的思维体会一下这种状态所对应的脉象变化。脉象是人体气血状态的缩影，体会脉象从两寸脉拘紧带动关尺脉拘紧的变化过程。人体是一个整体，牵一发必然动全身，我们以整体的思维来观察脉象：人体脉管中的气血在寸部受寒拘紧后，寒气逐渐蔓延至整个脉管。因为寸部最紧，所以气血在关部鼓起，进而带动整个脉管都鼓起，脉管的表层会有紧绷的拘紧感。同时由于关脉轻轻鼓起，所以关脉与关前一分差不多大小，人迎气口诊法为人迎二盛。

这个变化过程就好比捏一个管状的气球，用一个外力从气球的顶端开始轻轻捏挤，逐渐捏挤到底部这个过程气球的变化。人体受邪后的脉象变化不能用公式去套，也不能用头脑胡乱推演，要静下心来感受气受刺激后的变化，自然而然就知道脉的变化了。

所以太阳中寒的脉象特点：脉力浮紧，同时人迎二盛。

如果病人的脉象诊断为太阳中寒，而且脉位浮，这时候病人的表现也是身上某处拘紧疼痛，位置较浅，或胸闷咳喘、发热无汗等症，脉症相合就能明确诊断为太阳中寒。治法为汗法，将寒邪从表温散，可以开麻黄汤，温覆取汗。

品尝麻黄汤

下面静下心来跟我一起细细地品尝体会麻黄汤的性味：

麻黄的味微微有点苦涩，属于中品，动性较强，质地较轻，为植物的地上部分，走表，能够泻表之郁；

桂枝味甘中带辛，属于上品，动性不强，质地中等，为植物的地上部分，能够温煦肌表；

杏仁味苦，属于中品，动性较强，质地较重，为植物的地上部分，能由表及里的降气通郁滞。

炙甘草味甘，属于上品，安静，质地中等，为植物的地下部分，主里，能够缓和药气使药气持久。

这些药混在一起熬制成汤药，味苦中带辛甘，动性较强，服用后与体内气血相感，能宣通寒凝导致的肌表郁滞，郁滞除则玄府通畅，故微微汗出而病得解。

汗法禁忌——烧针令汗出

张仲景用的所有汗法，都不是用烧针或丸药来迫汗外出，这种强迫的发汗法容易损伤汗孔，且往往容易出现变证。烧针在《灵枢》中名为燔针，是用烧红的针刺入人体的治疗方法，在《灵枢》中烧针用于治疗寒凝于经筋所致的经筋闭阻，烧针针刺可以快速温通寒痹，以达到驱寒并舒缓拘紧的经筋。因为烧针的温通之力很强，用烧针针刺太阳经，可强迫人体发汗。丸药是用走窜性很强的药物做成丸剂，服用后会强迫人体的气血趋于肌表而发汗。现在很多退烧药都具有很强的发汗作用，其作用力甚至比古代的丸剂还强，临床应用需谨慎。经方的发汗是邪气去、汗孔通的自然汗出，为因势利导。就如同河道不通导致上游的水蓄积而下游没水，这时候疏理河道为正确手段，河道一通水自然流向下游。如果不疏通河道，强行在上游往下游加力，则有决堤之险，亦会损伤河道。

太阳伤寒兼躁——大青龙汤

经方的应用必须随着病人状态的变化而调整。如果病人本为麻黄汤证，虽经过误下之后正气损伤，但正气仍抗邪于表，这时人体的气就会躁动；或者病人素体气血就虚，感受寒邪之后气亦躁动，脉象表现为人迎二盛，脉浮紧的同时有躁动的"数则热烦"象，此时必须急治，以恐传变。

假如一个人被绳子绑住了，如果他觉得有足够的力气能解开绳子时，他不会着急而是慢慢挣脱；如果他没有力气想急于解开，他就会表现得特别烦躁，这时候不能贸然解开绳子，在他躁动的气没有平息时解开，他会将气四处发泄。

我们以取象比类的思维把这种状态对应到病人身上，如果病人肌表有寒，而同时内里的气比较躁动，除了有可见的麻黄汤症状表现外，还兼有体温较高，内里虚热烦躁。这时就不能用麻黄汤来解表了，因为如果用麻黄汤解表，内里郁滞的气会如开了闸的洪水，倾泻而出，出现变证。

这时需要在解表的同时安抚好内里躁动的气，处以大青龙汤，用石膏的辛凉来安抚躁动之气。如果病人汗出寒解脉亦安静则病愈，若气不安静还大量汗出，可用温粉扑之，使汗孔关闭。

太阳伤寒兼虚——葛根汤

太阳中寒经过误下之后的变证很多，有时误下后气血并没有躁动起来，而是误下损伤了内里，病人轻度烦躁、咽干，脉象上除了人迎二盛脉浮紧之外，尺脉比较空虚。如果不顾及内里的空虚而用汗法，会导致内里更加空虚产生新的变证，所以这时候治疗的第一目的就是顾护尺脉，在顾护住尺脉的同时去发汗去寒，葛根汤主之。

这时候顾护尺脉最好的甘药就是粉葛根。葛根质重，为地下根，走里，为中品药，有动性，味甘平，既能顾护内里又能使内里气血缓慢向外透达，既不静而滋腻也不温而化燥，《神农本草经》的"起阴气"就是对这味药最贴切的描述。

以粉葛根为君药配伍其他药解表祛寒，内里既得到顾护而且表寒亦得到解除。在临床中有很多颈肩痛、鼻咽炎等的病机都是表寒不解误治导致内里空虚，只要符合寒在表而内里空虚又是太阳病，皆可用之。

如果尺脉极虚则需先填补内里气血，待气血稍微恢复后可再用葛根汤起阴气引邪外出。

太阳伤寒兼涩（虚）——桂枝二麻黄一汤

太阳中寒经过误治之后，人体的表层仍然拘紧，表寒不解，脉象仍然浮紧，如果气血空虚或气血运行不畅，脉象或浮紧沉按之中空，或脉搏搏动滞涩不流利，此时不可强发汗。强发汗会使气血更空虚脉象更中空，也可使气血运行更不顺畅，脉象更滞涩不流利。

这时需根据气血的虚弱与流利状况治疗，或扶正解表，或先扶正后解表。扶正解表的经方如桂枝二麻黄一汤，亦可选时方人参败毒散、七味白术散等方剂，扶正则需要根据具体病情治疗，不可扶正过度而化热。

发汗细节与预后判断

汗法是治疗手段不是治疗目的。我们选择汗法的目的是为了通过宣通肌表的郁闭，以解除寒邪入侵人体的伤害。而出汗为郁闭解除后的表现，有时虽然病人没有表现出明显出汗的反应也会好起来。

判断疾病是否好转要盯着病人的脉象和症状表现，不能只盯着出汗。最佳的发汗状态是遍身漐漐微似有汗。如果汗出太多或太急只会徒伤津液气血，反倒不利于缓解表层的拘紧，甚至有可能因为出汗太多而发生传变；如果汗出不及，不能够解开人体表层的拘紧，反倒容易催动气血而化燥伤津。

发汗时间不能过短也不能过长。过用大剂量燥烈之品发汗，缺乏甘缓之药，这样药气不能持久，很容易在停药后表层又重新拘紧起来，而正气因发汗已虚，反倒容易使寒邪入里；如果发汗时间过长，或者寒邪已解而继续发汗，则容易耗伤气血津液，引起变证。

最佳的发汗状态就是让病人长时间处于微微有汗，一定要绵绵若存，不可如暴风骤雨。直到症状大部分缓解之后，再保持微微出汗半天左右即可停药，病就会痊愈。

如果寒邪引起的表郁闭较重，必须用动性大的药物来透表解郁。可以让病人两三个小时喝一次药，少量频服，这种服药法即是张仲景所云"半日许令三服尽"。

理解这些的过程不要用头脑记忆或用公式推演，静下心来体会人体的变化。精细体会，你会确定就是这个样子的，张仲景说得很明白了。大家一定要仔细阅读《伤寒论》的有关条文，达到能与经典共鸣。

治疗表证，说起来容易做起来难，临床上需要细心体会每一个病人的具体状态，根据病人状态设立解表方法，精细处方谨慎加减，通过解表以使病人恢复阴平阳秘的平稳状态。

解表容易，不留邪难；解表容易，不伤正气难，以人为本非以病为本是一切治疗的关键。

六、太阳表中风脉证并治

感受风邪与感受寒邪的发病过程是一致的，都是外邪入侵人体，也都是从头面开始。感受风邪之后人体气血亦会奋起抗邪，其脉象也浮。由于风邪与寒邪的性质不同，所以发病的表现与治法也不同。

感受寒邪的特点是全身拘紧，这与寒邪的性质收引有关。风邪的性质为开泄，所以感受风邪的特点为全身大部分的汗孔处于疏泄的状态。

细细感受一下风钻入人体的感觉，感受一下忽然受风时全身不自在的感觉，或者感受一下后脖子有人轻轻地吹风带来的全身不自在感。

人体与风邪相感，人体的第一个变化就是全身腠理的开合紊乱，全身汗毛竖起，被风吹到的皮肤拘紧，其他大部分皮肤疏泄，全身皮肤会有潮湿的汗，甚至一阵阵的微热出汗。由于大部分皮肤疏泄人体会表现异常怕风，这就是营卫不和。

伴随全身汗孔的开合不利，紧接着便是以脖子畏缩为主带动全身肌肉畏缩的紧张，身上会开始微微发热。

感受寒邪全身肌肉会如木头般拘紧坚硬，会导致明显的拘紧样疼痛。感受风邪全身肌肉处于畏缩状态，会导致肌肉酸痛。

我们体会一下风邪与人体相感的脉象变化。首先人体气血在头面被风邪激惹而奋起，脉位与脉力会同时比较浮且人迎二盛。然后气血涌入肌表但并没有发生表郁闭的激烈的正邪相争，而是汗孔开泄絷絷汗出，因此脉象会浮软，以指按之表层微有力、脉管内力量空虚。所以太阳中风的脉象为人迎二盛，脉浮缓。

"卫气者，所以温分肉，充皮肤，肥腠理，司开合者也。"

"卫气和则分肉解利，皮肤调柔，腠理致密矣。"

当人体处于太阳中风的状态时，治疗目的是要恢复卫气的功能，让人体营卫调和。

我们用中药调整人体，要使人体的气血长时间处于肌表，并让气血柔和温煦地长久运行于肌表，这样卫气的功能慢慢恢复，人体汗孔的开合就会恢复，原先局部关闭的汗孔打开，大部分一直开泄的汗孔能够正

仲景理法

常丌合，全身汗孔和谐一致。

品尝桂枝汤

群方之首的桂枝汤便是依此病而设。

生姜为地下块根，质重，气味辛温，中品药，走窜力稍强，能引导内里气血涌向肌表；

桂枝为地上枝，质轻，气味辛温，上品药，较柔和，与生姜相配能够温煦肌表；

芍药为地下根，质重，气味苦平，中品药，走窜力稍强，苦泻能够微微泻掉过亢的气血，微微收敛在表浮动的气血；

炙甘草地下根，质重，气味甘平，上品药，较柔和，能让人体气血由内而外的甘缓，并缓和诸药的药气；

大枣为地上果实，质轻，气味甘温，上品药，较柔和，甘缓肌表的气血并缓和走表药的药气。

如果一味药一味药地用头脑分析，这样得出的不是该方作用的结果。我们要把以原方比例配成的桂枝汤熬制成一锅汤，感受这一锅汤的偏性。

桂枝汤的味道在较厚重的甘味中，夹杂着温柔的辛辣味与微微的苦味，能引导气血倾向于肌表并长时间的温煦肌表。

卫气的源头为由脾胃吸收的谷气，因此服用桂枝汤后一定要让病人喝一点热粥，这样会有源源不断的卫气供给。

服药后在卫气的温煦下人体会遍身温暖微微出汗，服药后一定要嘱咐病人避风寒，如果不避风寒汗孔就很难修复。以我的经验可嘱咐病人睡觉前服用，服用后稍啜热粥。服用桂枝汤的最佳效果是遍身微微出汗，不可用量过大而出汗过多。我的经验是成年人桂枝用到 9 克左右效果较佳。

太阳中风兼证——桂枝去芍药汤

太阳中风误治后变证非常多，这里仅举几个临床较常见的变证。

太阳中风的桂枝汤证如果经过误下之后，内里气血损伤，正气在不足的情况下仍去抗邪，邪气欲深入又深入不得，就会表现出桂枝汤症状的同时又有些胸闷，脉象如桂枝汤人迎二盛，脉浮，脉搏的宽度变窄，同时脉搏搏起时较急促，脉率并不甚急躁。

由于正气受损，不可再用芍药苦泻，只用甘辛之品鼓舞正气温煦肌表，桂枝去芍药汤主之。

临床中非常多的病人在中风之后都习惯于用苦寒的中成药自治，服用后病情缠绵，脉象人迎二盛，脉浮促，皆可用之。将息如桂枝汤法。

太阳中风兼证二——大青龙汤

太阳中风桂枝汤证经过大下之后，正气虚损较重，而表邪仍在，这时人体气血就会非常躁动去抗邪，病人表现出太阳中风证的同时会较烦躁，脉象浮按无力，脉搏搏起急促而躁动，往往脉率会较快。

这时处方一方面要调和营卫，同时又要使躁动的脉象安静下来，大青龙汤主之。

大青龙汤的配伍少了桂枝汤中苦降的芍药，多了走表解表郁的麻黄与降表气的杏仁，再加上辛凉的石膏可以使气安宁，熬成一锅汤后能使人体气血倾向于表，并使内里之气安宁。

很多人习惯逻辑思考，反复追问大青龙汤到底是治疗太阳中风还是太阳伤寒，这又陷入了西方医学的逻辑。西方医学什么药治疗什么病必须是准确的，是抑制还是兴奋必须明确。中医则不同，中医方药治病的原理是以偏纠偏，中药按一定原则与比例组成方剂，导引气血偏向于某一方，调整气血的运行，以帮助人体恢复阴阳匀平的本源状态。

因此我们不要记忆方剂的功效，只需要用心感受方剂的偏性，了解人体的偏性，了解该如何引导人体的气血才是对人体有益的，这样我们才能回归到中医本源来运用经方。

当可以准确地把握人体得病时的气血状态，如果确定当下这个状态需要引导气血长时间地趋于肌表，并让内里的气血安静下来是最佳的治疗，那么就可以应用大青龙汤。

所以在《伤寒论》原文中人青龙汤的应用张仲景给出了两个相反的脉象，一个是"太阳中风，脉浮紧"，一个是"伤寒脉浮缓"。

在《伤寒论》中多次出现过不同的证型甚至截然相反的证型张仲景用同一张方剂去治疗，如果用西方的思维去理解就很牵强，明智的人一眼就能看出漏洞，只是很多时候大家碍于张仲景的权威不敢去质疑。如果我们是用心去体会，不仅很容易很自然地知道就应该如此处方，甚至有时候会奇怪为什么大家会问这么没有意义的问题。

太阳中风兼证三——桂枝加葛根汤

太阳中风下之后，内里气血损伤，病人有轻度烦躁、咽痛等症，脉象人迎二盛、脉浮缓的同时尺脉弱。这时候需以起阴气为主，以调和营卫为辅，处桂枝加葛根汤，将息如桂枝汤法。

无论是太阳中风还是中寒，只要尺脉空虚就代表内里空虚，脉象会稍微躁动一些，病人在有太阳表证的同时，会有一些类似阳明病热证的表现，甚至单纯从症状上看很多病人表现得很接近阳明病的症状，故张仲景描述这种状态为太阳病篇章里的太阳阳明合病，即在太阳病的大范畴内兼有阳明的表现。

太阳阳明合病是太阳表证误吐下所致，治疗时切不可被烦躁、咽痛等阳明证的热象迷惑而去清下。若继续用下法病情会更加深入，需因势利导，扶正解表。

太阳中风兼证四——桂枝二越婢一汤

太阳中风误治之后，病人气血极虚，而表邪仍然未解，脉象人迎二盛，脉浮缓而细，按之空虚无力。因为脉浮缓仍需调和营卫，而脉细无力则不可发汗，可处桂枝二越婢一汤。

我们体验一下桂枝汤的这种加减：

石膏中品，辛，微寒，能够使气向外走，同时使气安宁。

麻黄与石膏相配比例不同功用亦不同：麻黄较多、石膏较少时，麻黄苦温解表之郁滞，石膏凝住内里的气慢慢外透，在解表的同时又不使汗暴出，可用于治疗表有郁闭内有虚烦燥热。

反之，如果石膏较多而麻黄较少，石膏辛寒为主凝住外出的气，麻黄苦泻之性因石膏之寒缓其药性，微微苦敛，使表层汗孔闭合，这样以石膏为主麻黄为辅的配伍，不仅不发汗反倒能止汗。这种石膏配伍麻黄能发挥止汗作用的前提是人体必须气血较虚，即脉按之中空。如果人体很实，这时用收涩止汗法不仅不会止汗，反倒会因为这种误治压制了内里充盛的气，反而使汗暴出。

在桂枝汤的基础上加石膏与麻黄，石膏较多而麻黄较少，这样既调和营卫，又顾护住肌表不使汗出，服之则汗孔闭，营卫和，内里也就充实起来。

很多太阳病长久误治之后都会出现这个象，尤其是儿科这种病非常多见，服用几剂后脉象很快就充实起来。

所谓的补法未必非要选甘温之品，补字的原意为打补丁，不让气继续耗散就是补，对于极虚的病人脉象浮空，通过收敛的方式就能较快地使人体充盈起来。

太阳中风与太阳伤寒服药注意

太阳中风与太阳伤寒并非只见于感冒，很多久治不愈的病象依然是太阳病的表不解，治疗仍需解表。在解表的治法中也并非只有以上几个治法，以上仅为临床中最常见的证型。

临床使用汗法需要嘱咐病人服药后的几个小时内避风寒，一般选择晚上或休息日服药，如果不避风寒表解不彻底也容易引起变证。张仲景说"冬三月不可发汗"，因为在汉代没有不透风的墙，而且当时百姓的居住环境冬天较冷，在这样的外环境里很难让病人服药后避风寒，而且天寒地冻人的血气运行凝涩，也不容易鼓舞气血发汗，如果逼不得已发汗，需加大药量并嘱病人覆厚被取汗。无论是桂枝汤类方还是麻黄汤类方，都属于汗法，表解后就需停药，多服容易耗伤人体气血。

仲景理法

七、太阳病误治后表证仍在的脉证

太阳中风或中寒的治法都是汗法，如果误用下法就会引起一些变证。

误下之后表邪彻底入里，已无表证，脉位沉，这时不能解表，需根据脉证治疗里证。

误用下法之后表证仍在，只是正气损伤而无里证，则仍可辨证的发汗。

误下之后，表证未解，同时又有里证则需解表的同时兼顾里证。

下面我们就列举几个方证，细细地体会其中的微妙变化。

太阳病经过误下之后，很容易出现水滀与支饮等病理产物，在临床中常见很多人感冒一两天之后就开始咳喘、胸闷等，古人云：外感易治，咳嗽难医。这类病症需精细辨证，既要解表又要化掉内里的病理产物。

以咳嗽为例，单纯的表不解引起的咳嗽一般表现为胸闷咳嗽，因为表不畅通故而胸闷，大部分无痰或微有少量的痰，此时宣畅肌表则咳嗽自解。

表不解里有水滀：病人会表现出咳喘的同时有痰，而且痰较多，病人会感觉某一片区域有痰，痰较弥散，吐出痰后症状缓解不明显，甚至会出现心慌、厌食等症状。

表不解里有支饮：病人会表现出咳喘的同时会有明显的异物感，或咽中或胸中能感觉到有痰涎阻塞。用力咳吐后会咳出较黏稠的痰，咳出后症状会感觉缓解，支饮较重会出现气道阻塞的憋喘。

水滀与支饮区分：两者都是因为风寒在表不解，影响内里的气血运行，内里气血运行不畅水液就会蓄积。当水液较黏稠阻塞气道，就是支饮；当水液较多弥散于体内，就是水滀。支饮与水滀有时很难在临床上划定界限，支饮弥散开就是水滀，水滀凝聚到一起就是支饮，因此古人多把水滀与支饮混称为痰饮。

表不解里有痰饮的脉象特点

表不解内里有水滀的脉象特点：脉浮兼沉潜，脉的最强有力点位于脉管的表层，即脉力浮，同时脉位较浮，说明气血在表奋起抗邪。稍用力下压脉管会感觉脉管内部有较宽大的有力感，如同有较宽的水流在指下流过的感觉。用取象比类的思维想想一个管道表层较坚硬，管道内装有水的感觉。

表不解内里有支饮的脉象特点：脉浮兼急弦，脉管的最强有力点位于脉管的表层，即脉力浮，同时脉位较浮。稍用力下压脉管会感觉脉管内部有较细较硬的有力感，会感觉脉搏在有力地撞击脉管壁，如同绷紧的琴弦般感觉。用取象比类的思维体会一下管道一头被堵住水流激荡的感觉。表不解里有痰饮，有时脉象会表现出一部脉的脉位浮，其余脉的脉位稍沉，且有沉潜水滀或支饮急弦的象。只要人体的状态是太阳病，则三部脉的脉力都浮。

表不解兼里痰饮的治法

当人体在表不解的同时内里出现痰饮，此时如果只治疗痰饮而不解表，则会因为表不解干扰内里，内里气机运行不畅就会源源不绝产生痰饮；此时如果只解表不顾及已有的痰饮，则会因为解表更耗伤内里的气血，使得人体无力再去化内里的痰饮，痰饮也会增多。

所以治疗表不解又有痰饮的病理产物，需要既解表又宣通内里的气机。

明白了表证兼有痰饮的病机与治法，我们就分别列举几个中寒兼痰饮与中风兼痰饮的脉证论治。

太阳中寒兼里有水滀——小青龙汤

太阳中寒表不解，内里有水滀，脉象表现为脉浮紧，人迎二盛，沉按之脉象兼有沉潜水滀的象。

病人除了有与麻黄汤证相似的表证，还会有内里水滀的咳、喘、心下悸、小便不利、少腹满闷等。

仲景理法

这时候的治法为解表加温化水饮，经方便是小青龙汤。

太阳中寒兼里有支饮——射干麻黄汤

太阳中寒表不解，内里有支饮，脉象表现为脉浮紧，人迎二盛，沉按之脉象兼有支饮急弦的脉象。

病人除了有与麻黄汤相似的表证，还会有内里痰浊堵塞气道的咳、喘、咽喉不利。

这时候治法为解表加温通化痰，经方便是射干麻黄汤。

从临床实用性而言，外寒内饮的证型较多，这时如果将方药灵活加减，小青龙汤与射干麻黄汤有时可以混用。

支饮的治疗重视的是宣通气机，水潴的治疗重视温化水饮。因此有时小青龙汤多用半夏也可以治疗表不解兼有支饮的病证。同样道理，射干麻黄汤多用些温化的生姜、细辛，或者久煎让方的温性不减而动性变缓，也可以治疗表不解兼有水潴的病证。

太阳中风兼里有轻微水饮——桂枝加厚朴杏子汤

太阳中风表不解，内里有轻微的支饮，脉象表现为脉浮缓，人迎二盛，沉按之脉象兼有支饮急弦象。

因为整体的脉是缓的，所以即使急弦也不会像射干麻黄汤证那样弦而有力，而是微微的弦。

病人症状表现出来与桂枝汤相似的表证，还会有内里咽喉不利、轻微咳喘等少许支饮的象。

这时候的治疗就是解表加温通化痰，可处桂枝汤加厚朴杏子，将息如桂枝汤法。

太阳中风兼里有较重水饮——麻杏石甘汤、厚朴麻黄汤

太阳中风表不解，内里有较重的水潴或支饮，脉象表现为整体脉浮缓，沉按有明显的支饮急弦或沉潜水潴的象。因为整体脉浮缓，所以水潴或支饮的脉象也是不甚有力的，如果正气虚较重脉象会较躁。

病人症状表现有与桂枝汤相似的表证，身上汗多，同时有明显的咳喘症状，因为整体是中风的虚证，所以即使发热温度也不会太高。

这时候因为整体较虚，所以需要固表降痰，麻杏石甘汤主之，用石膏与麻黄相配先把表固住，再用杏仁降气化痰。较虚弱者也可选厚朴麻黄汤治疗。

注意，麻杏石甘汤证和厚朴麻黄汤等证不拘泥于人迎二盛，有时人体整体虽为阳明病，而病人当下表现为表中风不解兼内里有病理产物亦可服之。

太阳病兼里痰饮的善后

太阳病表不解兼有痰饮的治疗需随时调整方药，一般临床主张处方数量不超过三剂，方药剂量不能太大，并嘱咐病人只要症状缓解大半就停药。大部分情况下病人服用一两剂脉证就会有明显的变化，这时候需要静下心来，根据病人的病机变化调整处方。

有时候服用几剂药之后，表已解而痰饮还没有化干净，就处几剂化痰饮的方子善后。

有时候服用几剂药后，痰饮几乎没有了，表证还没有彻底解开，这时候就处几剂解表的方子善后。

有时候表已解了，痰饮也清理干净了，而病人正气较虚，可以处几剂调理脾胃的方子善后。

有时候因为解表清里耗伤津液，可以处几剂润燥的方子善后。其他亦有各种证型，观其脉证而治之。

八、络脉病的脉证论治

古人认为人体是由经脉与络脉构成的，经脉为主干，络脉为分支。以一棵树做比喻，经脉就是树的主干，络脉就是枝叶。当络脉不畅通时，会引起经脉气血偏倾，这个在表的络脉不修复，就会持续地干扰人体的气血引起病症。

我们体会一下：假设一个人身体磕了一下，局部疼痛不通，这个局部的不通并没有导致所在经脉的不通，并不影响大的经脉运行。早期是局部红肿疼痛，几日后局部瘀青疼痛，再过几日只觉得局部莫名疼痛，甚至都记不起曾经有过外伤，只留下局部疼痛，或者平时不痛只在某一个姿势时疼痛。这个局部的损伤就是络脉损伤，由于络脉不畅通引起的疾病就是络脉病。络脉损伤多数情况下几日便可恢复，并不会引起络脉病，局部络脉不得修复多是因为人体不处于恬淡虚无的状态或因误治所致。

我们感受一下经脉病与络脉病的不同：

感受外邪之后，当人体的整体气血因为外邪而发生倾移，这种倾移导致人体经脉之间的气血分布不均匀，某一条经脉中的气血亢奋，就是这一经病。

络脉则是感受外邪之后，只有局部的气血不通，偶尔会干扰到经脉中的气血，但不会导致经脉中的气血长久倾移。有时因为不小心碰着脚趾而烦躁，这种烦躁是络脉病经常有的表现。经脉病导致的烦躁有各经的特点，而络脉病的烦躁是没有原因的烦躁，时发时止。

人体经脉中的气血受天地的影响较大，所以六经病都有欲解时，因此六经病的病情多受外环境影响，或吃饱饭后加重，或劳累后加重，或生气后加重，或每天的某一段时间加重。而络脉病是小的支络的问题，所以病情加重多没有规律，有的络脉引起的疼痛是说疼就疼，没有预警，也不知道什么时候会到来。络脉病在《灵枢经》中又称为奇邪离经，因为络脉与经脉相比位置比较表浅，故在《伤寒论》中又称为表证或表不解。但要注意，中医教材中一般所说的表证，是指"病位浮"，其含义较为局限。而此处所说络脉病之表证，以及《伤寒论》所说的表证，其含义较为广泛，不同于病位浮之表证。

络脉病的原因

络脉病最常见的原因为外感六淫之后，邪气留连于肌表。如只有某一片皮肤处于寒冷的地方，而人体并不自知，也没有因为这一小片区域受寒引起全身的拘紧，只有这一小部分区域的络脉因受寒而不通畅，此即寒邪留连于肌表。

还有一种较常见的原因是解表不彻底，如太阳伤寒引起全身表层拘紧，此时发汗没有全身出汗，有部分皮肤未得汗，这一局部的络脉不通引起络脉病。

另一个原因是外伤引起的，这种损伤或为跌仆损伤或为医疗损伤，临床常见的为医疗损伤。如有人总是喜欢在局部热敷或贴膏药，导致局部皮肤的开合与其他地方的皮肤不协调，久之得不到纠正；或将刮痧、拔罐等损伤局部血络的治法在不辨证的情况下误用，造成局部皮下络脉损伤。

人是一个整体，即使只是一小点的络脉不利，也会引起各种较重的症状。甚至很多人表现出非常重的疑难杂病，而病机就是这一小片的络脉不通所致。就如同在临睡觉前有一只蚊子在周围飞来飞去，这只小蚊子会引起烦躁失眠，严重的甚至会因为这个小蚊子有毁掉世界或自杀的心，这就是络脉病的象。只要我们以取象比类的思维去观察病人的表现，就会发现很多病人都有络脉病的表现。

络脉病的分类

络脉病有两种：一种是正邪相争于肌表；另一种是本来正邪相争于肌表，经过误治后邪气深入，正邪已不相争于肌表，但是肌表仍然有邪气在。

络脉病之一：太阳病表证（太阳病脉力浮＋脉位浮）

第一种正邪相争于表，病人会有明显的鼻塞、打喷嚏等头面部症状，病人多恶风寒，脉象无论是脉位还是脉力都浮，这时要进一步分析是浮缓表中风还是浮紧表中寒。

络脉病之二：脉代而钩证（脉力浮＋脉位浮或沉）

另一种表邪未解，病人的表现各异，多会有莫名的烦躁，脉象只有一部脉是浮的，其他脉无论脉位还是脉力都不浮。从尺脉循切到寸脉，会感觉某一部脉管鼓起一个小包，该部鼓起的脉的最强有力点位于脉管的表层，下按力量减弱，说明身体的某一部位的浮络中有邪气在，该部

仲景理法

分的邪气只引起局部的气血奋起抗击，并未引起人体正气的气血偏倾于表。鼓起的这个部分脉管像一个钩子，下按之脉力不稳定时强时弱，此即《内经》所云："脉代而钩者，病在络脉。"独处藏奸在诊脉中非常重要，当我们摸到脉的寸关尺某一部脉鼓起一个小包，这就是我们需要重点摸的脉位。如果这个位置脉的最强有力点在脉管的表层，就是脉浮，就是络脉病。这种病的病因或是因为局部感受风寒邪气，或是表证治疗后大部分浮络的郁滞都解开了，只有某一小局部的浮络郁滞，或是病人长时间外用某些药物刺激或外伤导致局部浮络不通畅。

我们细细体会这种脉象，第二种表证所代表的人体变化，体会络脉被外邪干扰而引起的疾病状态：假设身上某一块皮肤上贴了膏药，这一贴膏药并没有引起人体调动全身气血去抗击，只是局部的气血因为这个膏药的刺激而去抗邪。这时候因为皮肤浮络不通，人在忙碌的时候多不会关注这一点，当外界刺激加重了浮络的郁堵，人闲下来的时候就会表现出各种症状，这些症状表现多变，发作时多伴随莫名的烦躁。

因为人体的络脉布满全身，所以表现症状各异，不可胜数，往往主观症状较多，局部的络脉不畅会干扰与络脉相临近的经脉，有时会表现出部分所干扰经的病症。络脉病的发病特点是时发时止，发作无规律，大部分的表现都比较怪异，且受心情影响较重。

络脉病的治疗

正邪相争于表的治疗比较容易，辨证用汗法调和营卫，多数很快就可以治愈。

表邪未解的络脉病治疗起来比较麻烦，首先要精细而明确地诊断，摸到了寸关尺有一部脉浮，独处藏奸，这时候进一步体会这一部独特的脉。

1. 脉位浮：如果这一部脉的脉位是浮的，这时候病人往往表现出皮肤或五官病症，病位在表。这时候可以再摸一下寸脉来验证，此时的寸脉一定是脉位浮脉力也浮，说明卫气在表抗邪。如果病人气血较充足，脉搏滑利，仍可用发汗解表的方法：如果浮紧就以麻黄汤的立法治疗，如果脉浮缓就以桂枝汤的立法治疗。若脉搏滞涩，气无力鼓动，则可用利水通阳的方法：如茯苓甘草汤、桂枝去桂加茯苓白术汤、五苓散等方剂。

2.脉位沉：如果这一部脉的脉位不浮，这时候病人的表现也开始复杂，说明是较深的络脉不调所致，脉位越沉越不好治，疗程越长。这时候需要进一步辨证论治。

如果脉紧，需要用通络的方法治疗，如桂枝加桂汤、抵当汤。

如果脉缓，需要用固涩的方法治疗，选择矿石类具有固涩作用的药物，如桂枝甘草龙骨牡蛎汤、桂枝去芍药加蜀漆牡蛎龙骨救逆汤、柴胡加龙骨牡蛎汤等。

张仲景在《伤寒论》中提到有关烦躁或燥烦之类的条文，有的是因为人体气血处于"数则热烦"的状态，有很多就是表达"表未解"，尤其烧针治疗之后引起的烦躁都是烧针破坏了表络所致的络脉病，奔豚证就是典型的络脉病。

"烧针令其汗，针处被寒，核起而赤者，必发奔豚"，这就是用烧针破坏了肌表，导致表层络脉不畅通，引起莫名的气上冲，烦躁，这种证型临床非常多见。病人会说某一个地方忽然感觉一紧或某一个地方忽然感觉有股气憋住了，然后就出现烦躁等症状，有的病人也会表现出咳嗽、头晕、自汗、心悸等，这都是络脉病，不找准病机往往久治不愈，辨证选择桂枝加桂汤、苓桂枣甘汤温通浮络，并嘱咐病人调整好心情，通常效果很好。

有很多络脉病长久误治、失治，腠理完全被破坏，这时候病人的情绪会极不稳定，脉象上整体脉位很沉，有一部脉微微浮起，下按无力，摸一下尺脉所在的上下皮肤，皮肤非常粗糙，表层坚硬。这种情况用药对证的治疗是一方面，另一方面病人的配合就至关重要，要嘱咐病人不要长时间待在密闭的空间，多到空旷的地方，有利于缓解气的郁滞，多做能让全身长时间微微出汗的有氧运动，恢复腠理的开合与络脉的通畅。如果外环境与生活作息不改变，徒用药物很难取效。

九、温病的脉证

"太阳病，发热而渴，不恶寒者，为温病。若发汗已，身灼热者，名曰风温。风温为病，脉阴阳俱浮，自汗出，身重，多眠睡，鼻息必鼾，语言难出。若被下者，小便不利，直视，失溲；若被火者，微发黄色，剧则如惊痫，时瘛疭；若火熏之，一逆尚引日，再逆促命期。"

温病又称瘟疫，是一种不同于中风与中寒的特殊邪气。

我们先不要在脑中去分析、定义温病，而是客观真实地感受一下经文所表达的人体气血所处的状态。

请体会一下人在什么情况下感受邪气会特别烦躁？无论感受的是外感六淫中的哪种邪气，都不会让气血快速躁动起来，这些邪气从开始与人体交感直到气血烦躁发病需要一段时间。而有一种邪气人一感受到就会特别烦躁，比如令人讨厌的恶心的脏东西溅到了身上，立刻会烦躁起来想要快速清洗掉，温病的邪气就是这种让人厌恶的气，古人把这种气叫作戾气。

人体对戾气的反应，就像有洁癖的人看到邋遢的人正在靠近一样，这种烦躁的反应极其迅速而强烈，很容易失去理智，这就是温病的象，用取象比类的思维体会能很真切地把握到。

风寒暑湿燥火为四时之正气，只是不当时或过甚而成为邪气。戾气则不同，是四时不正之气。古人认为大灾之后必有大疫，大灾之后有大量的尸体暴露在空气中不能掩埋，这些腐烂的尸体会长时间地向空气中散发戾气，人若感之，无论身体强壮与否，都会表现出快速发热、烦躁、口干等症状，这就是温病。

戾气是让人极度厌恶的一种气，古人认为如果一个地区有较大的冤案，或者某一地区人民生活的比较憋屈，或某一片区域长时间空气不流通，那么该地区的气中就会有戾气，就会容易引起瘟疫。还有很多有毒的空气、被污染的水源，都有可能导致戾气。因此，在古人的思维里，如果有大灾引起瘟疫，第一步要做的就是掩埋尸体，安抚百姓的恐慌情绪，净化水源，然后再治疗瘟疫。如果没有大灾而出现瘟疫，古人会马上查阅卷宗看有没有重大的冤案，地方官员要自我反省是否不够爱民，赦免一些监狱中服刑的罪犯，然后再治疗瘟疫。这是古人朴素的天人相感的思想，我们需要客观冷静地看待这种思想。

温病的致病特点是多变，这种多变体现在以下两点。

第一是疾病的传变迅速多变。一旦感受邪气，人会迅速地烦躁起来，越烦躁传变就越迅速，而且这种烦躁能够快速地灼伤人体的津液，甚至引起神志昏迷，威胁生命。对温病的治疗要以稳定躁动的气、补充人体的津液为第一。

第二是疾病的致病特点、表现症状多变。每一次温病的发生都不同于前一次，在古人静心观察世界时发现一个普遍真理：世界上没有两个完全一样的事物，"天地之道，可一言而尽也。其为物不二，则其生物不测"。因此在温病的治疗中，上一次有效的方案不一定能够治疗下一次的温病。战胜温病不能靠疫苗，疫苗只对以前出现过的温病有效，下一次发生的温病与以前所出现过的不会相同，人只有掌握温病的规律，才能以不变的规律去治疗多变的温病。

关于温病的具体治法，《伤寒论》中并未展开论述，因为这种疫疠之气不同于风寒，因此在临床也不能不知变通地死用经方。关于温病的治疗，温病学家有很多成功的经验，尤其是叶天士的《温热论》简明扼要直指温病的核心，针对温病病机的论述非常真实，应用于临床药少力宏。

叶天士在一开始就很明确地论述了温病与伤寒的不同，"辨营卫气血虽与伤寒同，若论治法则与伤寒大异也"。叶天士论述的卫气营血辨证不是为了自立门派，而是为了辅翼《伤寒论》，这套卫气营血辨证不是取代了经典的辨证思维，而是把经典的辨证思维在治疗温病上得到了升华。

现在常见的各种流行性感冒以及各种以发热为主的外感病症，脉象表现的共同特点为比较躁动，这些都可以借助叶天士卫气营血的论述认识清楚，并快速治愈。

卫气营血为病位的概念，是指病位的深浅。

"在卫汗之可也"，是指病邪较浅，病人表现为发热、皮肤较热，脉象的脉位较浮，脉搏最强有力点也浮，同时比较躁动，这时正邪相争于表，只需辅助安抚躁动的气并透邪外出，选轻清辛凉透表的方剂宣通，热随汗解。切不可用清里的药，若过早清里，不利于透发表邪，反倒容易引邪入里。透表药需小剂量，煎一两沸便可，并嘱少量频服，往往一剂药就可退热。

"到气方可清气"，是指正气非常躁动，大量外涌之象，病人表现出身热、汗大出，脉象洪人而躁动，这时治疗重点是安抚躁动的气，所以用寒凉多汁之品，使气安宁而不伤正气。只有到了气病才可清气，未到气病过早清气不利于透邪外出。

"入营犹可透营转气"，是指热气进一步入里，开始损伤津液，脉象洪但是不大，脉位较沉，此时清邪的同时仍要注意向外透邪。

"入血就恐耗血动血，直须凉血散血"，是指热气深入到血分，脉象沉细而躁动，很多病人一部或两部脉会非常结实，这说明是最深层的血内有热，需用凉血之药使血安宁。

"知其要者，一言而终"，温病的治疗也是如此。掌握温病由浅到深的发病规律，掌握了这个规律，无论温病叫什么名字，都可以用卫气营血的纲领看清楚，并能够快速治愈。很多伤寒学者抨击温病学派，主要是因为后来的很多温病学者在温病早期过用苦寒药，造成大量的临床误治。如果静下心来，细细品读叶天士的《温热论》，会发现这本书与《伤寒论》没有半点矛盾，是《伤寒论》的一对翅膀。

治疗温病的高手，一定具备以下三点特质：一是扎实的经典功底，二是清晰的由表及里的辨证，三是少而精的准确药物配伍。具备这三点才能高效快速治疗温病，而且不会留下后遗症。

十、上士闻道勤而行之

"上士闻道，勤而行之，中士闻道，若存若亡，下士闻道，大笑之，不笑不足以为道"。中国的学问是求道的学问，是探寻一切外在表现的内部规律的学问。学习中医，就是要学习人体的所有外在表现的内部规律，这个学习的过程不是用大脑费力地记忆知识，而是用心去体会这永恒不变的规律。

何为上士闻道，勤而行之？比如我告诉你葡萄是酸的，酸是一种刺激使舌头表面收涩并且产生大量唾液的感觉。上士听了这个信息之后，既不强硬地反对拒绝，也不盲目崇拜，而是身体力行地去尝一下，将"知"用"行"来验证。如果第一次尝没有体会到，就反复尝，反复体会，直到确定酸味的感觉。然后看是不是和经典所记载的一样，如果一样他就确定自己体会到了真理，这样治学就会越来越明。

中士听了这个信息之后，只是把这个信息当成知识记住。之后还会有其他的与之相矛盾的知识出现，慢慢地就会用新的知识取代旧的知识。所以即使给他再多的知识，对他都没有用，因为早晚会被新的知识取代。这样永远在外围打转，不得其门而入，久之热情消退，故若存若亡。

下士听了这个信息之后，会不屑于这至简至真的道理。他们会傲慢地嘲笑，认为只有傻瓜才会将这么简单的东西认为是宝贝，这根本不可能满足他们大脑的欲求，所以会大笑之。因为他脑中的任何一个知识都是富有华丽的外衣的，都是非常复杂的，这些知识都不简单，每当提起这些知识就让人兴奋。这些知识就像皇帝的新装一样，其实是没有实质内涵的，全是虚假的，产生于人大脑的奇思妙想，不是客观真实的体察天地之道。对于这些人，他们已经被兴奋的大脑所控制，根本不能静下心去亲自尝一下酸的感觉，不能亲自去体验天地的规律。

道就是简单的，如果不是简单到让高傲的人发出不屑的嘲笑，那就不是真正至简至真之道。

对经典的学习，不是你能够背诵多少经典篇章，或者知道多少种经典的注解方法，而是要行出经典。上士之人的特点是如水般善利万物而不争，常常谦虚处下；下士之人的特点是拼命争夺，总是要高高在上。下士之人的大脑是烦躁的，会不停地曲解经典，不停地编造新的理论，不停地用新的理论去征服别人，这些人不能够好好地践行经典，他们只是利用经典达到他们成为高高在上的领袖的目的。

仲景理法

我希望所有的中医学子，抛开门派的见解，远离各种门派之间的争斗，静下心来，降服躁动的头脑，成为一名普普通通的中医学子，一条一条地去体会经典条文，行出经典的疗效。我们在求道的路上永远都是刚刚开始，有太多的规律需要我们更加静心地去体会、去行。

　　书至此，请读者朋友不要急着读下去，好好地去体会经典，看我的体会是否真切，愿我们能够不忘初心，简易、真切地学习经典。

第五章　辨太阳病脉证并治下

一、读经明理

在中医经典的学习中，最重要的不是记住经典的内容，更不是胡思乱想地玄解经典的理论，而是使理明，即通过经典的学习，体会到天地与人体的规律。

这里有两个重点。第一必须要体会未经过修饰的自然规律。这自然的规律是极简单的，只是大部分人日用而不知。这规律就是天地四时的运转规律，在人身上就是人身之气在遇到不同的干扰后的变化规律。

第二必须要明。不能用脑中掌握的观点或者公式去推论这个规律，也不能认为有一个规律你能告诉我，我记住后就可以有超人的应用。这种学习态度体会不到规律，"不自见故明"，只要有"我认为"的我的思想在，就不能够让规律明，而是要放下一切束缚，用恬淡虚无的心去体会自然与人体，去观察自然与人体，在这个过程中头脑是安静的。

学习中医经典，不是去学理，而是去明理。真实地体悟真理，就如同我们真实地尝到葡萄的酸与通过知识学习得到的葡萄是酸的不一样，真实尝到葡萄的酸就是明理；学习记住葡萄是酸的，或者从公式推理出葡萄是酸的，得到的仅仅是一个知识。知识会忘记，并不算真正知道。西方的思辨是建立在严格的定义与逻辑之上的，中国文化是不争辩的学问，需要不带自己固有的认识反复去读经典，就会知道经典是以体验式的思维为基础，体验四时阴阳变化，体验人体，在体验中明理致知。

在明理的过程中，最难的是安抚躁动的心。你的头脑会自动胡思乱想，甚至很多人骄傲于自己的胡思乱想，他们有各种理由，活在自己头脑的概念里，就是不去看一下真实的世界与人体，真实地感受一下人受风与受寒之后的感觉，感受一下人体在风寒的干扰后的各种反应。真实地感受到之后就能够真实地给病人治病，无论病人描述的病情多么复杂，我们能够真实地看到真相。国学之精华在于安抚躁动的心，以宁静的心去体会道，体会一切事物的规律，找到合于规律的行为去改变外境。

二、风寒入里的脉证论治

表中寒可以用一些枝叶的发散药发汗解表，表中风可以通过药物配伍让卫气长时间运行于表。表中风与中寒的治法都是通过汗法使得营卫调和，病即愈。这时如果延误治疗或误用下法，就会引风寒入里。

我们深入地体会一下，感受一下，如果后项部表层的气血被寒凝滞，会感觉后背发紧。从邪气的角度来看，是因为寒邪入侵造成人体后项部皮肤肌肉紧张；从人体正气的角度来看，是因为人体为了对抗外来的寒邪伤害，而使受寒邪侵袭处周围的皮肤肌肉紧张。这时候如果松懈了局部紧张的皮肤肌肉，会使紧张向深层扩散，即风寒入里。这种松懈不是因为寒邪解开之后的放松，而是放弃抵抗的松懈。造成这种松懈的原因不外乎误治使得气血松懈，或时间久了之后人体没有持久的紧张力而松懈。就是在人体遇到风寒刺激后过于紧张，但这种紧张不能持续很久，一两天便人困马乏，故而放弃抵抗。这样都会使紧张向深层扩散，即风寒入里。

对任何经典知识的认知都不能仅停留在概念层面上，要深入体会，回到恬淡虚无的状态。人体如果处于恬淡虚无的状态，会持续地对外来邪气有既不亢奋也不懦弱的抵抗，而治疗的目的也是为了使人体尽可能地恢复到恬淡虚无的状态。

太阳病风寒入里，病人一般都会表现出后项背部的不适，并伴随内里的拘紧疼痛，表现出身体大关节深层肌肉的紧张疼痛，或是心腹疼痛等症。脉象上仍是人迎二盛的太阳病，脉的最强有力点仍然在脉管的表层，只是脉搏的搏动位置深入，需用力才能摸清楚脉，这说明风寒已经入里。

很多情况下摸脉会摸到寸关尺只有一部脉比较浮，其他脉已经沉了下去，这说明虽然风寒入里，但表邪仍在，必须在温里散寒的同时解表，处以如桂枝加附子汤、桂枝去芍药加麻辛附子汤、桂枝人参汤等方。

如果三部脉的脉位都沉了下去，或即使有一部脉的脉位相比其他脉浮了一些，但是这一部浮一些的脉仍然位于较沉的位置，这时就不能解表了，而是要温散里寒，宣通阳气，处以如桂枝加芍药生姜各一两人参三两新加汤、理中汤、甘草干姜汤、芍药甘草附子汤、大黄附子细辛汤等方。

温散里寒需要根据寒邪所在的位置与寒邪的轻重选方：

如果寒邪病位较深，且寒邪较重，脉的紧象较坚固且脉位沉，病人表现的疼痛症状也较重，就可以适当多用些温散寒邪的猛药如附子。

如果寒邪较深但脉的紧象不重，可以少用附子，或在用附子的同时多佐以甘缓之药，或用相对静一些的干姜温之。

如果寒邪病位相对较浅，可以选择桂枝、生姜类的温散之药，根据虚实配伍甘缓之药。

如果不根据寒邪的虚实程度采用适当的温散，用药过于刚猛有时不仅解不开寒邪的拘紧，反倒因为刚猛之药损伤人的正气而使寒邪入里。如果用药不根据寒邪所在的深浅选择适当的温散药，乱用辛温走窜之药，亦会耗伤正气，使得寒邪更进一步深入。

我见过很多喜欢用猛药的医生，姜桂附动辄几十克，辨证又粗，很多病人初服虽有效，但吃得久了，越温散寒邪症状却越重，成为难治之症。此皆为不用心体会经典，体会人体，妄以己之力以好勇斗狠之心快速去病，如此杀人者多救人者少。

三、合病与并病的脉证并治

合病

合病为"一经病"之脉，"另一经病"之症，两经同治，或仅治其一。

"太阳与阳明合病者，必自下利，葛根汤主之。"

"太阳与少阳合病，自下利者，与黄芩汤；若呕者，黄芩加半夏生姜汤主之。"

"三阳合病，腹满身重，难以转侧，口不仁面垢，谵语遗尿。发汗则谵语，下之则额上生汗，手足逆冷。若自汗出者，白虎汤主之。"

太阳病本应发汗，若用下法或吐法，有时会在太阳病的同时出现阳明病所特有的热证或少阳病所特有的郁证，这便是合病。

太阳阳明合病即表寒里热，太阳少阳合病即表寒里郁，三阳合病即表寒里郁且有热。

太阳病的脉象特点是人迎二盛，同时脉力浮。合病的脉象特点仍然是人迎二盛，只是脉力上既不浮缓也不浮紧，而是出现其他状态才有的脉力。

太阳阳明合病，脉象仍然是人迎二盛，理应脉浮而脉反洪，病人表现出太阳病头项强痛的同时又有一派内热象，此为下利所致，与葛根汤起阴气的同时发汗解表。

太阳少阳合病，脉象仍然是人迎二盛，理应脉浮而脉反弦，病人表现出太阳病头项强痛的同时又有一派的内里郁滞不通象。此也是下利所致，与黄芩汤撤其内里之气郁，内里郁滞之气通畅则太阳亦解。

三阳合病，脉象仍然是人迎二盛，这时候往往关脉较隆起，同时脉象较弦且洪数，此时会表现出内里郁热难耐，不可发汗亦不可下，用白虎汤清其郁热，郁热除病自安。

合病在临床中经常遇到，较容易漏诊。合病也多会表现出寸关尺三部脉的脉象不一致，例如太阳阳明合病经常会表现出两寸脉呈太阳病的脉力浮象，两关脉呈阳明病的大象。如果寸关尺三部脉的力度大小不一致，这说明是一个经的病，临床大多数疾病都是如此。如太阳阳明合病多误认为是太阳病而治之，或太阳少阳合病多误认为少阳病而治之。这种治法也多有效，只是要在下次复诊时再调整方剂将另一个病机解开。此种治法如同射箭虽亦中靶，然未中靶心，未达尽善尽美。

并病

并病为"一经病"已罢除，"另一经病"又产生，仅治"另一经病"。

并病没有什么难以理解之处，就是一经病罢又有另一经病，前一经病已除，现在是哪一经病就按哪一经病的法来治，此只须观其脉证，随证治之。

本太阳病，现在已经传到了少阳，便为太阳少阳并病，无须再拘泥于当初太阳病的种种表现。即使是感受风寒引起的病症，不要总是拘泥于驱散风寒，病已经不是太阳病了，就按当下的病机治疗。

有很多时候病人来看少阳病，处几剂汤药后少阳病除而表现出另一经的脉证，此时只要明确诊断，确定已不是少阳病，就必须彻底调整处方，不能再在原方基础上加减。不能因为从少阳病来的，就在调整后的处方中再加入一些治疗少阳病的药物。观其脉证，一定要随证治之。

四、外寒里热脉证并治

太阳病为感受风寒之后，人体的气血奋起抗邪，而表现出的各种病症。正常情况下人体的气血因外表的风寒刺激，表现最严重的是中风或中寒的象，即使外寒郁滞使得内里微微发热烦躁，仍会表现出以外寒为主、内热为辅的病机特点。

如果经过长时间的误吐、误下，或发汗方式不正确，使得表寒不解而入里，内里气血虚衰后对抗外寒就会异常躁动，就会表现出烦躁、口渴等一派热象。这时候病人脉象仍然是人迎二盛的太阳脉，而脉搏兼有数则热烦的火热象，且很多情况下尺脉都比较虚弱。

很多医生见到病人症状表现为一派热象，脉象一派热象，容易误以为是热证，大多都会选择清热的方法去治疗。

如果能够静下心来细细地体会就会发现，这种病人虽然表现为热象，但仔细问可以发现这个郁热的烦躁象不同于真正阳明热证的烦躁：阳明热证的典型症状就是烦躁，没有诱因的烦躁，烦躁发火后会有缓解，不久又会烦躁；而这种太阳病的热烦是郁而烦躁，会表现出不烦躁的时候觉得身体某处憋闷不畅，憋闷加重后就会异常烦躁，烦躁发火后仍然憋闷。也就是说太阳病的热烦是先有郁后有烦，是郁而化热；阳明病的热烦是真正的火气大，不是诱发而致的。太阳病的热烦是为了解郁，阳明病的热烦是为了散热。

面色上：阳明病热证的病人会面色通红，整个明堂都红，深层与表层都是红色；而太阳病的郁热面色表层整体发白或灰白，鼻头与两颧通红，整体明堂表层浮现一层白色。望色的重点是望面部明堂表层的颜色，是用望而不是看，望是放松下来看过去，望到的主要是表层的颜色。

脉象上：阳明病热证的病人脉象人迎三盛，同时由于这种热为由内而外发出，所以脉象洪数，脉搏的最有力点位于脉管的底层，脉力沉；太阳病热证的病人脉象人迎二盛，同时由于这种热为外寒郁闭而导致内里郁热，所以脉象洪数的同时脉搏的表层有一层紧象，脉搏的最有力点位于脉管的表层，脉力浮。

这种太阳病的热象如果用清热法治疗，或可缓解一时，随即火势更猛，越清火越盛，甚至郁火严重到无论怎么清火都不可能有一点点缓解。如果服用一段时间的清火药火势更猛，需要考虑是不是这种火不应该以清热的方法治疗，而不是一味增加清火药的剂量。

对于这种太阳病的郁火，不能按阳明病真正的火热去治疗，而是要根据脉位的浮沉与病人的表现判断火郁的位置，将郁火发之。虽然病人表现为一派热象，亦当用辛温之药发之，如用干姜附子汤、茯苓四逆汤等方，发其外寒而内里之火热自退。

"下之后，复发汗，昼日烦躁，不得眠，夜而安静，不呕不渴，无表证，脉沉微，身无大热者，干姜附子汤主之。"

"发汗若下之，病仍不解，烦躁者，茯苓四逆汤主之。"

这两条都是太阳病兼数则热烦象的治法，都是用热药去散热，即后世所谓的热因热用。热因热用并不仅仅是理论，在临床中非常多见，脉象为太阳，表现为一派热象，脉象也数而有力，用清火药治疗无效，此时只要辨证正确，通过面色、脉象明确为太阳病，仔细问病人真实的所欲，这种病人都是想要把郁火发出来，火发散出来就舒服很多。此时用热药温散，疾病多可快速转愈，不必害怕热药助火。中药治病是以偏纠偏，该热就放胆用热药，若在用热药散热之中以个人的想法加入苦寒清热药，反而不利于散热，会加重病情。用热药去温散郁热，需注意温热药的配伍，既不能因为病人表现有热象便在温热药中加入苦寒药，这样会不利于温热药的外散，也不能在温热药中配伍黏腻甘缓的药物，这样不仅不能散热，反而有可能助热或引起不必要的正邪激烈相争的排病反应。

很多激进的火神派医生，不辨寒热真假，过分夸张辛温药可以退火热的作用，如果不管哪种火热的表现都用辛温方法治疗是不合仲景之意的，仲景治疗阳明热证多用白虎汤、承气汤，已为后世立法，不可只见仲景用温法而忽略清下法的应用。

很多医生会拿几个久治不愈的火热病，服用几剂附子、干姜为主的热药而火热退去来举例，便误以为火热病都可以用热药引火归原，这是认识上的误区。很多久治不愈的火热病病人，多是已被医生用清热的方法治疗，因无效或越治越重而来应诊的，这种病人的病机多是外寒里热的太阳病火证。这时候用温热药正好对证，故而几剂药下来多可使陈年的顽疾痊愈。

但是如果不是这种病机，用这种方法不仅不会治愈，也不会引火归原，甚至很多人还会在服药后病情立刻加重，这就是治错了，医生不可以用暝眩反应之类的解释来掩盖。学医贵在明理，不明理即使有再多的成功经验也不能够重复，临床再久也只是始终顺旧，与医术无增益。

下面看一下金元四大家中的朱丹溪与李东垣治疗此类病机的医案：

"浦江义门郑兄，年二十余，秋间大发热，口渴，妄言妄见，病似邪鬼。七八日后，召我治。脉之两手，洪数而实，视其形肥，面赤带白，却喜露筋。脉本不实，凉药所致。此因劳倦成病，与温补药自安。曰：柴胡七八帖矣。以黄芪附子汤，冷与之饮。三帖后，困倦鼾睡，微汗而解，脉亦稍软。继以黄芪白术汤，至十日，脉渐收敛而小，又与，半月

而安。"(《格致余论》)

朱丹溪的辨证思维非常清晰，其辨证以寒热真假与人体的虚实为纲领，虽与仲景有差异，然细读之，合于《内经》法度，亦为得道医者。

此证虽一派热象，细察脉洪数而实：若脉洪数为真热证，但脉管表层结实，为外有寒凝而内有郁热。其色非纯赤色，为赤带白，尤其是有青筋，确实说明为寒凉内郁造成的热证。治疗选方虽不是经方的干姜附子汤或茯苓四逆汤，而与这些经方的法度却是相同的，用辛温的黄芪附子汤，服后而安。由此看出中医治病的关键在于明人体阴阳逆从之机理，明确的诊断，合于道的治疗立法，最后才是方与药。

"冯内翰叔献之侄栎，年十五六，病伤寒，目赤而顿渴，脉七八至。医欲以承气下之，已煮药，而先师适从外来，冯告之当用承气。先师切脉，大骇曰：几杀此儿！彼以诸数为热，诸迟为寒，今脉七八至是热极也，殊不知《至真要大论》云：病有脉从而病反者，何也？岐伯曰：脉至而从，按之不鼓，诸阳皆然。此阴盛格阳于外，非热也！速持姜附来，吾以热因寒用法处治。药未就，而病者爪甲变青，顿服者八两，汗寻出而愈。"(《东垣试效方》)

李东垣的这个医案与朱丹溪的医案类似，大家都以为脉的至数为热，故见病人脉七八至且病人表现热象而断定为热，此皆因医理未明。这个病人的脉象特点是"按之不鼓"：如果是真的热，热从内来，脉象最有力的位置在脉搏的内部，所以按下去会有上鼓的充盈顶手的感觉；如果病人脉象最强有力点在脉管的表层，脉搏七八至，此数则为虚，故下按之不鼓，无顶手的感觉，说明人体表层有寒而内里空虚。所以东垣断定为阴盛格阳，用桂附温法治之，立愈。热因寒用法是恐其内热过重而拒热药，故候冷而服之。若不明医理，以承气汤下之，必杀此儿，医者不可不慎。

运用温热法治疗火热证一定要胆大心细，在用之前必须是明确的诊断，需要用色、脉、证甚至更多的独立诊法确诊无疑。

能够通过色、脉穿过疾病的表象，准确地判断出寒热的真假，是作为合格医生必须具备的基本素养，否则鲜有不杀人者。对于浮躁的医生辨清楚寒热是很费大脑的，很多时候是需要猜测。而对于始终处于静心的医生，分辨寒热很容易，无论病人描述的症状多么有迷惑性，只要始终保持恬淡虚无的冷静的心，不随着病人的思维走，就能很容易知道病人的寒热真假。

五、风湿相搏病脉证并治

太阳中风的特点为局部皮肤汗孔拘紧而其他大部分皮肤汗孔开泄的营卫不和，如果长时间不治疗或治疗不当，正气渐渐虚衰，气血运行变缓，这时候在局部汗孔拘紧之处就会形成湿气，此便是风湿相搏。

风湿相搏在临床较为常见，除中风误治外也可以见于其他原因。或因人体正气虚，气血运行较缓，这时人体的某一片皮肤受到寒冷刺激，会在受到刺激的部位形成湿气，即风湿相搏，或久卧湿地，人卧则气血运行变缓，外环境又潮湿，也会出现风湿相搏的象。

风湿相搏的象，大家可以体会或者观察一下，天气渐冷时在户外放一个物体，物体表面就会形成一层水结的霜露，久之则因湿而发霉。如果身体某处的皮肤不畅通，且人体的卫气运行变缓，久之很有可能出现这种风湿相搏的象，很多所谓的月子病多是此证，为新产后气血虚弱某一片皮肤受寒所致。

风湿相搏会表现出湿气闭阻与正气偏虚的象，病人一般会表现出身体某部沉重疼痛、乏力懒言等。若湿气闭阻于关节附近，会影响关节的活动，甚至引起关节肿胀变形，形成痹证。《内经》言："风寒湿三气杂至，合而为痹。"局部皮肤因寒拘紧，而它周围的皮肤疏泄，再加之正气虚不能化气行水产生湿气，故而为风寒湿三气杂至，综合起来相互作用团在了一起形成痹证。脉象上的特点为浮虚而涩。

脉的第一个特点是浮，这里的浮是指脉大浮，即最强有力点位于脉管的表层，很多风湿相搏长久不治者的脉位会非常沉，脉位越沉说明湿气郁滞的位置越深。

脉的第二个特点是如太阳中风脉一样软而无力，脉管的表层有一层弦细象，重按无力，说明表层有郁滞，且整体虚。

脉的第三个特点是涩，就是脉搏不流利，《内经》言："滑者阳气盛，微有热；涩者多血少气，微有寒。"我们体会一下这个描述，涩脉反映人体多血少气，说明气推动血艰涩，微有寒也说明气被寒凝，鼓动起来艰涩，就如同一个人负重而行一样。滑脉则刚好相反，反映了人的气稍微有些兴奋地鼓动着血前行，就如同一个人轻装快走一样。所以我们摸脉时要注意脉搏从底层开始往上搏起的速度：脉搏很缓慢地搏起，就是涩脉；脉搏搏起得较快，较流利，就是滑脉。

人体处于风湿相搏的病机是气无力去化湿，故脉搏动起米会比较滞涩。

典型的涩脉非常好摸，但涩脉中兼杂着其他脉就不容易摸出了，比如病人脉涩的同时稍微有点兼"数则热烦"象时，或者脉率较快，这时候涩脉就需要细细地体会。我的经验是：涩脉搏起的速度明显慢于回落的速度，滑脉搏起的速度与回落的速度差不多，或搏起快于回落。无论脉搏1分钟跳多少下，不会影响我们准确判断脉的滑涩，脉涩就是脉涩，摸久了就容易体会到脉的滑涩了。

细细地体会"浮虚而涩"这三个风湿相搏脉的基本特点，明确的诊断是正确治疗的前提。

需要说明，后世医家对脉的定义不同，很多医家虽然用同一个名字命名某一种特殊的脉，但是其对脉象的描述与该脉所反映的病完全不相同，朱丹溪在诊脉中极度重视的涩脉并不是我们今天所讨论的涩脉。

在自然环境中出现了湿气，最好的处理方法是让空气流通起来并让温暖的阳光照射进来，这样暖风长久地温煦自然没有湿气。风湿相搏的治法也是如此，让人体的气在湿气所壅滞之处温暖而长时间地鼓动起来。

根据风湿相搏的位置与人体的虚实情况，可选择桂枝附子汤、甘草附子汤、白术附子汤、芪芍桂酒汤等。若风湿相搏于肌表可多用桂枝、生姜等药；风湿相搏的位置较深可多用生白术、附子。若病人脉象较空虚，可选择防己黄芪汤、防己茯苓汤、木防己汤等。

对于这些方剂，要用心去体会这几味药熬在一起综合的感觉，体会方剂中不同药物比例对汤药温性与动性、走表与走里的改变。

注意：

若风湿相搏于表，如果去温通内里，湿不去反易化热，甚者热与湿相裹形成痈脓。

若风湿相搏于里，如果去温通肌表，内湿不除反而耗伤正气，正气虚更无力温化湿气，内湿更重。

若用药只温散而不守，温散之药一涌而散，无长久温煦之力，虽有一时之功，但耗伤正气，药力一过湿气更多；若用药只温补而不散，甘温聚而化热，亦于病无益。

治病需有法度，明变通，如此无过与不及，因人而异调整方药，则病可去。

李东垣应用风药原理

针对风湿相搏的病机，李东垣治疗擅长用风药，如羌活、独活、藁本、防风、蔓荆子、升麻、葛根等，这些药比较疏松，具有宣通气机的作用。这些药在李东垣开的汤剂中仅仅用几分，很少有超过一钱的，是起到轻轻宣通的作用。

下面我们依然用取象比类的思维来体会一下：人的阳气被湿阻，不得畅通，就如同并不很旺盛的火苗上盖了很厚的湿柴，火苗被湿柴压盖不能充分燃烧，体会一下风湿相搏是不是这个象？这时有生活经验的人都会知道处理的方法就是徐徐吹风，慢慢地吹风，火苗会越来越旺，此时不能吹大风，大风一吹反倒容易吹灭微弱的火苗，这就是李东垣应用风药的原理。

我刚开始临床时还未体会到风药去湿之理，曾模仿李东垣的思路，用风药但未注意药用的剂量，用了较大量的风药去治湿，大部分病人复诊时症状改善不明显，或有效而不能持久，而复诊时脉象都变得迟涩无力。刚开始我以为是古人欺我，现在明白是因为未明古人之心。我现在在临床用这些风药大多是二三克，甚至一二克，多则不过四克，效果非常好，起效很快而且作用持久。

再强调一下：针对风湿相搏的病机选择风药治疗，只有小风才能使人体阳气通畅，若风药剂量过大，疏散力强，可驱散表寒或驱除正气较充盛时的湿气，对于风湿相搏的病机用量过大反起不到好的疗效。

六、太阳病总结

太阳病是临床中非常常见的病，以上也只是举了一些常见太阳病证的诊治方法，主要是提供一种临证的思维，不要刻板应用。

临床过程中不要想着这个病人该用什么方子去治疗，而是静下心来观察病人究竟是什么病机，整体的状态是怎样的，然后想的是用一个什么法去纠正这个人体的偏差，使人体在这种治法的干预下会更接近阴平阳秘，剩下的方与药的选择是自然发生的，不需要费力思考自然知道该用什么方治疗，自然知道该如何调整方药的比例与用量。

太阳病的诊断

太阳病的病机特点为风寒刺激引起人体气血奋力去抗邪，人体气血表现出如夏天般茂盛的太阳象。中医的诊断必须是明确的，有风寒必须能够清楚地诊断出来，没有风寒也不能够胡乱推理给病人硬安上，所以明确的诊断是好疗效的基础。

首先是脉诊上的明确诊断：第一人迎气口对比诊法为人迎二盛，将脉搏下按至最大最有力的点，对比左右手关前一分的大小，对比关前一分与关脉的大小，很明确地诊断出太阳病；第二脉力为浮。

如果满足以上两个条件，就可以通过脉诊确定为太阳病；如果人迎气口对比诊法为太阳病，而脉力不浮，只能说明这个人平素为太阳体质，不是病态。

脉诊明确诊断后还需要更进一步证明，这就需要问病人的主诉，让病人详细描述一个症状，感受这个症状所反映的气的状态，看是不是表现出有邪气郁滞在外而正气又去抗争的象。

以疼痛为主诉的证多表现为紧痛；

以发热为主诉的证多是郁而发热的感觉，发热多恶风或恶寒；

以咳嗽为主诉的证多是憋喘样咳嗽，等等。

大家可以举一反三。

从症状上证明了太阳病，还可以用更多的方法来验证：

如面色，太阳病的病人无论基础肤色是什么颜色，表层都会有一层或灰或白的色；

也可以通过病人的身形来验证，因为寒邪收引，病人的坐姿与动作有郁滞的紧缩的感觉。

验证的方法很多，每一种方法都必须是心的体验，而非头脑中公式化的应用。

这样通过两个以上的方式确诊太阳病，接下来的治疗处方就是明确的。

太阳病的治疗

太阳病的治疗法则为汗法，这种汗法不是不辨证地发表，而是通过调畅郁滞的气机之后营卫自和的出汗，只要是能使气机外散的法都可以称为汗法。

如果脉位较浮，病邪较浅可通调营卫发汗，选方如用桂枝汤、麻黄汤等类方加减，辨证地疏通郁滞于表的气机而发汗。

如果脉位在中位，病邪虽深入但病位不深，可因势利导地用发散加利小便法，选方如苓桂剂、五苓散等类方加减。

如果脉位很沉，病邪深入也较深，可用温散的方法驱散风寒，选方如芍药甘草附子汤等方加减。

太阳病如果兼有其他邪气，脉象上兼有沉潜水滀，或支饮急弦，或数则热烦，需要进一步辨证选方。

太阳病的治疗方法不是几个方子就能涵盖了的，同为太阳病在细节上差异很大，风寒在表还是在里，在表是中风还是伤寒，在里邪气的深度与正气的虚实情况，即使风寒入里是否还兼有表证，正邪相争是否剧烈，尺脉所候的内里气血虚实情况，是否有痰饮血闭等病理产物，这些病理产物的多少以及对经脉的闭阻状况，等等。观其脉证，知犯何逆，随证治之，这是太阳病以及一切疾病治疗的根本方法，我们要保持公正的心真实地根据病人的状况选择最适合病人当下状态的方剂，而且不应拘泥于经方。

中医治病不是对抗式的，而是引导病人的气血回归平和，太阳病的治疗也是如此，用药物引导人的气血解开风寒的束缚回归自然运转，脉象的浮象解除而且整体脉更加从容和缓，尺脉更加有根。

七、结胸与痞病脉证并治

"病发于阳而反下之，热入，因作结胸；病发于阴而反下之，因作痞。所以成结胸者，以下之太早故也。"

本太阳病，正确的治法是根据风寒的深浅选择各种发散的方法治疗。如果选择了下法，会使风寒更进一步地深入，风寒入里影响脏腑气机，脏腑气机不畅产生水滀或支饮，这时候称这个病变为结胸或痞。

如果正邪在内里相争较重，属阳为结胸。其病因是病人素体比较亢奋，受风寒后正邪相争较亢奋，此时用下法之后引邪入里，正邪在里仍相争较重。

如果正邪在内里相争较缓，属阴为痞。其病因为病人本身比较柔弱，受风寒后正邪相争较和缓，或病人素体不虚，受风寒后误治使病人气较虚，使得正邪相争不剧烈，此时用下法后引邪入里，正邪在里相争较和缓。

对于引邪入里，我们要真实地体验到：人体表层感受风寒，人体气血受刺激而亢奋并与邪相战于表层，脉象浮紧或浮缓。此时如果用了下法，一下之后气血便不再亢奋，而风寒之象未解，便会随之深入，脉位由亢奋的浮变为沉，或只有一部脉浮其余脉沉。对于太阳病用下法误治，就相当于两军相战于城外，本当擂鼓助阵，帮助我方击退外敌，而误用下法就相当于断了我军的粮草与援军，败了我军士气，则外敌必然侵入内城。

结胸与痞证除了病因不同，痰饮结的位置也不相同。结胸与痞证所结部位都是人体胸膈的周围，病人描述时都会说心脏下胃脘周围某一片区域难受，结胸顾名思义为痰饮结于膈上，心下痞顾名思义为痰饮结于膈下。我们体会一下由膈隔开的膈上与膈下的气血状况，位置不同，其气血的运行状况不同，同样的痰饮停留于不同的位置人体的反应也不相同。

体会一下膈上的气血运行状态，膈上心肺部气血随着呼吸快速运动，如天气般风云变化，一旦有痰饮阻塞，人体气血会与外邪做非常亢奋的抗争，表现症状为心下胃脘胸膈周围疼痛拒按甚者如石般坚硬不通，病人会较烦躁。

膈下胃腑蠕动，其气血运行就要比膈上缓很多，气处于相对和缓的运动过程中受到痰饮的阻塞，人体气血会与外邪抗争较柔和，表现症状为心下胃脘部闷堵感，或有物郁堵于胃脘不消化的感觉。

在古人的思维里无论心脏的搏动还是肠胃的蠕动都是由气推动的，就如同风吹云散，风吹水面起波浪，一切都是气的运动。同样的郁堵，在波涛汹涌的江海与绵绵的小溪所出现的景象不同，因此结于膈以上与膈以下人的反应也不同。

结胸病与痞都是临床较常见的病，脉象上结胸与心下痞也有异同。因为膈周围有痰饮，所以脉象上寸关尺三部脉整体脉形上呈倒置的惊叹号，即关尺脉会表现如按琴弦的感觉，寸脉或寸与关之间的位置会出现如豆大的结实的脉。在脉位上，寸主上焦，尺主下焦。体会一下当人体的气血被痰饮阻塞而集中于膈周围的脉象表现：脉象上会在寸周围鼓起一个小包，像一个珠子一样；关脉与尺脉显现出阻塞不通的弦象。体会一下脉管在寸部周围打了一个疙瘩，关尺脉气血不流通而紧绷的感觉，就是这种脉象，"寸脉浮，关脉沉"。

两种脉象的不同点在于：结胸由于正邪相争较剧烈，所以脉象表现为非常拘紧有力，甚至脉象会有躁动之象；心下痞的脉象，从脉位上要明显沉于结胸，由于痞证的正邪相争不很亢盛，所以脉象表现为沉弦微有力，甚至脉象会滞涩。

仲景理法

结胸病治疗

治疗上，结胸病为痰饮内结正邪剧烈抗争，所以此时治疗的方法为直接因势利导去除痰饮，因病位较深，可选大陷胸汤或大陷胸丸下之。

注意下法为峻下逐水的治法，目的是下痰饮。如果不下痰饮而是选承气汤或大柴胡之类的下气法治疗，会使邪气进一步深入。

如果痰饮较少，或服用大陷胸之后痰饮去除大半而未尽，脉象浮滑有力而弦，可用小陷胸汤下之。

痞证治疗

痞证为痰饮内结同时正气稍虚，治疗仍是驱邪为主，但不能用峻下法。峻下伤气仅适用于邪实正盛，峻下法不利于正气稍弱的痞证的痰饮。痞证需用辛开苦降的方法使气机畅通，温通痰饮，如果为支饮内阻于心下可选半夏泻心汤，水漉内停于心下可选生姜泻心汤。

如果支饮引起的痞证，同时病人素体虚弱，或痞证误治之后正气虚弱，脉象如痞证，脉只是比较虚弱，可用甘草泻心汤。

有时候痞证只是微微有一点痰饮，脉象上两关前到寸部虽有鼓起的小包，下按表层有力内里无力，此时脉象上表明只有一点点的痰饮附着于脉管的表层，只需选一些苦降之药沸水浸泡须臾，只取其苦降之气不取其味，选大黄黄连泻心汤。

若脉管表层较坚硬，可选附子泻心汤。

痞证长久误治，正气虚弱较重，治疗则需扶正为主，可选旋覆代赭汤或理中汤治疗。

预后

结胸与痞证正确的治疗为痰饮去而正气恢复，脉象上会两寸或寸与关之间结实的疙瘩逐渐松软，整体脉象恢复从容和缓。

对于结胸与痞证的治疗，若正气较充足时，选用陷胸剂或泻心汤治疗时需衰其大半则止，再以平和之药善后，多选后世健脾化痰的方剂。

脏结

结胸与痞病若长久失治误治，会引邪气进一步入里，导致脏结。

脉象上脏结要比痞证的整体脉位还要沉细，感觉脉搏的上下两个脉管紧贴在一起，局部两寸或寸与关之间的小疙瘩非常牢固，推之不移，像有根针扎于骨肉，按之坚硬。

此证相对较难治。此时若人迎大于气口，为三阳病，需在辨证的基础上扶正祛邪，祛邪需选择质重的软坚散结、破癥除痞之药；若气口大于人迎，为三阴病，需先扶正，扶正时不能助邪，待到正气恢复后人体转为三阳病再祛邪。

八、邪入心胸脉证并治

太阳病正确的治法是根据病邪的深浅与虚实发散而解。若发汗不当复加反复吐下，正气虚弱病邪深入，与正气结于胸上，胸中气血运行较快，一旦感受外邪其反应也比较剧烈，会表现出烦躁不得眠，有心胸部郁堵不畅的感觉，这说明邪气内陷入胸中。

邪气内陷入胸中与结胸证和痞证有类似之处，相同之处为都是邪气结于某一处，脉象上都会摸到某一部位有豆大的结实脉。不同之处是邪气内陷胸中的病变位置较高，所以结实脉的位置多位于两寸；而结胸和痞证病变位置多为膈周围，所以结实脉的位置位于寸脉与关脉之间或两关脉。

由于结于上焦阳气较多的地方，所以邪气陷入胸中的脉象多是外层有一层紧象，重按之呈数则热烦的脉象；而结胸与痞证为痰饮内结，所以重按之呈沉潜水滀或支饮急弦象。

邪气内陷胸中的脉象特点为两寸脉比较结实有力，且有数则热烦的象。因上焦不通，关尺脉会弦一些，多弦而无力。

邪气内陷入胸中的特点为外寒里热，治疗需要一方面散陷入胸中的邪气，一方面要清上焦的火热，选栀子豉汤类方。

栀子为很重的果实，能够清下胸中之热；豆豉为豆子的发酵品，具有很缓和的外散之力。如此一清一散，胸中之邪散而热气清。具体加减方法需要仔细阅读《伤寒论》条文，体会其中微妙变化，如法加减应用。

栀子性苦寒，临床需炒用，若用生栀子，苦寒败胃很重，易引起呕吐或胃痛。临床用此方需根据患者整体状况选择用量，我一般炒栀子用4~9克。若栀子用量过重，苦寒败了脾胃，反倒会加重病情。

如果病人只是表现出胸内有寒邪，而未表现出热烦的象，或虽表现出热烦象但寒邪较重，脉象上两寸脉紧而有力，可因势利导，其在上者因而越之，用瓜蒂散催吐。

若两寸脉结实而有根，按至骨仍有力，为脏结。不可用栀子豉汤及吐法，为难治，需辨证地去软坚散结破癥瘕。

九、血蓄下焦脉证并治

当太阳中风或中寒被较严重地误下，或误下之时正处女子经期，邪气深入血分，导致血液凝滞不通于下焦，造成血闭。脉象上脉搏最有力的位置会处于接近骨的沉位，且尺脉会特别沉且紧实，尺脉候营血。很多人的尺脉乍一摸摸不到，按到骨后触到动摇有力的石硬脉说明血闭位置很深，张仲景称这种尺脉很紧实的血闭为血蓄下焦或膀胱蓄血。

当一个病人两尺脉的搏动明显比寸关力度强很多，这说明下焦有郁滞，需要进一步体会病人的两尺脉。如果两尺脉有力是沉潜水滀的感觉，即虽然沉紧，但下按之脉搏较宽，为下焦膀胱蓄水，可用甘草干姜茯苓白术汤、肾气丸等治疗；如果两尺脉有力是非常沉而牢坚，越往底层脉越有力，可确诊为蓄血。

下焦蓄血一般病人小腹会比较硬，触诊肚脐下会摸到明显的坚硬，病人一般都会表现出烦躁，某一个固定不移的位置疼痛，疼痛位置比较深，且多夜间加重，夜梦多会梦到已故去的人或各种恐怖的场景，妇女月经多会有血块。病人面色多如蒙了一层灰纱的感觉，长久的血闭会导致面色黧黑，尺部的皮肤粗糙。

很多久虚的病人，长时间益气健脾而不效，很有可能是下焦蓄血所致；也有很多人喜欢自服滋腻的补肾药养生，久之血液凝滞不畅导致下焦蓄血，再继续吃补肾药则越补越虚，此时若血闭不除，脏腑功能就不会恢复，无论用什么补气养血的药都很难有长久的疗效。

蓄血病位较深，治疗时需要选择一些密度较大质量较重的药引导气血入到血分，这些能够引导气血入血分去攻冲下焦蓄血的药物，《神农本草经》都会记载"主血闭"。

《神农本草经》对药物作用区分得很清晰。血闭就是指血液闭阻于下焦的证；瘀血是指人体的络脉中有瘀血不通。治疗血闭的药物要么是动物药，要么是比较质重的药；治疗瘀血则是具有一定的动性能够通络的药。有些药物是既能治疗血闭也能治疗瘀血，有些药物则只能治疗一种。

治疗蓄血需要根据病人的整体状态辨证施治：如果人体比较结实，为三阳病，可直接下血闭，用抵当汤、桃核承气汤、抵当丸等；若病人整体较虚，或三阳病寸关脉很弱，尺脉很沉，或三阴病，这时不能用下血闭的方法，需要缓攻血闭，可用大黄䗪虫丸、桂枝茯苓丸等缓攻；若整体特别虚，则需先扶正，待正气稍作恢复再攻血闭。

下血闭的汤药一定要控制药物的比例与用量，久煎一会儿，让整个药汤药味浓厚，形成以味为主以气为辅的感觉，这样才能深入下焦血分攻冲血闭。

若药物动性太大动气过猛，病人服用后过分泻下，则不能去除血闭。

结胸、痞证、邪入心胸、下焦蓄血的共同特点是病理产物壅滞于体内，会表现出一部脉明显比其他脉结实，此时人迎气口脉诊有时仍然是人迎二盛的太阳病，但不拘泥于太阳病。只要是三阳病，且正气不是特别虚弱，都可选择针对病邪的方剂祛邪，辨证重点是如何因势利导地祛邪。待邪去大半之后，单独的脉象与其他脉相差不大时，再根据人体大环境的六经特点，顺应人体的气机同时祛邪。

另外，下文中提到的炙甘草汤证，虽多为太阳病（脉象上人迎二盛，最强脉力位于脉管表层），但也并非必为太阳病。

十、炙甘草汤的应用

"伤寒脉结代，心动悸，炙甘草汤主之。"

我曾经被很多人灌输炙甘草汤治疗心脏病有特效，尤其是治疗早搏有特效。我刚上临床时一遇到有结代脉的心脏病病人，几乎条件反射般立刻开炙甘草汤，虽然有很多的特效案例，甚至还急救过重症心衰病人，但是客观地说仍有相当一部分患者反馈效果不佳，甚至有一些人服用后病情加重了。

很多学生总是希望听我讲特效医案，来增强他们对中医的信心。我想如果信心是建立在一堆特效医案之上，那可以肯定的是这个医生的临床疗效极为不稳定，有时有特效，大部分则是无效。这就是为什么有些医生自认为医术很高却总是得不到患者的信任，甚至自己的家人也不信任。医生不能总陶醉于曾经的特效案例之中，应直面现实。

现实是人体是一个整体，局部病变是人整体失调的局部表现，任何建立在治疗局部某一个点特效的方剂，只会有一定的有效性而不会有很高的有效性。这不仅包括炙甘草汤并非是治疗早搏的特效方，也包括茵陈蒿汤治疗胆囊炎、甘草泻心汤治疗白塞病、酸枣仁汤治疗失眠、柴胡加龙骨牡蛎汤治疗精神疾病等。

现在静下心来，体会一下炙甘草汤的条文，这几个字就能清晰地反映出病人的当下状态。

感受风寒之后随着邪气的深入，同时，人体正气也大量地消耗了，在人体正气极度虚劳的时候如果还要去对抗寒邪，人就会表现出心慌心悸，这说明确实是虚到极限了。就如同我们已经劳累到了极致，却发现还有问题必须马上去应对，这时候容易出现心慌等感觉。这就是炙甘草汤条文所表达的人体的状态。

临床中很多心脏病病人表现为一紧张劳作就心慌或者一到冷天就心脏病发作，都是这一证型。

脉象上会表现出人迎气口脉多为太阳病，脉象浮芤，最强脉力位于脉管表层，脉管的表层微有紧象。同时，脉搏的力量或脉率会有变化，或表现出脉搏的力量一会儿有力一会儿无力，或表现出脉搏跳动有停顿间歇。

"代则气衰"，人体的气刚开始虚衰时，脉搏力量会变弱，脉会空虚一些。当人的气衰到较重时，脉搏就会出现"代"，这种"代"一部分会表现在脉率搏动快慢的不规律上，更多的是表现在脉搏强度的不规律上。医者摸脉反复举按，找到脉搏搏动最强力的位置，将手指安静地置于这个力度不动，反复体会脉搏的搏动力度。如果明显摸到脉搏力量的变化（轻微的变化没有意义），这种变化必须非常明显，一会儿有力一会儿没力，这就是脉代。如果"脉代而钩"病在络脉，即有一部脉鼓起一个小包，这个鼓起的小包脉搏代，就说明局部络脉有邪气未去。如果没有明显的钩脉，就说明代则气衰。

伤寒脉结代心动悸，为极虚，治疗法当峻补，以峻补为主稍稍温散寒邪。因为这时候人体处于正虚有邪的状态，补益需有补有守，要补益起来待正气慢慢去驱散寒邪。

此时若只用甘温之品，甘温之药补益的同时使气动起来，补而不能守，稍微补益的正气很快就会因驱散寒邪而消耗掉，不能长久。

此时若只用甘寒滋腻之品，妨碍气的运行，不仅不能起到补益效果，反倒易使正气更虚而寒邪更甚。

需甘温与甘寒同用，使气持久而温煦地满溢起来，以甘味药为主，少佐一点辛散药，即炙甘草汤的治方之法。

心动悸脉结代的原因很多，病证也很多。炙甘草汤对大部分偏虚性的心动悸脉结代都会有一定疗效，而最对证的病机是因风寒不解或是风寒诱发的心动悸脉结代。

如果是单纯虚劳引起的心动悸脉结代，服用炙甘草汤也会有一定疗效，然而不如更对证的辨证应用黄芪建中汤、桂枝加龙骨牡蛎汤等类方疗效显著。

同样如果病人是较严重的虚寒，脉结代，但表现的不是心动悸，而是其他虚寒象一样可以用炙甘草汤治疗。

炙甘草汤非常滋腻，若有痰饮所致的心动悸脉结代绝不可服用，用

仲景理法

之会加重痰饮。

十一、主不明则十二官危

"主明则下安，以此养生则寿，殁世不殆，以为天下则大昌。主不明则十二官危，使道闭塞而不通，形乃大伤，以此养生则殃，以为天下者，其宗大危，戒之戒之。"

作为中医最重要的就是要主明，这个"主"结合原文的上下文看是指作为君主之官的心。如果一个人主不明那他就很危险，在主不明的状态下自身的五脏六腑会受到很大的损伤。如果主不明去帮助别人或者去给人治病，那病人就很危险了。古人的学问是格物、致知、诚意、正心、修身、齐家、治国、平天下，不可不修己而妄去为事，如此则大危，戒之戒之。

什么是"明"，我们结合中国的经典就很容易知道"明"的意思，"圣人抱一为天下式，不自见，故明""自见者不明"。如果处于恬淡虚无的状态，在这种状态下反观自己的内心，内心是放松的，无任何知识在心头盘踞，就会感觉内心清净明亮，始终处于这种状态就是抱一，就是明，以这种状态去做事就是明明德。

不要固执地用自己的思想去改造别人，或者用自己的标准去要求别人，而是静静地、真实地观察每一个病人的偏差处，不用知识去推演，不用标准去衡量。抱持着知识与标准就是自见，就是不明。我们要去掉自见，真实描述出病人的问题，不用头脑去思考疾病，而是用明亮的心去感受病人痛苦的感觉，真实地感觉病人的描述究竟代表着气处于什么状态。客观真实是真理存在的前提，医学容不得半点儿偏见与虚假，任何微小的虚假都有可能付出生命的代价。

保持主明去看病是取得中医稳定疗效的前提。当我们接触病人的时候，无论病人说的是什么病名，或者症状多么像曾经治过的一个病人的症状，都不能失去自己的觉察，不能仅凭经验或书本去开方。静下来，忘掉知识或者让知识仅处于背景当中，细细地体会病人描述症状的感觉。不要只是记录症状，而是感同身受地去用心体会病人不适所反映的气的状态，感受正邪相争的状态。

如病人主诉头痛，不要只记录下头痛，然后想头痛的特效药方，而是先通过他描述头痛的部位与深度以及疼痛的虚实来判断病人当下所处的六经状态；再通过其他症状和病人的言谈与身姿更进一步确定六经的状态；再根据病人的不适感觉判断病邪，并通过病人整体的描述进一步确定六经的状态；形成对人体大体的认识。最后通过精细的脉诊测量看脉证是否相符，只要脉证一致，就可以很确定知道病人当下的病机状态。

临床上若要取得稳定的高有效率与治愈率，就必须让自己的一切知识在天地之理的统筹之下，重视规律远胜于掌握具体的知识，在主明的状态下，没有特效方与特效药，有的只是对客观规律的尊重。

保持恬淡虚无的心，回到古人的看病思维来观察疾病与学习经典，这是唯一能够长远走下去的道路。

第六章　辨阳明病脉证并治

一、知行合一学中医

知与行之间的关系，中国古代文人们争论了很长时间，不同学派执着于自己所认定的知与行的关系，相互均不能说服，直到王阳明提出知行合一，大家才体会到没错的，中国文化的特点就是知行合一。

很多人说知与行的关系有什么值得争论的，甚至知行合一的论述怎么会引起共鸣，这是中国文化很重要的思辨课题，而中医是中国文化的分支，知与行在中医中也有不同的认识与争论。

关于中医的起源，一种是认为先有理论后有临床实践，尤其是相信中医是玄学的中医，非常坚信中医一定有一套玄之又玄的理论，他们认为是有几个圣人在屋子里苦思冥想想通了一套哲学原理，这套哲学原理具有完善的基础概念和几近完美的逻辑，他们通过反复求证与证伪确定了这套理论体系，然后用这套理论体系指导临床，疗效非常高。

很多中医学者则认为中医的理论体系是建立在临床经验基础之上的，中医是中国古代劳动人民在社会实践中创造出来的，是朴素的自然科学。他们很实事求是地摆出各种证据，呈现了医学幼稚时期的医学面貌，展示了医学工具的改良过程，展现了不同时期的医生对同一种疾病认识的转变，这一切都明白地指明了中医学是古人医学经验的总结，在经验总结到一定程度结合了哲学的思考而产生了现有的中医学的雏形，并随着历史的发展不断完善。

第一种认为先有理论体系之后才有临床实践，只有较高的理论体系才会有较高的临床疗效，这种认识就是先有知后有行，是知先行后，而且知指导着怎么去行；后一种认为实践出真知，是先有的行后有的知，而且知是为行服务的，行指导着知的走向。由知和行先后的争论发展到知和行难易的争辩，有人固守知难行易，有人固守知易行难，各自找出证据，谁也说服不了谁。

这两种认识在《伤寒论》的认识与学习上产生了很大的分歧。一批学者认为张仲景就是一个经方家，他搜集了所有古代医书中最有效的方剂，将在临床中总结出的最有效的应用方法著成《伤寒论》，他们的证据就是整本《伤寒论》正文中几乎没有讲理的内容，他们的名言是"张仲景是不讲理的"。另一批学者认为张仲景有一个很神秘的理论体系，这个理论体系支撑着他的临床，每一个方证都是由这套理论体系推理而得，虽然现在还没有一套能够完美解释一切条文的理论体系，但是他们相信一定有这样的理论体系，这套体系最大的可能性来自于《黄帝内经》，不乏有人用《周易》或兵法等组成一套说理的体系来解释《伤寒论》。固守方证的学者会认为搞理论的脱离临床，不实用；固守理论的学者会认为搞方证的境界低，没内涵。对于知重要还是行重要，大家各执一词，当然也有折中派主张理论联系实践、理论与实践相结合，实际上这种主张不是知行合一，理论联系实践是先有知后有行，是知先行后。这一切问题都源于将知与行分开所致，只要分开谈知与行，那么无论谁先谁后都不是中国文化的治学方法，知与行是永远分不开的。

格物致知是中国的治学方法，即静下心来摒除一切概念去直接体验。既然是静下心来去体验，那就得抛弃一切理论体系，以安静的头脑、敏锐的心灵直接去观察客体，如果抱持着一套理论体系，就只能用理论分析客体而不能直接去体验客体。就如同在烹饪中判断食物咸淡是否合口，不可能依靠一套理论来完成，而需要直接用口去尝。既然是静下心来体验，在体验的过程中就会发现事物的规律，单纯地记录这些规律，不会形成与体验无关的理论体系，而经典记载的也只有规律没有理论。

中医是真实地体验天地与人体。我们每一次的体验都是全新的，而经验是陈旧的。临证中每一个病人都是全新的个体，即使对于复诊的病人也是一个全新的个体，如果体验全新的个体却抱持陈旧的经验，那么对这个个体的体验就很容易产生偏差。用经验去临床是终始顺旧的重复，而体验则是以全新的心态去探知每个病人真实的偏差。在体验过程中会有一定的纲领，而不会用旧的经验指导新的体验，经典记录的只有纲领没有经验。

先有理论还是先有实践的问题点不在于谁先谁后，问题点在于中医没有理论指导下的实践，也没有实践过程中形成的理论。知行合一即是没有分开的知与行，只要知与行分开了，那这个认知过程就是偏离于中道的。我们求知的过程不是用脑子记忆概念或思考概念之间的逻辑关系，而是用心去体验知识，用心去验证知识，用心来行知识，这样知中就有了行；我们在实践过程中不是机械地重复，不是去对应症状处方，而是用心去静静地观察，静静地通过各种现象体会出内里的规律，用心去体悟现象，这样行中就有了知。这样知中有行，知就是道的表述，行中有知，行就是在体验道，知行是一不是二。

在古人的思维里是反对说教的，尤其是道理上的说教。说教针对的是头脑，头脑的特点就是不停地质疑。古人的教育最主要的是礼教与乐教。礼教如果用于束缚人性就会成为鲁迅先生所描述的吃人的礼教，而礼教的目的是恢复人的天性，礼之用和为贵。当人处于最放松的、恬淡虚无的状态时，面对外环境的变化时会有很多自然的行为，比如在恬淡虚无的状态下见到长者自然会对长者产生尊敬的以礼作揖，在恬淡虚无的状态下遇到亲人离世自然就会行寄哀思的孝礼，在恬淡虚无的状态下遇到小孩自然会行慈爱的礼。人在恬淡虚无的状态下不会对外界的变化漠不关心，而是非常敏锐地与外部的变化互动，有非常合时宜的行为，这些行为就是礼。千万不要用圣人的礼来强制限制人的行为，礼的行为是人自然产生的，就如同我们进入图书馆自然不会大声喧哗，这个行为是人在自然的恬淡虚无状态下没有束缚的行为，如果你在图书馆里放肆喧哗，这种个性不代表你没有束缚，恰恰相反，说明你的心已经被喧哗给束缚住了。礼教的关键不是束缚，而是自省，通过自己的行为看自己是否恬淡虚无，在空屋子里空谈恬淡虚无是没有意义的，只有遇到事才能暴露出你是否真的恬淡虚无，只有在与问题相处中才能体现恬淡虚无的真实意义。当我们独自相处时，觉察自己是否处于喜怒哀乐之未发的状态，当做事时觉察自己是否能够发而皆中节，发而中节的前提是你始终处于恬淡虚无的中正状态。在做事中保持着恬淡虚无，时时以日三省吾身来觉察自己是否离开了恬淡虚无，这便是礼，通过做事的修学，使自己越来越放松，这便是中国以文化人的文化，从修身开始，然后才可依次齐家、治国、平天下。如果你日常自然的行为符合礼，这说明你的气已经恢复恬淡虚无，这样你会自然看到各种事物的真相，而不是去分析与猜测。处于恬淡虚无的状态就是道的状态，在这种状态行的医术就是符合自然规律的。

关于乐的教育也是如此，通过反复唱诵中正平和的雅乐，体会音乐所描述的场景，不能听靡靡之音乱人心智，也不能听战国时期的郑声使人淫乱放纵感官。古代的诗歌都是唱的而不是朗诵，唱更能够体会诗歌中的意境，通过唱诵来用心体会各种意境，慢慢地越来越放松，同时心越来越细腻，越来越能够静下心来清晰地看到事物的真相与发展规律。人在心情舒畅的时候都喜欢哼着小曲，只要人在恬淡虚无的放松状态，唱歌是人最自然的行为，甚至可以唱一天也不会觉得累，知行合一的学习也是如此，完全不需要强迫去学习，学习是自然发生的。各种道理上的说教会让人紧张而离开恬淡虚无，尤其是现在各种成功学与中医速成班的教育，首先毁掉的是最珍贵的恬淡虚无的心，礼乐的教育是潜移默化的，是符合人自然的天性的，初学快乐，越学越快乐，所谓"乐是乐此学，学是学此乐"，这便是中国几近遗失的教育，通过这种教育培养出自然放松的君子。

中西方教育的本质区别在于西方的教育针对于头脑，而中国的教育针对于心；西方教育注重培养具有强大知识储备与计算能力的大脑，中国教育注重的是养护中正安舒的浩然之气。所以西方针对头脑的教育是分为理论与实践两方面教授，而中国针对心的教育则没办法分开知与行。阅读经典看似在求知，实际是在体会经典中所描述的场景与自然规律，是身体力行地体证经典，这个过程也可以说是行。生活与工作看似在行，实际是在生活中体会真实的场景与真实地观察自然规律，是在生活中更细腻地感知现象与规律，这个过程也可以说是知。所以知就是行，行就是知，都是心处于恬淡虚无状态的体验。

处于恬淡虚无的状态去体验中医经典，去体验《伤寒论》所描述的人体气的状态，就如同读诗歌体会诗歌的意境一样，诗歌用一个场景描述诗人的心绪，《伤寒论》用几个症状就能准确地描述患者的气的偏差状态。所以读《伤寒论》既不要用各种高深莫测的理论去推理，也不要记忆什么症状对应什么经方。学习《伤寒论》就是回归到恬淡虚无用心去体验条文与经方，这样越学越简易真切，简易是因为拨开复杂的迷雾看清真相，真切是因为是真实的心的体会。临证也是如此，既不要用各种理论去推理病人的症状，也不要仅通过病人的症状处方，而是静下心来去体验病人的状态，体验病人脉搏内气的状态，体验面色所反映的气的状态。因为是真实的观察，所以越来越真切；因为没有了对病情的胡乱猜测，所以看病越来越简易。在临证中更能够真切地体会到经典真实不虚，在读经中更能够简易看清疾病真相。

二、阳明之为病，胃家实是也

阳明病状态在天地间的四时为夏至到夏至后四十五日的长夏的象，在一天为午后的象，在人体的呼吸为吸气至最饱满时期的象，这个象的特点是极度的亢盛状态。

经历过三伏天的人都会对这种状态有清晰的认识。这个时间天地间万物的特点是极度繁茂，空气极度炎热，天地间的一切花草树木都极尽向外展现自己，把根吸收的一切养料都供养给枝叶，此时的根是相对缺乏养料的，江河湖海的地表水也都进入了汛期，潮水翻涨。人处于阳明状态也如天地间长夏一样亢盛，人体的气血大量向外涌，人体处于亢奋状态，会表现出"身热，汗自出，不恶寒，反恶热也"。

《伤寒论》形容阳明病的象用了三个字"胃家实"，张仲景在太阴病篇同时还提到"至七八日，虽暴烦，下利日十余行，必自止，以脾家实，腐秽当去故也"。胃家实的象是身热汗自出，脾家实的象是暴烦下利。张仲景在《伤寒论》中很少提到具体的脏器，条文中所提到的脏器也都是代表部位，如膀胱、下焦、心下等都代表的是部位，而这里的脾家与胃家的概念是对一系列现象原因的解释。

这里的脾家与胃家需要仔细体会，还原仲景本意。在后世医家的认识里脾胃是共同概念，脾胃多一起并提，如脾胃虚弱等。而在张仲景的认识里脾家与胃家却是截然相反的概念，一个是汗出身热而不大便的胃家实，一个是暴烦下利十余行的脾家实。我们不能用脑中所理解的脾胃来解释胃家实，尤其是不能用李东垣对脾胃的认识来理解张仲景所说的脾家与胃家。在很多人的概念里理所当然地认为脾主运化，把吸收功能归为脾，这些先入为主的概念是正确体会经典的障碍，如果想要真切地体会经典，就需要先放下这些概念，以单纯的心还原经典中概念的本意。

经典《黄帝内经》里脾没有参与食物的消化吸收过程，我们读原文就知道是胃直接吸收食物中的营养输送给了肺，肺朝百脉将营养布散到五脏六腑。

"食气入胃，散精于肝，淫气于筋。食气入胃，浊气归心，淫精于脉。脉气流经，经气归于肺，肺朝百脉，输精于皮毛。毛脉合精，行气于腑。腑精神明，留于四脏，气归于权衡。

"水谷皆入于胃，其精气上注于肺，浊溜于肠胃。

"营气之道，内谷为宝。谷入于胃，乃传之肺，流溢于中，布散于外。

"人受气于谷，谷入于胃，以传与肺，五脏六腑，皆以受气。"

中医学是在用取象比类的类比方法如实地描述人体，学习中医第一步是认清人体，而不是先假设人体。我们静下心来体验一下：食物入了胃，就是直接被胃将精华吸收，糟粕排到肠腑。所以对于食物的消化吸收是胃独立完成的，吸收后的精微物质的布散是由肺主导。我们再来看看经典对脾的描述，作为藏象的描述，脾为土象，作为脏器的脾的作用是主运化水液，"饮入于胃，游溢精气，上输于脾。脾气散精，上归于肺，通调水道，下输膀胱。""脾主为胃行其津液者也。"无论是固体食物还是液体水，都是胃吸收后进入人体，区别在于食物进入胃需要胃消化为精微后才能吸收，吸收后将食物中的清气与浊气分别散于各脏。而水液则是直接吸收进入人体，并由脾的运化将水蒸腾到肺，然后由肺布散全身，脾就像暖风将水蒸腾成水蒸气一样，在水液的吸收与代谢中起到非常重要的作用。所以脾家实说明人体的暖风在那运行很快，肠胃中的代谢加快，故脾家实则暴烦下利去腐秽。脾家实，就是脾能够大量地运化水液，将水液排出体外，或从小便出，则小便多，或从大便出，则暴烦下利。

知道了胃的功能，我们再来看一下胃家实。所谓的胃家实就是胃的吸收功能亢奋，胃大量吸收食物精华，转化为气血大量向外涌出的状态，这也正是阳明病的象。胃家实病人的气血特点是大量外散，就像一个人拼命地向前奔跑，会表现出身热、汗多、烦躁口渴、大便干等症，病人身体前侧面的气血会非常旺盛，脉象的特点是人迎气口脉为人迎三盛，同时脉大，"伤寒三日，阳明脉大"，这里的脉大不是指脉形宽大，而是指脉在搏起的瞬间有散大的感觉，即使脉位很沉，或者脉管很细，我们指下感觉到的搏动仍然是向外散的象，如同滚开的水在指下汹涌上跃的感觉。阳明状态人的气血特点为亢盛地向外翻涌，这时候脉象一方面脉搏搏动在通过关脉之后仍然有充足的力量将关前一分高高顶起，关前一分的搏动会明显大于关脉，人迎三盛；另一方面寸关尺脉的任何一部脉都会呈现散大象。

我们看一下《经脉第十》对阳明病的记载："（胃足阳明之脉）是动则病洒洒振寒，善呻数欠颜黑，病至则恶人与火，闻木声则惕然而惊，心欲动，独闭户塞牖而处，甚则欲上高而歌，弃衣而走，贲响腹胀，是为骭厥。是主血所生病者，狂疟温淫汗出，鼽衄，口蜗唇胗，颈肿喉痹，大腹水肿，膝膑肿痛，循膺、乳、气街、股、伏兔、骭外廉、足跗上皆痛，中指不用。气盛则身以前皆热，其有余于胃，则消谷善饥，溺色黄。气不足则身以前皆寒栗，胃中寒则胀满。""（大肠手阳明之脉）是动则病齿痛颈肿。是主津液所生病者，目黄口干，鼽衄，喉痹，肩前臑痛，大指次指痛不用。气有余则当脉所过者热肿，虚则寒栗不复。"不要逐字逐句在临床中套症状，而是要感受当人体处于特别亢奋的状态，尤其是前侧气血比较亢奋时人的表现，体会是否如经中所描述的感觉，这样就能够在临床中准确判断该经病。需要说明，"气不足则身以前皆寒栗，胃中寒则胀满"这一句主要表达的是太阴病状态时的症状表现，前文已经说过，当人体是太阴病时阳明经是处于虚的状态。

胃家实在实体上会表现出足阳明胃经走行部位气血亢奋，当人特别亢奋的时候会趾高气扬，昂首挺胸，这就是人在足阳明经经气亢奋的自然动作，长时间的阳明经亢奋容易形成足阳明经所过部位的疼痛。病人的身行与坐姿也会显示出阳明经的气血亢盛，多习惯于微微挺胸，头也习惯性的微微上扬，面色红，有种向外透的红，如果阳明病日久，外透的红色变淡会呈黄色，或红中带黄色。

关于阳明病的提纲证，在宋本《伤寒论》的"实"字后有一小段注，写着"一作寒"，即是说有的版本的阳明病提纲证为胃家寒。我们查阅现存的《伤寒论》版本，除了通用的宋本《伤寒论》，《千金翼方》与《太平圣惠方》中收录的《伤寒论》均写作"阳明之为病，胃中寒"。当人体气血都涌向了外，胃中相对气血较少，故说阳明病胃中寒也合理。阳明病的状态为气血大量外涌，其脉象特点为由尺脉向寸脉涌，由脉管底部向顶部涌，当气血由底部涌向顶部，外部气血亢奋，故外热，相对于外热而言，内里是寒的，故胃中寒。

三、阳明病的成因

"问曰：何缘得阳明病？答曰：太阳病发汗，若下、若利小便，此亡津液，胃中干燥，因转属阳明。不更衣，内实，大便难者，此名阳明也。"

我们还是用取象比类的思维来体会，河水为什么会决堤？是因为河道有不通之处，河道不通水越蓄越多，积累到一定程度决堤而去。人为什么会疯狂，是因为压抑的情绪被释放出来了。同样道理，人为什么会得阳明病，人体被风寒束缚，这时如果正气充足，或因势利导疏通闭阻的肌表，人体微汗则解。如果过度治疗或错误治疗，就会导致疾病传变为阳明病。如过用发汗的方法，使人体的气大量外出，导致阳明病；或者用下法、利小便等方法，导致表邪不解而正气虚损而躁动，气在躁动之后拼命去攻表邪，便会引起人体气大量外出，导致阳明病。

就如同用绳子绑住一个人，这个人起初会拘紧不适，如果他的力气足够强大，感觉到绳子束缚后稍微一努力便挣脱绳索，如此则绳索解开气便回归自然。如果这个人用力挣脱不开，就会越加努力，这时候人就会因为束缚而郁着一口气，一两日后当绳子被奋力挣脱后人就会非常疯狂地四处乱跑，以发泄绳子捆绑住的压抑，这个解开压抑后的宣泄就是阳明病的象。中医常说的寒极生热就是这个道理，人体感受外寒，正气去对抗外寒，内里气血就会亢盛起来产生郁热，此时表现为恶寒发热，这种热为假热。如果这种亢盛的气血一旦攻破外寒的束缚，就会表现出内里真热象，大量的气血向外涌出，表现为发热、不恶寒反恶热，此时为由太阳病传为阳明病。

"本太阳初得病时，发其汗，汗先出不彻，因转属阳明也。"太阳病有表证的时候，人体气血涌向肌表，使得营卫和调，遍身微汗则病愈。若表证不解，人体气血持续涌向肌表，当汗持续外出，人体气血长时间向外耗散，则转属阳明。太阳中风如果长时间不解，长时间全身大部分的腠理开放，便转属阳明病。

除了太阳病传向阳明病，有的人天生就是阳明病的体质，天生足阳明胃经经气亢奋，他们精力旺盛，性子较急，得病也易得阳明病。有的病人是虚劳病，经过调理后胃气实，疾病往好的方向转变，也会出现阳明病，此时虽为阳明病，不可用大泻下的治法。

四、太阳病与阳明病的鉴别

太阳与阳明都是人体处于亢盛状态，一个是夏天的亢奋，一个是长夏的亢奋。夏天与长夏天气都很炎热，这两季的区别就在于：

夏天的状态为阳道实越来越热，天地间仍处于阳生阴长越来越实，太阳直射点还在越来越向北移动。

长夏的状态为由阳道实转为阴道虚，天地间虽然越来越热，天地间的气却开始转化，开始走向阳杀阴藏，太阳直射点开始向南移动。

人体的变化也是如此：

太阳病的状态为越来越实，在呼吸上伴随着越来越饱满的吸气，人体越来越紧，在经脉上也是后背的太阳经经气亢盛，以后项背的肌肉紧张带动全身肌肉紧张，由外向内的紧。

阳明病的状态为由阳道实转阴道虚，在呼吸上虽然人体内的气还很饱满，人体的紧张变松，内里的气快速向外，呼之欲出，在经脉上是人体前面的足阳明经经气亢盛，人体由前部气血的亢奋带动全身亢奋，由内而外的亢奋。

从气的亢奋状态上看：

太阳病是因为外有郁滞而内里的气亢奋，就相当于有了压力之后产生的动力。

阳明病则是内里的气亢奋而外没有郁滞，相当于自发的兴奋，或忽然压力减少带来的兴奋。

症状表现上：太阳病的特点是恶寒发热，无论病人主诉的症状是什么，其症状所反映的特点是气被束住，无论病人表现的是否发热，都是伴随着拘紧，这种拘紧遇冷会加重，故恶寒。

阳明病的特点是发热恶热，无论病人主诉的症状是什么，其症状所反映的气的特点都是大量外散，遇到热后这种发散状态会加重，故恶热。

面色上：太阳病的面色特点是表层有一层或白或灰的浮色，如果兼有热烦的象那么面色的底色是红色，红色的表层有一层白或灰色，如果兼有水饮，面色的底色或黄或黑，表层也是一层白或灰的色。

阳明病的面色特点是由内而外的红色或黄色，多数阳明病的病人面部油脂较多。

察色按脉，望色是诊断的第一步，不需要用力盯着看，放松下来望色非常简单实用。

脉象上，人迎气口脉最容易区分太阳病与阳明病：太阳病人迎二盛，阳明病人迎三盛。

除了人迎气口脉，整体脉上：太阳病的脉象特点为浮，就是脉搏的最有力点位于脉管的表层，这说明有风寒外束；而阳明病的气血特点为由内向外奔涌，当找到脉搏的最强有力的位置，体会这个位置的气的搏动特点，会感觉如滚开的水一样从下向上奔涌，在向上搏起的同时脉搏打开，像盛开的烟花一般。

太阳病脉浮缓或浮紧，脉搏在搏动到脉管表层的时候都有种拘紧打不开的感觉；而阳明病的脉搏特点是在脉管表层弥散地打开。

人的脉管是有弹力的，就如同橡胶管道一样，血在脉管中搏动，脉管的弹力会抑制脉搏的搏动，这样我们摸脉时就能体会到两个力，一个是搏起的力量，另一个是脉管壁的紧缩力。

当人处于太阳病时，很容易能感受到脉管表层的紧缩力。

当人处于阳明病时，就只能感受到脉搏汹涌的搏起力量，脉管表层很松散，感觉不到脉管的阻力。

如果保持恬淡虚无的状态，以宁静的心去如实地体会脉搏搏起时脉管内气的状态，以取象比类的思维去形容指下的感觉，就很容易理解阳明脉大的象，也很容易与太阳脉浮区别出来。

如果用比喻来形容这两个状态，太阳病就像是在吹气球，越吹越大，阳明病就像松开了气球的口，内里的气快速撒出。

五、阳明病的中风与中寒

"阳明病，若能食，名中风；不能食，名中寒。"

阳明病的特点是气由内而外大量地外散，在这种状态下感受风与寒都不会引起局部的拘紧。体会一下：如果刚洗完热水澡，这时浑身较热，气血处于较亢奋的外散状态，从热气腾腾的浴室出来，不会感觉到冷，除非外环境非常冷或者体质太虚弱者，大部分情况风寒刺激不会使毛孔发生变化，这时候外界的风与寒只会加重或减轻人体气亢奋外散的状态，不会改变气的方向。如果气被风寒改变了方向，表层有了郁滞，就由阳明病转为太阳病了。

体会一下风与寒对热气腾腾的人体的影响：

当人体的气处于亢奋的外散状态，同时身居于风较大的外环境，风会加速体表的汗液挥发，加速体表气的外散，从而使人体的气更加快速地外散，胃会更加速从食物中提取气来让人体外散，会吃更多的食物，所以阳明中风的特点是胃口大增，甚至总是觉得饿，吃不饱。

当人体的气处于亢奋的外散状态，同时身居于较寒冷的外环境，寒冷的外环境会抑制气的外散，使气的运行变缓，胃吸收食物也会变缓，故阳明中寒的特点为不能食。

所以阳明中风表达的是气快速烦躁的外出之象，阳明中寒所表达的是气艰涩的外出之象。

脉象上，阳明中风的脉象特点为虚数无力，脉象躁动而相对无力；阳明中寒的脉象特点是迟而有力，脉象搏指力较强。

阳明中风的治疗需要收敛，阳明中寒的治疗则需要清下。

六、阳明病的治法

阳明病的状态相当于三伏天长夏的状态，用取象比类的思维就像人处于长跑的状态，这时人的气血大量外耗，津液随之外散，下面体会一下这种状态的人该如何治疗。

治疗的原则：一是让人停下来，别再继续处于亢奋的外耗状态，此即亢则害，承乃治。第二就是保存津液，阳明病的治疗以存津液为要，留得一分津液便存一分生机。

阳明病如果有表证，因表证不解引起人体气血大量外散，理应以解表为主，表解后方可再进一步治疗阳明病。

阳明病没有表证的治疗方法就是承住亢奋的气。承住亢奋的气使其安宁的最常用的方法就是下法，仲景在阳明病篇中所给的三承气汤就是下法的代表。阳明病的下法是以承住亢奋之气为目的，而泻下只是手段，不能用燥热之药刺激肠胃来取得泻下，这种泻下法不能使气安宁，需用苦寒的下法，釜底抽薪，通过泻下法使亢奋的外散之气安宁，并使气由外散状态恢复阴平阳秘的自然状态。

正确的下法是最好的存津液的方法，因此下法是阳明病治疗的第一大法。

如果阳明病得之日久，或正气较虚，可以采用寒凝等方法，养护津液的同时使气安宁。

如果阳明病气大量外散的同时，还兼有寒凝、气滞、水滀、支饮、瘀血等，可针对病理产物选择相应的下法。

七、三承气汤的应用

阳明病的代表方是承气汤，下面请静下心来用心体认感受这三个承气汤。

大承气汤

大承气汤，顾名思义，力量最大、能够承住亢奋之气的汤剂。当人体的气血如泄了闸的洪水奔涌而出时，此汤剂能够力挽狂澜，使外耗之气迅速收敛并安宁，故名大承气。就如同巨人强壮的手臂，一把揽住外耗之气，并调转气的方向，使气朝相反的方向向内跑去，并引起泻下，既泻掉亢盛的气使气安宁，又让气的方向改变，由阳明的外散改为阴平阳秘的常态。

大承气汤由大黄、枳实、厚朴、芒硝组成。就药用部位而言，植物的地上部分作用人体部位偏表，地下部分作用部位偏里。

枳实、厚朴为地上部分，皆为中品药，味苦，能引导人体气机由表向内苦降。枳实质重偏于降实，厚朴质轻偏于降气。厚朴、枳实同用，能快速地由表及里地收敛外散之气。

芒硝为上品药，上品药较静，气味苦寒，能收敛气血入里，使气血长时间聚集于里并保持安静。如果芒硝正常剂量单用，不配伍其他泻下药，基本不会导致泻下。

大黄为下品药，动性很强，攻通之力较强，气味苦寒，通里泻下。

诸药合熬成一锅汤，能够由表到里、由浅到深地引导气血入里，当引起人体泻下之后，气便安宁。如果一味一味药细细地体验，这个方剂的配伍真是精当，既有较平缓的芒硝缓缓地收敛，又有较急的大黄、枳实、厚朴快速地苦降，同时既有较轻的厚朴又有较重的枳实、大黄，既有地下部分大黄，又有地上部分的枳实、厚朴，这些药层次不同，作用方向都是一致的，从各个层面引导人体亢奋外散的气血入里并安宁。

对方剂的认识是从真实的体验而来的，体验每一味药的性，再体验一下这些药混合到一起综合的性，这样认识方剂才能真实地知道方剂的偏性，真实地知道在临床如何应用与加减。

认识中药不能像西方医学一样严格制定药物的适应证，既然体验到了大承气汤对人体气机的影响，就需要更进一步体验人体气机究竟在什么情况下会喜欢大承气汤的引导，或大承气汤引导人体气机快速内敛，这种引导方法更有利于什么样气机状态的人体恢复阴平阳秘的自然状态。

当处于阳明病胃家实的状态，人体气大量地快速地外散，而且外散的势头越来越重的时候，这时人体最需要的就是大承气汤这样的方剂，快速内敛并使气安宁。一般病人会表现出烦躁、发热、多汗等症状，脉象上人迎气口脉为非常典型的人迎三盛，脉搏有力且躁动，尺脉也有力，体会一下这种脉象所反映的人体状态。服大承气汤，大便利，说明人体气机已经扭转，止后服。

大承气汤并无甘缓之药，只是承气，其力雄而作用时间短，如同重拳快速一击一样，主要作用是改变人体气的运行方向，并非润肠泻下药。所以只要病人是阳明亢盛状态，服用大承气汤无论泻下多么严重，只要停药之后泻下自止。

因为大承气汤的这种特性，即使是在少阴病的状态下病人出现热烦较重的象时，也可以用大承气汤，一服下利后止后服。

很多非阳明亢奋所引起的便秘，不可用大承气，服用大承气汤，虽可取一时之效，但停药后病人的便秘会更加严重。

阳明病若病人体弱，脉象上虽为阳明病，但是脉象胃气较差，不可服用大承气汤。

大承气汤不可久服，久服伤胃气。若服后阳明亢奋的状态得以纠正，可根据病人当下状态，适当地调以平和之药善后。

小承气汤

小承气汤，顾名思义，力量相对小一点的承住亢盛之气的方子。

小承气汤在药物组成上只比大承气汤少一味药：芒硝。芒硝为上品药，上品药的特点是相对较静，质量较重，气味苦寒，可以收敛住外散的亢奋的热气，让人体的气固守于肠胃之中，用后世的医学术语来说，芒硝是清热养津液最好的药物。

大承气汤去掉芒硝后，其苦降的动性不变，而无收敛的特性，所以小承气汤为下气的方子，不能清除热气，是在下气的同时将体内郁滞的气也下掉，使气通顺并回归到正常状态，不再外散。

服用小承气汤即使引起人体泻下，也是以下气为主。所以小承气汤可以治疗的只是气往外散，而没有产生躁动，更没有躁动伤津液。

小承气汤证的病人会表现出轻微的阳明亢奋状态，没有明显的热象，可兼见内里有气郁滞不通的气胀表现。脉象上人迎气口脉为人迎三盛，脉大，脉象只是滑利而不躁动，尺脉不能太弱。有时内里气滞较重引起气不通的疼痛，脉象上也会兼见动则为痛的脉象特点。

可以说大承气汤相当于用一个细密的网兜住病人外散的气，并将气快速拉回胃中；小承气汤就相当于一个网口较大的网，网住人体外散的气快速往胃中拉，往内收敛气的同时，也将内里郁滞的气疏通开。

调胃承气汤

调胃承气汤由芒硝、大黄、炙甘草组成，大承气汤去掉苦降下气的厚朴与枳实，加上甘缓之药甘草，整个方子苦甘寒，能够收住外散躁动的气，使气长时间安静地居于胃中，并保持胃肠的通畅与津液充足，故名为调胃承气。

我们细细体会一下这个方剂：很重的苦寒之气并佐以甘缓之气，就像一个极密的网，网住人体外散的气将其缓缓地引导回胃中，并保持胃中滋润。

病人会表现出很明显的上火症状，同时津液不足，脉象上人迎三盛，脉大而燥，脉管表层比较枯燥，脉力微微有力，不如大承气汤那样洪大有力，尺脉不能太虚弱。

三承气汤对比

阳明病的代表方剂为三承气汤，都是用苦寒法使处于胃家实的向外亢奋状态的气内收并安宁。如果阳明病人表现出气大量外散，脉象滑而有力，没有其他病理产物，尺脉有根，就都可以辨证应用。

大承气汤为下实的方剂，治疗阳明实热的首选，脉象洪数有力。

小承气汤为下气的方剂，治疗阳明气外散的首选，脉象洪而有力。

调胃承气汤为清热养津液的方剂，治疗阳明病热伤津液的首选方剂，脉象洪数稍微有力。

阳明病治疗禁忌

阳明病的特点是气大量外散，能量大量向外流失，所以保证脾胃能够从食物中吸收足够的气是治疗的前提。如果人体的气在大量外散，而作为仓廪之官的脾胃不能够提供足够的气，如此入不敷出，不停地耗散，人体很快会变得虚弱，引起病情加重或传变。大部分疾病传到阳明病之后不继续往下传变，是因为仓廪足可以承受很长时间的消耗，所以用下法要以不伤胃气为前提。运用下法，无论病人服用后泻下多么峻猛，只要病人还能够吃饭，且脾胃的吸收正常，这种治疗对人体有益而无害，有利于人体恢复匀平。如果病人体弱，本身脾胃吸收就差，或内里已空虚，此时要谨慎应用下法，若用下法必须一服之后得下立刻止后服。

应用三承气汤，脉象上要寸、关、尺都比较结实，且有胃气，若尺脉弱或脉象不甚和缓都不能用。

举个阳明实热但不适合用下法的例子：有很多高血压的病人，脉象刚硬有力，且为阳明病，症状表现亦为阳明亢盛状态，但是脉象特别枯燥缺乏胃气，此时不能用承气汤下之，若下后胃气更差，会使血压呈过山车式的大幅度波动，不利于病情，需养护胃气的同时使气收敛下去并安宁，可用芍药甘草汤或其他具有滋养沉潜作用的方剂，缓缓使气收敛并安宁。

八、白虎汤的应用

阳明病白虎汤证

用取象比类的思维感受一下白色的老虎带给我们的感觉，就会知道白虎汤对人体气脉的影响。接受过取象比类思维训练的人当脑海中出现白虎的形象时，自然会感受到瑟瑟凉意，让人产生畏惧而不前的感觉，是一种震慑的感觉。所以白虎汤就如同白虎一样，能够震慑住人体的气，让人体的气因为震慑而安静下来，这就是白虎汤对人体气的影响。

白虎汤不是苦寒清热剂，而是一个像冰块一样冷凝的方剂。人体有热，是实热而非虚热，需要辨证清热，如果人体的大环境不适合用苦寒清热的方法，就可以考虑用白虎汤冷凝使热安宁。当病人处于阳明病状态，同时又有热烦的象时，理当用承气剂下之使热去气宁，若内里空虚，脉象上脉力的中层力量大，而下按空虚，或寸关脉大而有力两尺脉无力，此时就不能用承气汤或其他苦寒清热的下法，下之则内里更虚，可以用白虎汤清凉之法使气安宁。

下面体验一下这张方剂：

石膏质重，气味辛微寒，为中品药。辛寒清热与苦寒清热对人体气的影响不同。可以体验一下吃苦寒药与辛寒药，以阳明气亢奋的状态为例，苦寒是承气，承住外散的气将其苦降入内里，辛寒则是向外透热，将多余的热气顺势透出并使气安宁。对于胃家实且内里很充实的阳明实热状态，苦寒清热为首选，釜底抽薪；对于内里已经空虚，只有外部头面肌表火气较大，内里已无助长火势之力，此是无根之火，因势利导辛寒将热透出为首选。白虎汤的君药为石膏，其方为辛寒透热之方。

此方中以知母为佐，知母气味苦寒，为中品药，此药柔软疏松，相比大黄、芍药苦寒下实热，知母苦寒只是清气中的热，并无下实之力。

方中再配伍粳米养护胃气，炙甘草缓中。

四味药熬在一起，综合起来是甘味中裹着轻轻的辛味与苦味，其气寒凉，可将外散之气凝住同时顾护好内里的虚弱，只要向外的耗散停止，内里自会慢慢充实。

"伤寒脉浮滑，此表有热、里有寒，白虎汤主之。"体会一下这段文字所描述的病人的状态，气有余就是热，气不足便是寒，当病人只有外表有热，而内里无热甚至内里气不足而寒时，便可用白虎汤清外热而顾护好里寒。

病人外热会表现出头面热或肌表热，口干烦躁等症，内虚寒会表现出纳差、乏力等症，脉象上阳明病脉象滑利，同时脉象或浮大而重按之脉管内较空虚，或寸关脉大而有力两尺脉空虚，说明热在外而内里虚寒，可用白虎汤。

如果三部脉特别虚大而数，可用白虎加人参汤。

如果热伤津液较重，脉象寸关脉洪数而微有力，两尺空虚，可用竹叶石膏汤清热养津液。

有很多人会问为什么这里的里有寒是气虚导致的寒，而非真正的寒凝？其实静下心来体会一下条文就可以知道。首先如果病人外边很热而内里真的是寒凝，此为寒热格拒，非白虎汤所宜；如果阳明病，而内里处于寒凝状态，此时仲景已给出治法，先以温散其里寒为治，待里寒散去若仍有不和，可再观其脉证治之。"脉浮而迟，表热里寒，下利清谷者，四逆汤主之。"

厥阴病白虎汤证

白虎汤除了在阳明病中应用，亦可用于厥阴病兼见脉数热烦时透热外出，"伤寒脉滑而厥者，里有热也，白虎汤主之。"

厥阴病内里有郁热，就相当于三九天最冷的时候内里有热郁不畅，此时治疗不可伤生气，不可用苦寒之法清热，可用白虎汤将内热透出。

此时病人表现为外寒内热，外寒多会表现出手足逆冷，内热多会表现出烦躁口渴等症，脉象上人迎气口脉为气口一盛，同时关尺脉有力且呈现"数则热烦"的脉象。

服用白虎汤后，内热慢慢透出，气亦安宁，手足也会逐渐温暖。我于临床经常用白虎汤原方治疗手足逆冷，这些逆冷大多服用温通药无效或冷得更重，摸脉多可见脉滑而厥的象，此为内里郁热，辨证正确服用白虎汤后很快手足就温暖。

阳明、厥阴病为何都可用白虎汤？

很多人总纠结于为什么阳明病里有寒与厥阴病里有热却用同一张白虎汤治疗，他们认为一定有一条是写错了。当然按照大多数人脑中的知识去推理，阳明病的里有寒是没办法解释的。

中医治疗不要想着什么方对应什么证，而是先仔细认真地把握人体的状态，然后细细地体会这种偏离中和的状态该用怎么样的引导方法使其恢复正常，先立一个法，在这个法的指导下再选方用药。因此虽然这两种状态截然相反，但立法相同，完全都可以用白虎汤治疗：阳明病外热里寒可以用辛寒之法透热而病愈，厥阴病外寒里热也可以用辛寒之法透热而病愈，此两者无任何矛盾。而且我经过大量的临床验证，这两种状态都可以用白虎汤治愈。

白虎汤的禁忌

很多人忌惮应用白虎汤，是害怕白虎汤清热伤了胃的生化之气。对于热，如果是阳明实热，寸关尺都很结实，需要用苦寒下法夺其气而使气安宁，这种方法久用、过用是会伤脾胃生化之气的。对于厥阴病的热，或阳明病虽有热但尺脉虚，才可以用白虎汤透热之法使气安宁，所以正确应用白虎汤并不会伤脾胃。而且我在临床经常将白虎汤应用到治疗儿童阳明病热病后期的燥烦厌食，效果很好。当然对于真正的脾胃虚寒者，绝不可用白虎汤，用之则伐伤脾胃之生气。此即《素问》所言："有故无殒，亦无殒也。"

九、脾约脉证并治

天地间的能量与水的运转方式是这样的：地气上为云，天气下为雨。大地的能量上腾到空中后，空中气温低而凝结为云，云聚集后以雨的形式将能量与水降到大地，这样天地间万物得到滋养。人体也是如此，脾胃将水谷之精华与水液吸收后蒸腾至肺，肺为人体最高的脏器，外合皮毛，人体外温度低，气遇冷则下沉，由肺将气沿百脉下降入里，如此五脏六腑、四肢百脉皆得以濡养，并以大小便的形式将代谢过程中的糟粕排出。

在这个过程中脾胃起到了至关重要的作用，胃吸收食物精华，将精华中的浊气入心化而为营血，清气入肺化而为卫气，全身皆得以气的滋养。脾帮助胃将水液上归于肺，然后通过肺的通调水道，使水之精华布散全身，滋养全身。

所谓脾约，就是脾被约束，不能散布水液，这就会带来两个后果：一是喝进去的水不能吸收，很快就以小便的形式排出体外。二是由于水液没有布散到全身，全身脏腑得不到水之精华的濡养，肌肉、脏腑比较干燥，肠道亦干燥而大便坚硬。我们体验一下脉搏中缺乏水分之后的脉象特点，就像树叶失去了水分而枯萎一样，脉管中如果缺乏水分，脉会变得干枯，很容易摸到一层萎软无力的脉管，脉管较细，脉搏搏动微微有力而滞涩。不要用指标化的思维来理解这种脉象，用取象比类的思维想想脉管枯萎之后的感觉，在临床中就很容易摸到这种脉象了。

"趺阳脉浮而涩，浮则胃气强，涩则小便数，浮涩相搏，大便则难，其脾为约，麻子仁丸主之。"

我们体验一下这个条文：人体缺乏津液的原因很多，假如脉象显示沉而涩时，说明寒凝或水饮等因素阻塞于内，影响脾胃对水饮的吸收运化，脾胃皆受到制约，故人体缺乏津液，治疗时需要温化。假如脉象洪而滑数，说明胃气外散太亢奋，人体气血亢盛化热耗伤津液，此时治疗需要用清热养津液。假如脉象表现出浮软而涩时，则说明胃对水谷精微吸收没问题，而脾不能够将水之精微布散到全身，故会出现小便多、大便硬，此时需用麻子仁丸。

很多人固守于自己的认识，认为麻子仁丸是一个润肠通便的方剂，认为脾胃虚寒禁用此方。这种认识是将药物的功效叠加推理而来的，不

仲景理法

符合对麻子仁丸真实的临床应用观察。我们看经典中的记载，"脉浮而涩"，涩脉说明人体的状态为血多气少微有寒，是一种中焦暖气不足的虚寒象，是一种暖气不能够蒸腾水液的象。所以麻子仁丸不是泻实的方子，而是补虚的方剂。

仲景常用的补虚方法有两种：

一种是以甘味药为君，再根据人体气机状态佐以不同比例的辛苦味药，甘味药既可使具有动性的辛味药和苦味药的动性变缓，同时甘味药又有补益之功，这样的方剂如大小建中汤、理中汤等。

另一种方法是以丸药使具有动性药物的动性变缓，同时持续作用时间变长。将气快速地苦降为泻法，将气缓缓地苦收回来就是补法。可以说苦收而不下气就为补，辛通不使气外散就是益，正确的应用补益之法，都可以使人体变实。丸者缓也，麻子仁丸的组方原理就是用丸剂使得苦降药的药气变缓，使人体的气慢慢内敛入里，内里气足则大便自下。

脾约在临床中较为常见，很多外感病过度治疗后多显此证。其脉象特点是人迎三盛，同时脉位浮短而涩，脉较软。

临床应用麻子仁丸需注意，病人大便增多，是因为脾家实腐秽去，不是因为泻下药强刺激引起的，如果是强刺激引起的泻下，停药后大便会更干结。所以应用麻子仁丸一定要根据病人的体质控制用药的剂量，以收敛气血又不引起泻下为度。

个人经验：由于我临床不方便制作丸剂，所以改为汤剂，每味药都5克左右，煎好后兑入一小勺蜂蜜，服用几剂后无论是脉象还是症状都会有明显的好转。

十、太阳阳明、正阳阳明与少阳阳明

"问曰：病有太阳阳明，有正阳阳明，有少阳阳明，何谓也？答曰：太阳阳明者，脾约是也。正阳阳明者，胃家实是也。少阳阳明者，发汗，利小便已，胃中燥烦实，大便难是也。"

阳明病如果没有水饮蓄血等病理产物，可分为三个纲领来认识：分别是太阳阳明、正阳阳明、少阳阳明。我们前三部分分别介绍了承气汤、白虎汤与麻子仁丸，可以说这三个方子分别代表的是正阳阳明、少阳阳明与太阳阳明，下面逐一来分析。

阳明病的提纲证为胃家实，即所有的阳明病都是一个共同的象，人体气血大量向外耗散，脉象表现为人迎三盛，同时脉大。这向外的耗散又分为以下三种：

第一是正阳阳明，单纯的胃家实，人体的气与津液都大量外耗，脉象表现洪大而有力，三部脉都比较结实，此时治疗需釜底抽薪，用承气类的下法。

第二是太阳阳明，脾的功能被约束，人体的气大量外耗而不伴随津液外耗，因为脾没有运化津液，脉象浮软而涩，此时治疗需收敛外耗之气，使气入里运化水液，用麻子仁丸。

第三是少阳阳明，人体缺乏津液表现的燥烦实，气仍然大量外耗而津液不足，津液不足不是因为源头的运化不足，而是消耗太过引起，脉象表现为数而有力，脉搏较小，治疗需养津液清热，可用白虎汤，若实热较重可用调胃承气汤，若脉较虚可用白虎加参汤或竹叶石膏汤。

需要注意的是，所谓太阳阳明、少阳阳明，并非"太阳阳明合病""少阳阳明合病"，而是都属于阳明病的范畴，即人迎三盛的诊断标准，是阳明病的三种状态。

十一、阳明发黄脉证并治

阳明病，兼有水饮（阳明发黄）：麻黄连翘赤小豆汤、栀子柏皮汤、茵陈蒿汤、陷胸类或泻心汤类方。

"阳明病，发热汗出，此为热越，不能发黄也。但头汗出，身无汗，剂颈而还，小便不利，渴引水浆者，此为瘀热在里，身必发黄，茵陈蒿汤主之。"

阳明病的气血特点是较亢奋地向外洋溢，如果气在外散的过程中，受到了水饮的阻滞，热气被水饮郁住不得外透于肌表，热气郁于内里而闷热烦躁，这个象就如同三伏天阴而不雨的闷热象，病人会表现出内里

仲景理法

闷热，头面热甚，头面汗出，头发与面部油脂分泌旺盛，口腔内多较黏腻，舌苔大多黄厚腻，甚则身目发黄，腹满小便不利，面色多明显的黄色，脉象人迎三盛，洪大，并兼见沉潜水滀或支饮急弦的脉象，很多酒客病与过食肥甘的病人就是长时间处于这种状态。

同样是水饮，在不同的大环境里治疗方法是不同的。

太阳病兼有水饮

太阳病兼有水饮，需视正气与水饮的多少来治疗。如果水饮特别多且位置较深可以先因势利导用下法清利掉大半水饮之后，再温化水饮；如果水饮并不很多或水饮位置较浅，可以温散水饮。

总之，太阳病兼水饮首先要考虑到的治法是温化之法，因为太阳病这个状态的特性是气被外邪束缚之后的亢奋，治疗单纯没有水饮的太阳病大多以温散为主，当有水饮时，温散只散风寒不能化饮，所以需要选择具有缓缓动性的温药去温化水饮，只有在水饮特别多且聚集于里才用下法。

阳明病兼有水饮

阳明病状态的特性是气由里向外亢奋，治疗阳明病大多以下法为主，当阳明病兼有水饮时，不能用承气类的下法，这些下法只下热而不下水饮，虽可缓解一时，但水饮不去病情终将反复。需要的是缓缓将气内敛，在下气的同时将水饮清利掉。

阳明病兼水饮，可以根据水饮的位置不同，选择相应的治法：

如果水饮较浅，脉位稍浮，且多兼支饮急弦象，可选麻黄连翘赤小豆汤治疗。

如果水饮微深，脉位稍浮，且在水饮脉的同时多兼数则热烦象，可选栀子柏皮汤治疗。

如果水饮位置较深，脉位中等，且多兼沉潜水滀象，可选茵陈蒿汤治疗。

如果位置较深，脉位沉，可以选择太阳病中的陷胸类或泻心汤类方，先针对水饮将其清下大半之后，再进一步按阳明病兼水饮治疗。

需要注意的是茵陈蒿汤虽有大黄，但不是泻下剂；麻黄连翘赤小豆汤虽有麻黄，但不是发汗剂。药物究竟发挥怎样的作用与配伍和病人当下的状态有很大的关系：

麻黄苦温，若取发汗需病人处于太阳中寒的状态，同时麻黄与桂枝相配伍。当麻黄配伍苦寒的连翘与辛寒的桑白皮（临床中大多以桑白皮代替梓白皮），且麻黄量相对连翘与桑白皮较少，此时麻黄就无发汗之功，麻黄苦温能疏通肌表的郁滞，配伍桑白皮与连翘，则可清利在表之湿热从小便而解，仔细体会这种配伍对人体气的影响。

同样，大黄如果配伍茵陈与栀子，配伍得当且先煎茵陈，茵陈较轻，为地上全草入药，先煎茵陈再入其他药，就相当于茵陈的气裹住其他药的气，使大黄不直接走里泻下，而是由表缓缓入里清理郁滞，大多数病人服用茵陈蒿汤后都会小便发黄但不泻下。

十二、阳明病其他证型举例

以上所说阳明病的证型是临床较常见的，治法也是这个证型中最典型的，不管我写了多少阳明病常见证型和治法，都很难涵盖临床中阳明病会出现的证型。下面再针对《伤寒论》中的条文，举几个临床中较为常见的证型做粗浅的解读。我们读经典是体会经典的思维，通过体会《伤寒论》的条文来学会应用仲景的思维，那么就可以举一反三，应对各种临床证型。

阳明病，兼有下焦蓄血：抵当汤

当阳明病人出现热烦较重，而没有表现出外热之象时，说明热的位置较深，很有可能是热结于血分，可用抵当汤下血闭。

"阳明证，其人喜忘（通妄）者，必有蓄血。所以然者，本有久瘀血，故令喜忘，屎虽硬，大便反易，其色必黑，宜抵当汤下之。"我们体会一下条文，阳明病人的典型热象是烦与热，是因热而烦，因烦更热，故阳明病人会比较躁动难安，手足烘热，有多躁动身体就有多热，此时可用承气剂承其亢盛之热，则热除烦止。

而有的病人虽然是阳明病，但表现却没有热象，人也相对较安静，只是时不时会情绪大幅起伏，经常会表现出莫名的燥烦，甚至情绪失控说出一些不受控制的话，更甚者胡言乱语。我们体会一下，就会知道这种病人一定是因为血分中蓄血壅结，脉象上两尺脉在较沉的位置特别结实，需要沉按，很多病人浮取摸不到尺脉，脉位沉按至骨会有很强的搏动，按之不绝，这说明下焦的血分里有蓄血。很多医生一见尺脉沉就用大量的填补下焦的药物，这种下焦有蓄血越填补病情越重，此时只要把蓄血下掉之后，尺脉自会鼓起，可用抵当汤类方下之。

阳明病，兼有寒凝：吴茱萸汤（中焦）、栀子豉汤、瓜蒂散（上焦）

"食谷欲呕者，属阳明也，吴茱萸汤主之。得汤反剧者，属上焦也。"阳明病脉象本该三部脉皆洪大，即使兼有其他病理产物，也是在洪大的基础上兼有其他脉象。但有一种情况例外，即阳明病同时兼有寒则牢坚的脉，脉象上整体是人迎三盛且洪大，某一部脉浮紧，多位于两关脉上下，这时其他脉都能摸到洪大象，往往这一部脉摸不到或洪大象不明显，却是浮紧象。

脉浮为太阳病的象，这时候就不能说这个病是完全符合阳明病，只能说除了那一部浮紧的脉之外，这个病大体上还算阳明病，故仲景说"属阳明"。体验一下这种状态表现：一个人处于阳明状态，身体的上、中、下三焦的某一个位置很紧，这时候食物就不容易通过这一部位，有噎膈欲吐的感觉。当然除了这个感觉还有可能出现其他如头紧痛、身体某个地方紧痛等。

此时进一步辨证，如果紧脉的位置位于关脉周围，可以用温散寒凝的方法治疗，与吴茱萸汤。用吴茱萸汤一两剂之后，寒则牢坚的象解开，此时脉象多会三部脉都散大，为标准的阳明病，可辨证治疗。

如果紧脉位于两寸脉，则说明寒凝于上焦，可用栀子豉汤清上焦的郁滞，或因势利导用瓜蒂散催吐，不可用吴茱萸汤温散之法治疗。

阳明病，兼有虚热水饮：猪苓汤

"若脉浮发热，渴欲饮水，小便不利者，猪苓汤主之。"

结合这一条之前的几个条文，就能知道这是一个水饮与热互结的象，而且这个象并不是湿热发黄的实证，而是虚热与水饮相结的虚象。

当虚热与水饮相裹时，脉既不表现出明显的数则热烦象，也不表现出明显的沉潜水潴象。我们体验一下人体虚热的气被湿裹住所该有的脉象表现：脉象会比较虚大，同时脉搏搏起时较不流利，有种缠绵不顺畅的感觉，脉象重按之无力，两尺脉较空软无力。

不要用头脑记忆或推理这种感觉，要用心去认识体验，这样在临床中一旦遇到就会很容易识别出来。

这时病人多表现出乏力，心烦，口渴喝水不解渴，小便不利等症状。

这种虚热的状态不能用任何寒凉的方法清热，因为寒凉清热会使气机运行变缓而加重水饮；更不能温化水饮，因为温化水饮会助长虚热。

此时可用淡渗之品清利，同时用具有黏性的药物将热黏住，与猪苓汤。

阿胶就是当时百姓用的胶，由富有胶质的大型畜类的皮革熬制而成，因东阿地区胶的质量较优故称阿胶。早期的阿胶由牛皮制成，后由驴皮经长久熬制而成。体会一下这种胶与人体的气交感后引起的气脉变化：如果是阳明实热用胶一黏，气机就会壅滞而热更甚；如果是虚热，用胶一黏，则热气收敛，这种方法既收敛了火气又不凝滞气血。

以阿胶为主配伍猪苓、茯苓、滑石、泽泻等淡渗之药，既能够微微地清理掉虚浮之热，又能够将水饮利出。

猪苓汤服用后，原先的虚浮脉会沉下来，变得有力且安静，同时脉中不流利的水饮象也会清除。

如果水饮除而热不解，可再用寒凉药清热；如果热除而水饮未清干净，可用五苓散等药清利水饮。

十三、阳明病总结

阳明病为临床最常见的一种病证，疾病传变最容易滞留于此状态。

如果阳明病没有得到及时正确的治疗，转入阴病，人体的状态由阳道实转入阴道虚，人体的整体状态会发生较大的下滑。

阳明病的病机特点是气大量地由内向外耗散，掌握这一病机特点是进一步诊断治疗的关键。

阳明病的气大量外耗，表现症状多是身以前热，病人的不适表现也多是热胀感，明堂的面色会显现红色或黄色，脉诊上人迎三盛，同时脉象洪大。

明确的诊断之后是针对病机的论治，如果有表证则需解表，表解方可治里。如果没有表证，治疗的目的是使亢奋的气安宁下来，根据整体的特点可以选择下法或者寒凝法治疗。如果有水滀、支饮、血闭等病理产物，需要辨证地用下法去除。

阳明病的治疗以气降下来为目的，同时脉象更加有胃气，并且不伤害尺脉。治疗不能不辨证地用大下之法，下法不是目的，使亢奋的气内敛才是目的。如果过用峻猛之药伤了胃气，或过用苦下药伤了两尺脉，都会使病情加重。所以在临床中可以根据病人的表现处方，需综合考虑病位的深浅、气血亢奋的程度、津液是否充足、胃气与两尺脉的情况、是否有病理产物，以指导处方。

下法是很有技巧的，若用下法以刚刚能泻下为度，泻下则不必再服；寒凝之法也不能过寒，过寒伤了脾胃生化之气亦不好，以使气安宁而又不碍生气为度。

第七章　辨少阳病脉证并治

一、取象比类思维的训练

学习中国文化，最宝贵的不是各种濒临灭绝的术，而是被遗忘的思维，一旦找到了恬淡虚无状态下的思维，就能真实地体验到中国传统的君子文化之美。中国人认为恬淡虚无的初心是一个人最宝贵的财富，回归恬淡虚无，恒守这颗初心是中国人所努力的方向，用这颗心去直接认识世界所采用的思维方式便是取象比类。下面详细谈论一下这种认识世界的思维方式。

古人训练取象比类的思维方式主要是通过诗歌，举一首常见的诗歌来体会一下："空山新雨后，天气晚来秋。明月松间照，清泉石上流。"要用中国人的思维方式来欣赏这首诗，如果用头脑来分析词句，或许能分析出美妙的文学色彩，但这种分析失去的是整个诗的意境。体会一下第一句诗的两个场景——空山与新雨后，这是一种非常清静的意境，再体会第二句诗，也是同样的意境，第三句、第四句都是同样的意境。这四句诗，四个场景，描述的是同一个意境，只要静下心来就能准确无误地体会到。中国的诗歌大部分都是一首诗一个意境，虽然诗歌的每一句每个场景千差万别，但几个场景所表达的却都是同一个意境。学习中国诗歌，如果紧锁着眉头是没办法体会到文字中的意境的，一定要放松下来，如同身临其境，去体会，这样你就会体验到诗歌的优美。中国的诗歌不仅是文字优美，更优美的是诗歌所表达出的诗人心的意境。

古代文人训练思维的一个很常用的方法就是作对，老师出上联要求学生对下联，这不是单纯的文字游戏，而是一种训练取象比类思维的方法。老师结合当下的场景出一个上联，表达自己当下的心境，或老师受某一场景启发，心为之所动，出一上联以表达这心动。学生先要学会的是用心欣赏这个上联，通过上联描述的场景体会当下老师的心境，准确地把握这个心境之后，再用不同于老师的场景来描述出同样的心境，这场景可以是当下能见得到的，也可以是想到的，这场景与老师的场景不能有交叉，甚至有时是截然相反的场景，但所表达的意境却必须完全和上老师的意境，要求文字对仗工整，用词合辙押韵。好的学生甚至能一下子对出好几个意境相同的下联，而所选的场景却完全不同，甚至学生会用对联来完善老师的意境。作对不单单只是文字游戏，而是两个人之间心境的心心相印。

这种训练要求学生能够用心准确地捕捉到文字背后的意境，并且在现实生活中充分用心体验各种场景，生活中的柴米油盐皆是学，而在老师那里求学是将日常所体会的应用出来。只要心能够准确地体会各种场景，也能够准确地表达各种意境，那么更重要的就是用心体验天地。天地之间有浩然之气，人也有浩然之气，我们要真切地感受到这个浩然之气，不是哲学上的认识而是真切地感受到。养护浩然之气是每一个中国文人毕生的修行。这个天地之间的浩然之气的特点是大、是明、是恬淡虚无、是逍遥、是清净光明、是中正。中国人的一切学问都是求道，都是求这个气，都是求放心。

取象比类的思维是不同于西方的逻辑推演思维，最根本的区别是逻辑推演是在训练大脑，而取象比类是在训练心。

就对脏腑的认识而言，西方人将每个脏腑都用严格的数据标示，每一个脏腑的功能也都用各种数据严格标明，这一切看得见摸得着，不存在臆想，很真实很客观。然而脏腑在《素问·灵兰秘典论》中的描述："心者，君主之官也，神明出焉。肺者，相傅之官，治节出焉。肝者，将军之官，谋虑出焉。"一系列的比喻，如何知道心的作用，需要体会一下现实生活中君主的作用就可以知道了，心的气与君主的气一致，这不是用数据在描述，也不是用生理病理在描述，而是在世界中找到一致的气让我们体会，这个体会是真实客观的，而且这种体会让我们的心更丰富，要比数据获得的还要真实客观，因为是真切的体会。

中医学认识人体，认识自然，认识方药都是用的这一种思维，如果不改变思维方式，而是学了一堆中医相关的知识却没有心的体验，可以说这个人还没入门。不要用逻辑推理去死抠经典的语句，而是放松下来去体会经典，在体会的过程中不要一直发问，因为这种发问是建立在逻辑概念基础上推演所产生的疑问，让头脑安静下来去深入体会，有不解的条文时，不能陷入头脑的胡思乱想，而是静下来找寻如何能体会到作者所说的状态，以取象比类的思维去学习经典，就会很自然地理解经典，这样越学越安静，越学越明白。

很多人会误认为取象比类是自由联想，取象比类的思维是建立在体验之上，而非想象之上。给你一个场景让你自由联想这仍然是大脑的胡思乱想，胡思乱想只会让人陷入疯狂，而不是安静。我们要让头脑安静下来去体验，在兴奋状态下你很难有真实的体验，在这种状态下自以为真实的体验其实并不真实，所以回归恬淡虚无是入门的开始。在恬淡虚无的状态下我们真实地体验世界，在体验的过程中更加恬淡虚无，这是中国人认识世界的方法，也是中国人认识人体的方法。

中医现在很难取得好的疗效，原因就是现在中医不是用中医思维在看病，而是用西方的思维来推理病。现在很多中医所采用的辨证论治，是通过病人描述症状，结合自己脑中想象的人体模型进行推理，得出一个名之为证型的结论，这种看病方式十个大夫得出十个结论，每个门派的医生都会给出各自的治法，治疗方法更是千差万别。

如果不改变思维，学习中医就只有广度没有深度。当我们改变思维，用心去体验经典，学习充满了快乐。中国的学问是乐，"乐是乐此学，学是学此乐，不乐不是学，不学不是乐"，在快乐中学会真实的看病，这就是中医与中国文化的魅力。

老子曰："吾言甚易知，甚易行。天下莫能知，莫能行。"中国人的这种认识世界与人体的方法非常简单，非常真实，非常容易实行。当头脑越来越安静，看病就越来越简单真实。经过多年的教学我发现：头脑越安静的学生，越能够快速入门，很快就会爱上读经典，临床疗效很快就有质的飞跃，而有的学生头脑一直很躁动，即使跟我学习很长时间，学习也很刻苦，就是摸不准脉，看不准色，问诊问不出病机，看病时好时坏。方向不正确的努力，越努力越紧张，也越看不清问题的本质。

二、少阳病总论

少阳病的提纲证："少阳之为病，口苦、咽干、目眩也。"

少阳病为天地四时中春三月的状态，相当于一天中早晨的状态，在一个呼吸过程中相当于气刚刚吸入时的状态。

如果说太阳病是人体的气血在处于较多时受到郁滞所表现出来的象，故称为太，那么少阳病就是在人体气血处于较少时受到郁滞所表现出来的象，故称为少。当一株小草长为大树的时候受到郁滞，其表现是比较亢奋的，而一株小草在刚发芽的时候受到郁滞，其表现就是绵软的。所以太阳病的人表现为发热恶寒、身疼痛，少阳病的人表现则为往来寒热，胸胁苦满，默默不欲饮食，心烦喜呕。

体会一下气刚刚升起来的时候被郁住的状态，就如同小树奋力发芽、小草奋力破土而出一样。这种状态就如同小孩子被困住，想要挣脱束缚，又由于处于气血比较少的稚嫩状态，无力与束缚做抗争，又蓄积着力量想要去解开束缚的状态。人体的气血刚刚开始由内里向外扩展受到了郁滞，将气郁滞于内里，就形成少阳病的状态。

体会一下提纲证所描述的三个症状，很多人认为口苦、咽干、目眩这三个症状只要出现一个就可以认定为少阳病，这并不符合临床观察。

口苦不一定是少阳病，阳明湿热郁滞也能口苦；咽干也不一定是少阳病，少阴病也有咽干；目眩更不一定是少阳病，太阳水濇的真武汤证也能够目眩。

所以我们不能拆开来解释少阳病的提纲证，而是要把这三个症状和到一起。我们细细地体会一下这三个症状和到一起描述的象：气在刚升起的稚嫩状态受到了郁滞，气刚升时被郁滞而表现内里郁热，这郁热内熏就会口苦，郁热在里故而咽干，内里郁滞的气动摇欲解郁故而目眩。

少阳病的象就是内里郁热象，是气在胸胁的深处被郁滞之后不得很好地外散到四肢与头面的象。就像把一个小孩关进笼子里，小孩子自知无力解开笼子，所以不会去奋力与笼子对抗，但又不安于被束缚，于是在笼中到处乱动，烦躁不安。人体的气血如果像小孩子一样被束于内里，也会表现出同样的象，烦躁不安故而口苦咽干，郁住的气血在内里乱动，这一乱动便搅动得头晕目眩。

少阳病在天地间的四时五行对应的是春三月的象，即"木曰曲直"的象，这个象是有弹性的木材被弯曲之后的状态，体验一下柔软的竹子被压弯之后的状态。木性柔软，被弯曲后有心反抗，又无法回到原本竖直的状态，只要我们形成了取象比类的思维，就能轻易地在病人中找到这种状态的患者。

三、少阳病的诊断

首先从症状上来看，少阳病是内里的气机郁滞，所以无论病人表现出什么不适，都有一种深处的满闷感，这种满闷感叹气可以缓解，甚至喜欢叹气，因为叹气会感觉舒服，或是满闷感经轻柔按揉梳理下会缓解。表现可能会是胸胁的满闷，胸中满而烦，胃中满胀总想干呕，小腹满胀，女性乳房胀疼，头胀痛，眼睛胀痛，耳朵闷胀等，这些症状生气或精神紧张后会加重。

我们不要记症状，要体会气在内里被郁住之后是不是就有可能出现这些表现，如果体会到了，临证就可"但见一证便是，不必悉具"。不必纠结于张仲景说"但见一证便是"究竟是哪一证，只要体会到了这种气的状态，病人只要描述一个症状，我们就知道是这个病机，所以"但见一证便是"是指只要有一个证符合这个病机特点，就可以确定是少阳病，而不是每一个症状都具备了才是少阳病。

体会一下少阳病人的面色，当内里之气郁滞不畅时，面部的色泽也会反映出内里的不畅，面部肌肉会较硬，显现出憋紧的感觉，面色会显示出郁青色，我们常说气得脸都青了，当胸口憋着一股气时面色就是如此。凡是少阳病的病人，明堂面色特点是表层透着青色，青色越深少阳病越严重。

体会一下少阳病人的脉象，当人体内的气郁于里不得发散时，脉象上也会显现出这样的象。少阳病的病人第一个脉象特点就是人迎气口脉显示人迎一盛，即关前一分左手大于右手，同时关前一分明显小于关脉，这说明气血瘀滞于关尺脉的位置，不能够上通到寸脉。脉象感觉像是脉管中的气血在关前一分处被挤压，关前一分处收紧，造成关尺脉气血被郁滞不能很畅通地上达寸脉。

由于气被郁滞，脉象同时也会表现出弦象，脉搏搏起时外形像一根琴弦，同时脉力上在搏起的瞬间有急促的感觉。仔细体会少阳病人的脉力表现，脉搏搏起时的冲击力就像拉弯的弓松手后弓弦回弹的感觉。体会一下当人体的气被郁住后的不安状态，就能明白少阳病的脉力感觉。少阳病的脉弦不是脉形像琴弦，而是脉搏起的力量像按到琴弦的感觉，一定要在脉搏的最强有力点体会脉力。

四、少阳病的形成机理

少阳病形成的原因很多，最多见的是情绪因素。天地间的正气是一年四季流转，不会长时间滞留于春三月的状态，人体的气也是如此，偶尔压力大了人体可以调整气的状态，使气处于春三月的少阳状态，人体处于轻度的兴奋状态，这样有利于集中精力去解决纷杂的问题，要注意劳逸结合，随时调整压力，既不让压力过大，又不让压力过于持久。

现在很多人工作压力大，精神压力较大，长时间处于紧张焦虑的状态，不能够放松下来让气流转，导致身体不适而得少阳病。偶尔的紧张压力是不会得少阳病的，少阳病的形成要么是忽然间出现较大的压力，要么是持久的得不到松解的压力。真正的恬淡虚无不是去逃避压力，逃避不能从根源上解决，往往逃避了一个压力会有更大的压力排队等在后边。正确的方法是以恬淡虚无的心去对待各种压力，不陷入压力之中，在压力中保持淡淡的欢喜心，时刻让自己的呼吸处于放松的状态，这种状态人体的气是和谐的，也最容易以己之力将工作和谐有序。

生气的情绪也是形成少阳病非常常见的因素，天地时有风雨，人亦难免有七情六欲，如果以从来不生气的圣人标准来要求每个人这有失仁道,《中庸》曰:"喜怒哀乐之未发谓之中, 发而皆中节谓之和。"只要大部分的时间都处于喜怒哀乐之未发的中状态, 只有在瞅准时机表达喜怒哀乐以中节, 这是真正的中和, 中和是在变化中守住中道, 而非死守中道而不知变通。所以问题的关键不是生气, 而是生气生错了地方或习惯性的以生气来解决问题。如果每一次生气都是中节的, 生完气之后能够快速放下, 虽然生气的瞬间人失于中和, 但是这种失于中和是为了以偏纠偏来促使大环境趋于中和, 这样当事情过去之后怒火也会消散而恢复中和, 这不为病。当生气没有中节, 或者生气带来大环境更加偏离中和, 那么当事情过去之后, 仍然会有愤怒, 一想起这个事就会愤怒, 由于没有可发泄的对象, 于是气就郁于内里, 形成少阳病。

"伤寒三日, 少阳受之", 在大多数情况下, 风寒入侵人体, 一日时人体正气鼓荡抗邪, 如果脉相对安静就会一直处于太阳病, 如果脉躁动, 二日人体正气冲破在外的风寒束缚, 呈现阳明病状态。如果脉躁动, 二日人体正气没有冲破在外的风寒束缚, 而且脉依然很躁动, 则在三日人体正气因抗邪而疲乏, 转入少阳状态。太阳病如果脉躁动就会传变, 而传变最大的可能性是两个方向, 一个是正气充足二日左右解开束缚而暴出, 转为阳明; 一个是正气乏少, 三日左右在外的束缚就会深入, 转为少阳。

少阳病的得病机理很多, 以上为最常见的三种, 还有病由阴转阳亦会出现少阳病, 过食酸敛气味的食物或药物也会形成少阳病, 忽然受到惊吓也会形成少阳病, 长时间蜷坐胸腔呼吸不畅也会形成少阳病, 等等, 不再一一列举。我们不要记忆少阳病的得病机理, 体会一下就知道为什么气会郁于内里, 也会知道如果气郁到内里该怎么疏导, 只有感同身受地体认到, 才会发现中医的真与美。

五、少阳病的治法

少阳病的病机特点是气郁于内里, 全身处于紧张的状态, 这两者同时存在, 相互影响。

如果针对这种状态用补益的方法或酸敛的方法, 都会加重气的郁滞，并使全身更加紧张，正邪相争会更亢奋，病人会感觉症状加重，疾病加重。

如果针对这种状态用汗法，会暂时缓解外在的紧张，但是内里的气郁仍在，病人的外周症状会短时间减轻，待正气恢复病情又会恢复如初，甚至会加重。

如果针对这种状态用下法，会下掉内里郁滞的气，暂时缓解内里的气郁，病人的胸腹部症状会减轻，但全身的紧张仍在，只要人体正气恢复，气将仍然会同样郁于内里，病情又会恢复，甚至会加重。

当情绪波动产生的气郁于内里的时候，病人会喜欢叹气，喜欢按揉身体紧张的位置，如果较重较强烈的气郁会顿足捶胸。人在长时间压力的环境里，会喜欢去散心，散心就是将心胸中郁滞的气疏散出来，这就是少阳病的治疗方法。

少阳病的治疗要同时照顾到两个方面，一方面是内里的气郁滞，另一方面是全身的紧张。用药物治疗少阳病亦需疏散郁滞的气和缓解全身的紧张，疏通气机与柔和紧张是用药的指导，因此治疗少阳病的方法就是疏解气机，用一些柔软疏松的有一定动性的苦味药为君，再根据人体的情况做相应配伍，以使郁滞的气舒畅。朱丹溪将春三月的治疗大法形象地描述为"宣"，取气血宣达之意，仔细体会，很中病机。

少阳为春天的郁滞象，因此治疗以柔和的药物为主，缓缓地将气疏通开，不能用刚猛的药物伤着生气。

治疗少阳病的代表方为小柴胡汤与大柴胡汤，如果郁滞较重，可用大柴胡汤加减，常见的普通郁滞，可用小柴胡汤加减。

大柴胡汤为小柴胡汤去掉甘缓的甘草与党参，加入苦降破气的枳实、芍药。与小柴胡汤相比，大柴胡汤破内里郁滞之力更强，而小柴胡疏散柔和之力更强，故大柴胡汤可用于治疗内里有较重的郁滞，甚至伴随热结，脉紧实有力。痞硬甚至较重的拘急疼痛，也可用大柴胡汤下气。

在宋版《伤寒论》中大柴胡汤无大黄，淳化本大柴胡汤也无大黄，大柴胡汤的下法是下气的同时疏解郁滞的气机，用大黄下实易伤生气，故用大黄需慎重。当然如果脉象特别紧实也可在大柴胡汤中加大黄，服用一两剂药病势衰去后立刻调整方药。

六、小柴胡汤脉证与加减

下面还是用取象比类的思维体会一下小柴胡汤的偏性。

小柴胡汤：柴胡半斤为君药，柴胡为地下根，比较柔软有柴性，质地疏松，闻之有浓郁的特殊的香气，为中品药，气味苦平，动性较大，故能疏解郁于内里的气。

再佐以黄芩，其与柴胡性味相同，且质地有些相似。黄芩与柴胡相比，黄芩味重于柴胡，柴胡气大于黄芩，在柴胡中佐以黄芩，既能疏解内里气的郁滞，又能将气郁所化的热清掉。

再加以具有辛散作用的半夏、生姜与甘缓作用的党参、炙甘草、大枣，辅助人体的生气，在清理掉郁滞的同时使气缓缓地外散。

将这些药煎煮到一起，苦味中微有辛甘之味，有较大的香气，只要病人内里气有郁滞，服之便可使内里郁滞之气疏通并缓缓地外散至肌表，即经中所云："上焦得通，津液得下，胃气因和，身濈然而汗出解也。"服用小柴胡汤会让人体内郁滞的气通顺，使全身的气变得非常柔软舒畅，就如同从内到外进行了全身按摩。

少阳病只要没有经过严重的误治都可用小柴胡汤加减治疗，脉象特点是人迎气口脉为人迎一盛，且脉力弦，因为气郁于内里所以在脉力的沉位会摸到微有力的紧象，症状表现为内里的郁滞，这是临床非常常见的证型。"本太阳病不解，转入少阳者，胁下硬满，干呕不能食，往来寒热，尚未吐下，脉沉紧者，与小柴胡汤。"

如果少阳病误用补益后脉非常沉实弦硬，可先用大柴胡汤下掉多余的气，之后再以小柴胡汤和之。

如果少阳病经过误治后脉象绵软无力，虽为少阳病不可用小柴胡汤。

三阳病只要出现内里郁滞的病机，脉象兼见"动则为痛"，也同样可以用小柴胡汤治疗，脉象特点是人迎大于气口，脉位沉细且弦紧，症状也表现为内里郁滞的象，此多因三阳病误治，使邪气深入，气郁于内里，"血弱气尽，腠理开，邪气因入，与正气相搏，结于胁下"。

小柴胡汤的适应证很广，只要是气郁滞于内里都可应用，用之皆有效，若再细心加减，则可尽善尽美。

气郁于内里，如果同时兼见"数则热烦"的象，此时需去党参加瓜蒌；

如果兼见"寒则牢坚"的象，需去半夏加党参、天花粉；

如果兼见"动则为痛"的象，需去黄芩加芍药；

如果兼见"支饮急弦"，需去大枣加牡蛎；

如果兼见"沉潜水滀"的象，需去黄芩加茯苓；

如果兼见有表证，需去党参加桂枝，温覆取汗；

如果兼见脉象涩不流利，病人会表现出干咳，需去党参、大枣、生姜加干姜、五味子。

请大家仔细体会这些微细的加减变化所反映的人体气的微妙变化。

六经兼见"数则热烦"

同样的象作用于不同的六经状态所表现也不相同，以数则热烦象为例：

如果"数则热烦"的象作用于少阳病就只会表现出胸中烦而不呕；

如果"数则热烦"的象作用于太阳病就会表现为昼日烦躁不得眠，夜而安静等；

如果"数则热烦"的象作用于阳明病就会表现为烦躁口渴，甚至登高而歌，弃衣而走。

这需要用心去体会，不能总是以固执的头脑追问为什么，细细地体会春夏秋冬四季中出现风寒暑湿燥火六淫的天地特点，再放下头脑用心去体会不同的状态感受不同的邪气表现。

六经兼见"寒则牢坚"

很多人不理解为何兼见"寒则牢坚"时病人会出现渴，少阳的状态是内里有气郁滞，如果仅是轻微的郁滞不会影响津液分布，此时兼见了"寒则牢坚"的象，寒性收引，加重了气的郁滞，内里的气被更严重地束缚，而且内里的气郁而化热伤津，引起口咽干渴甚至咽部肿痛。在临床中有很多咽部肿痛是因为外寒束缚内里火郁所致，切不可一见咽痛就清热化痰。

寒凝在太阳病的治疗是苦辛散寒，如果太阳"表有寒"，可用麻黄汤苦辛发汗；如果是太阳病"里有寒"，可用芍药甘草附子汤苦辛散寒。

同样如果少阳病出现寒则牢坚，需小柴胡汤去半夏以防其燥烈更伤津液，加天花粉、党参。天花粉质地坚硬，中品药动性较大，苦降之气较重。如果寒束于内里，可用天花粉苦降，再佐以党参托住其气不使苦降过度，再加上小柴胡汤本有的生姜，徐徐解开外寒束缚并不伤生气。

很多人还是会问：为什么不用苦温的药物解开寒的束缚？静下心来就知道如果太阳病寒凝同时内里有郁热，不可用麻黄汤，需用大青龙汤，既解开外在的寒郁，又不使外寒解而气暴出。同样少阳病因寒产生内里的郁热，治疗也需要防止解开寒凝后内里郁滞的热气暴出，因此需用苦寒的天花粉破寒。

不要想着什么药治疗什么病，也不要用药物的功效去理解仲景的用意，只有用气味去体会才能真正高效灵活地应用中药。

小柴胡汤煎煮法

少阳病的治法要重视的是疏通与柔和，因为柴胡动性较强，所以仲景用柴胡汤都需去滓再煎，以取其柔和之气，去其躁动之性。如果小柴胡汤煎煮时间短，其气走窜之力较强，则疏散理气之力强，而柔肝以解气之急不足。后世很多医生不注重煎煮方法，用小柴胡汤后发现动性有余而柔和之力不足，久用之后脉会躁动，很多医家基于这个临床观察后得出结论：柴胡劫肝阴。所以他们在应用柴胡疏解气机的同时多喜欢配伍炒白芍、当归、玉竹之类柔和的养血类药物。

我个人在临床中的经验用法是根据脉管的坚硬程度和病情的深浅来拿捏小柴胡汤煎煮的时间：

如果脉象胃气很好，郁滞不深，则煎煮二十分钟左右。

如果脉象较硬，郁滞较深，煎煮时间过短确实会有后世所言劫肝阴之象，故多嘱煎煮半小时左右。

如果脉象刚硬无胃气，或脉位沉至骨，则先用柔和的养血药调理，待正气恢复再以小柴胡汤和解。

七、经方加减与经方合用的法则

经方并不是药物杂乱无章的堆砌，而是按一定的法度配伍而成，因此经方的加减与合用都需要遵循法度。

如果在桂枝汤中加入了过多的苦寒药或辛温药，就不再是桂枝汤的法度了，这个以桂枝汤加减而成的方剂就不再是桂枝汤，因此桂枝汤与桂枝加桂汤、桂枝加芍药汤、桂枝去芍药汤的法度是不一样的，也不是同一张方剂。

我们在应用经方的时候，并不是用经方去消灭疾病，而是用经方的偏性引导人体回归阴平阳秘的状态，是引导而非对峙，这是中医处方与西医处方的区别。中医治病的原理是以偏纠偏，所以我们必须细致地掌握每一个常用方剂的偏性，以及方剂内药物的变化会引起方剂的偏性如何变化，这是每个负责任的中医师所必须掌握的基本功。

方剂的加减必须守住方剂的大方向，在处方剂时既不能无视病人病情的变化，死守原方不变通，也不能以经验或自己的想象随意加减，随意加减乱了方子的法度，药物相互制约影响药效，画蛇添足。张仲景对小柴胡汤的加减非常严谨，每一种加减法都经得起细细体会，都有恰到好处的感觉。

张仲景的加减并不是简单的多一个证加几种药，其描述的每一个证都是内里气机变化的外在反应，如胸中烦而不呕，这不是一个简单的症状，而是反映了一种病机。我们体会一下，张仲景不说心中烦加什么药，而是说胸中烦而不呕，说明这个烦不是为了排出心胸内的病理产物，而是"少阳病兼有了数则热烦"的病机。

所以应用经方，要守住病机加减变化，无论方药怎么加减，都是在不改变方剂大方向的基础上进行药物调整。如果根据病人的症状加减，越加减越觉得不自信，最后方越用越大，越用越趋向经验用药，而疗效却很难稳定。如果守住病人的病机加减，加减法清楚明了，也不会开出很多味药，如果无效能迅速地从中找到辨证的缺失之处，疗效会越来越稳定。

很多人喜欢将两三个经方合到一起应用，经方可以合方，但必须是以一定的法度去合。每个经方都有一个偏的方向，如果仅根据症状将两个方剂合到了一起，这样方向就乱了。合方必须有法度，而且是在辨证守病机的指导下合方。很多在症状与经验指导下的合方，两个方子很容易产生相互制约，或者由于不合法度的合方而对人体产生伤害，使人体的气运行混乱。如果用逻辑法分析经方，任何经方都可以合到一起应用；如果以取象比类的思维体验经方，就知道很多经方是不能合到一起的。

如小柴胡汤合麻黄附子细辛汤或四逆汤，这种合方就是不合法度的，小柴胡汤服用后会使人体郁滞的气通畅，人体内的气变得柔和，这时候如果合上了刚猛的辛热药，快速鼓动人体的气外散，这对人体会有很大的伤害。

不能合用的经方很多，很多人或许会拿出一些合用经方成功的案例来反驳，我们不必力求说服自己是否应该合方，只要静下心来体会一下经方的偏性，就会知道很多方剂的合用是不符合人体气的运行机制的。

八、小柴胡汤类方脉证应用

经方中有一些与小柴胡汤相类似的方剂，用于治疗少阳病的一些证型，下面列举几个类方，体会其偏性，明其法度，以灵活运用。

少阳病，兼"风则浮虚"：柴胡桂枝汤

如果少阳病，同时有"风则浮虚"的象，脉位浮，脉力松软。这表明病人当下为少阳，气郁于内里，同时人体的气较虚，此因本少阳病，误用汗法不能解郁反而耗气所致，病人会表现出虚烦的象。

此时虽然有郁滞，但不能单用小柴胡汤解郁，因解开郁滞后人体会变得更虚，所以需要取小柴胡汤的半数用量合上桂枝汤的半数用量，组成柴胡桂枝汤，轻轻地解开内里微弱的郁滞，同时又有小量的桂枝汤顾护营卫，使解开的郁滞之气不由表散失，这样既解开了郁滞又不使气血变虚。"发汗多亡阳，谵语者，不可下，与柴胡桂枝汤。和其荣卫，以通津液，后自愈。"

柴胡桂枝汤也可用于少阳病的同时兼有表虚的象，脉象上少阳病同时整体脉浮缓，同时有表不解的一部脉浮，柴胡桂枝汤既疏解少阳的郁滞，又和其营卫。

少阳病，兼络脉病（表不解而入里）：柴胡加龙骨牡蛎汤

如果少阳病，同时兼有表不解而入里的象，整体脉位沉，有一部脉浮，病人多会在表现出少阳病的同时兼有莫名的烦躁，这表明有一部络脉不解，干扰经脉，治疗需要在疏通内里郁滞的同时用一些固涩络脉的药物，可选柴胡加龙骨牡蛎汤。"伤寒八九日，下之，胸满烦惊，小便不利，谵语，一身尽重，不可转侧者，柴胡加龙骨牡蛎汤主之。"我个人临在床中多用此方，多把铅丹更换为同为下品的矿石类药物，如赭石或磁石等。

少阳病，兼较重寒凝（寒则牢坚）：柴胡桂枝干姜汤

如果少阳病，同时兼有深处较重的寒凝，整体脉位沉，且有较重的寒则牢坚象，寒结的越重越深则热郁的也越重越深，病人多会表现出寒结于里的胸胁满结与热郁于里的烦躁，此时用热药则热郁更甚，用寒药则寒结更深，可处柴胡桂枝干姜汤。

太阳病寒热互结于内里也可用柴胡桂枝干姜汤。"伤寒五六日，已发汗而复下之，胸胁满，微结，小便不利，渴而不呕，但头汗出，往来寒热心烦者，此为未解也，柴胡桂枝干姜汤主之。"

少阳病，兼有热结伤津液：小柴胡加芒硝汤

如果少阳病兼有热结伤津液，可用小柴胡加芒硝汤。

后世还有很多方子，只要明其法度也可应用于少阳病的治疗，如逍遥散、一贯煎、柴胡疏肝散，等等。

九、诸病在脏的治法

《金匮要略》言："若人能养慎，不令邪风干忤经络，适中经络，未流传脏腑，即医治之。"所谓养慎就是谨慎对待人体的各种变化，顺应人体正气的方向引导人体回归平态。可是临床中经常能见到不能养慎的病人，一遇到不适就自乱阵脚，自己一顿折腾，或找不明理的中医乱开汤药，使疾病一步一步深传入腑，影响腑的通畅，更进一步则传入脏。

外邪干忤经络，如果未经过度误治，疾病会长时间滞留于三阳病，不会传变到三阴病，更不会传变进入脏。如果一直延误治疗或治疗方法不得当，这种误治不很严重，但造成了人体的胃气衰减，入不敷出，会传变到三阴病。大多数情况下，疾病会一直在六经中传变，不会深入到脏。如果用了过猛的药物治疗，而这个治疗方法又属误治，或者长期误治，在人体已经有不适反应后仍不停止，就会导致疾病传变到脏。

如本是太阳病外感风寒，当外散风寒，这时用大剂量苦寒药，如此内外两感则入脏；或本是阳明病，本当以承气之法除其热，这时大剂量用辛热药，也能入脏；或少阳病，本当疏导气机，这时大剂量用酸甘收敛药，也能入脏。

还有一种疾病入脏的原因是内外两感，外敌能够快速侵入坚固的城池，必是城内有敌军的接应。同样疾病能够快速深入脏腑，也必是内外两感。《灵枢经》中对入脏的原因有明确的说明："黄帝曰：邪之中人脏奈何？岐伯曰：愁忧恐惧则伤心。形寒寒饮则伤肺，以其两寒相感，中外皆伤，故气逆而上行。有所堕坠，恶血留内，若有所大怒，气上而不下，积于胁下，则伤肝。有所击仆，若醉入房，汗出当风，则伤脾。有所用力举重，若入房过度，汗出浴水，则伤肾。"

仲景理法

本身就处于忧愁的状态，这时再忽然受恐惧，内外两感，入脏伤心；

本身就处于寒凝的状态，又饮以冷饮，内外两感，入脏伤肺；

本身体内就有瘀血郁滞，此时又加之较重的情绪郁滞，内外两感，入脏伤肝；

本身遍体鳞伤，气血运行缓慢，这时再饮酒行房事或再感受中风使气血涌滞，内外两感，入脏伤脾；

本就过劳，需要休养不能再兴奋，这时又入房过度或汗出受冷强迫兴奋，内外两感，入脏伤肾。

外邪侵袭人体，很多时候不可避免，但是疾病入脏腑都有人为的因素，都是可以避免的，保持恬淡虚无的心态顺应人体的正气是避免疾病入脏的关键。

疾病入脏的脉象特点有两个：

第一是脉位非常沉，脉位的深浅代表病位的深浅，当疾病深入到脏腑时，脉位也会非常沉，甚至会感觉脉管的顶层与底层贴到了一起，伏行于深层。

第二个脉象特点是某一部脉特别结实，这一部脉的力量远大于其余几部脉，病久了会形成如豆大的一个疙瘩，而且这一部脉力有根，往下按至骨仍能摸到很结实的脉，这一部脉前后推之不移，如同有一个根扎到了骨头里的感觉。沿着寸关尺一部一部摸脉，很容易就能摸到这个独特的脉，就像在脉管上系了一个深深的结一样的感觉。一般疾病入脏的病人脉象的柔和度都较差，可以通过脉象胃气的多少判断疾病是否可治。

有的病人脉象上也有一部脉明显比其他脉结实，但是往下按至一定深度后力量减弱，前后推之能够推动，说明并没有深入到脏，表明或是在腑，或是这一部脉的位置有痰饮或血闭等病理产物。病在腑仍可按六经治疗，有病理产物可根据邪气的性质辨证地祛除。

有很多疾病已入脏较深的病人，脉象会有一部脉的脉位极沉几乎摸不到，这时一定要仔细地摸，往往手指重按至骨后会摸到非常小而坚硬的脉，这说明病位极深，此时很容易因为摸不到一部脉而按虚证治疗，会加重病情。

疾病入脏的病人表现首先是整体的健康状况下滑较重，体力会大不如前，倦怠乏力，甚至气短不能劳作，胃口亦变差，也没有耐心或整日无精打采。除了整体状态的下滑还会有某一个局部深层次的不适，多表现为某一部位深层次的疼痛，痛处固定不移，多时作时止，亦或表现为深层次的痞闷。面色上会没有光泽，同时从面色的深层透出或青或赤或黑的颜色。在中医上认为已经入脏的疾病是较重的，此时经西医检查大多病情也较重，大多都有不同程度的脏器损坏，甚至有肿瘤等占位。

诸病在脏的治疗原则："夫诸病在脏欲攻之，当随其所得而攻之。如渴者，与猪苓汤，余皆仿此。"治疗入脏的疾病，我们的关注点不能放在记录已经有的脏器改变，而是通过已经有的改变来分析出是如何一步一步从无中生出的，治疗要根据怎么得的来选择如何去破癥除瘕。局部的在脏的病变是整体严重失调的局部表现，此时如果不把整体的失调调整过来，而只盯着局部的器官病变去治疗，这种治法只会掩盖症状，不能从根本上治愈。

六经钤百病，下面以六经为纲领分析一下。

太阳病深入到脏是因为外感风寒不解，再加之长时间用寒凉法误治，导致外寒深入至脏。此时的脉象是人迎二盛，同时寸关尺中会有一部脉特别的沉紧，这一部沉紧脉如豆大的疙瘩推之不移，明堂面色上会从深处透出黑色或灰白色，病人症状表现也是深层次的紧痛、怕冷等寒象。这时治疗可用具有破癥瘕的药与扶正的药同用，破癥瘕药以辛温为主，扶正药以甘温为主，整体凑成辛甘温的丸药缓攻，既不能过用甘温而化热，也不能过用辛热破癥瘕而损伤正气。我在临床用汤剂的经验是仿炙甘草汤或四物汤的立法佐一些破癥瘕的药物，破癥瘕的药物以辛温为主，可稍佐苦温、苦平的破癥瘕药以辛开苦降，如果需要用如附子类的辛热药物破癥瘕需要久煎，使药力缓而持久。

阳明病深入到脏是因为胃家实不解，气血大量外耗，人体津液亏虚，如果长久用温热法误治，导致津液不能濡养，火热更进一步灼伤，导致火热深入至脏。脉象特点是人迎三盛，同时寸关尺中会有一部脉特别的洪而实，这一部脉如豆大的疙瘩推之不移，明堂面色上会从深处透出红色或黄色，病人症状表现也是深层次的烧灼感、口干渴等热象。这时治疗可用具有破癥瘕的药与养阴扶正的药同用，破癥瘕的药以苦寒为主，扶正的药以甘寒或甘平为主，整体凑成苦甘寒的丸药缓攻，既不能过用甘寒碍胃，也不能过用苦寒破癥瘕而损伤正气。我在临床用汤剂的经验是仿猪苓汤或白虎汤的立法佐一些破癥瘕的药物，破癥瘕的药物以苦寒为主，可稍佐辛寒、辛平的破癥瘕药以辛开苦降。如果需要用大黄类苦寒药物破癥瘕需要久煎，使药力缓而持久。

少阳病深入到脏是因为少阳郁滞不解，病人的神经比较绷紧，如果长时间用补益法或收敛法误治，可导致绷紧的郁滞更加深入至脏。此时的脉象是人迎一盛，同时寸关尺中会有一部脉特别的沉弦急，这一部脉会如豆大的疙瘩推之不移，明堂面色上会从深处透出郁滞的青色，病人症状表现也是深层次的痉挛拘急、情绪不畅等紧张郁滞象。这时治疗可用具有破癥瘕的药与软坚的药同用，并配伍适当的甘缓药，软坚药多选贝壳类或甲类药物，以化解整体的紧张，凑成以咸为主、辛开苦降的破癥瘕药为辅的丸药缓攻。我在临床用汤剂的经验是仿鳖甲煎丸的立法改为汤剂，或辨证地在鳖甲煎丸中选几味药，根据病人的身体状况加减，并嘱病人放松下来多到大自然中呼吸新鲜空气，注意修养。

病邪深入到脏之后，如果长期误治，亦有可能发生传变，脏病的传变沿五行相克的路线传变，一脏不能两次受邪，当沿五行相克传变一圈回到了第一个受伤的脏时，病人必死。有时一个脏伤得过重也会导致生命危险。

当病邪入脏，同时内里空虚时，病邪就有欲传变的倾向，此时脉象上两尺脉空虚或两尺脉脉位沉而无力。这时的治疗的法则是："见肝之病，知肝传脾，当先实脾，四季脾旺不受邪，即勿补之。中工不晓相传，见肝之病，不解实脾，唯治肝也。"当脏病两尺脉充实，说明脾胃旺盛能够吸收足够的气血，能够耐受邪气，此时治疗只需要辨证地攻癥瘕便可，不需提防其传变。如果两尺脉虚，就说明脾胃衰弱不能够吸收足够的气血，对于邪气不能耐受，这个受损的脏就会牵延相克的脏受损，所以治疗需要先安未受邪之地，让即将受邪之地充实，能够承受住所不胜之脏的克制，同时也能够承受住攻邪药物的损伤。如果治疗时不去实所胜之脏，攻邪就容易加速邪气传变，使病情加重。我们治疗癥瘕时，有时刚开始病人两尺脉充实，在破癥除瘕攻邪时，由于用药过于峻猛，亦会伤着尺脉，病人服用几剂药后两尺脉开始空虚，此时不能继续一味地攻邪，需要先实其未受邪之地，在此同时方可继续攻邪。

实未受邪脏的方法是用入该脏的粮食类药物为君，顾护住这个脏器，再调整整体，选择攻邪的药物。假设病在肝，脉象某一部脉特别弦急有根，且病在三阳，两尺脉虚，此时需要用偏甘味的入脾的粮食类药物为君，再选择治疗入肝的攻邪药；假设病在肺，脉象某一部脉特别的毛实有根，且病在三阳，两尺脉虚，此时需要用偏酸味的入肝的粮食类药物为君，在选择治疗病入肺的攻邪药，其他诸脏可以此类推。

如果是三阴病深入到脏，此时病人的胃气一定极差，治疗半死半生。三阴病本就阴道虚，如果误治后深入到脏，此时虽有较结实的癥瘕积聚，但人的整体并无多余之力去攻击癥瘕积聚。此时治疗不能攻邪，也不能峻补，治疗应以养胃气为主，嘱咐病人勿过劳，勿乱吃补品，勿情绪剧烈波动，休养生息，待正气逐渐恢复后转为三阳病，再辨证地谨慎扶正祛邪。

对诸病在脏的治疗，如果不随其所得而攻之，妄用攻邪之法，结果只会越攻脉象的胃气越差，疾病的进展也越快。只有整体变得越来越好，才有可能解开局部在脏的郁结。如果整体没有变好局部即使有改善，也会很快加重，临床中有很多重病刚开始治疗有效，甚至很多占位病变在刚开始用破癥瘕的药物治疗有效，治着治着就开始反复，然后病情越来越糟，这都是因为只治疗局部而忽视了调整整体，这种局部病变是整体失调引起的。无论哪种破癥瘕的方法，是重用附子类辛热药破癥瘕，还是重用白花蛇舌草之类苦寒药破癥瘕，都必须在调整整体的基础上运用，而且必须辨证运用。

疾病深入到脏的治疗原则是王道无近功，不可图一时的短期疗效过用攻伐，尤其是对胃气很差的病人更需慎重选择攻伐。在治疗的过程中病人的胃气越来越充盈，癥瘕越来越软，那一部单独的如豆大的疙瘩慢慢地软下来，说明疾病渐愈。有的医生治疗深入脏的癥瘕，不明当随其所得而攻之的理，过度错误地应用破癥瘕的药物，服用一段时间后很多病人表现出疼痛减轻，而且摸脉那一部特别的如豆大的疙瘩也消失了，但病人脉象中的胃气很差，甚至由三阳病传入到三阴病，这说明疾病在加重。之所以疼痛减轻，脉象中如豆大的疙瘩消失，这些变化不是因为疾病在变好，而是因为人体的正气太弱已无力去抗击癥瘕邪气，因此症状隐藏，脉象上反映不出癥瘕的象，下工绝气危生，慎之慎之。

十、真实地运用经方

学习了一段时间的中医，掌握了一定数量的方剂之后，很容易就认为自己能够轻易治好大多数的疾病，一旦到了临床，又很容易陷入无适用之方可选的困境。此即"学医三年，自谓天下无不治之症。行医三年，始信世间无可用之方"。学医三年，或被医理迷，或被医方迷，被迷之后会产生盲目的自信，对自己的医术水平会有过高的认识。所谓理迷，就是没看清疾病的真相，被一套解释疾病的理论所迷惑，这种理论各种各样，有的用阳气来解释医学现象，有的用瘀血来解释医学现象，有的用升降来解释医学现象，无论用什么方法解释，当我们深信这种解释时，就不再去关注疾病的真相，一旦临证就用所掌握的理论去推理疾病，并用推理开出一张看似完美的处方。虽然可以很好地解释疾病，但是由于没有明确知道这个病究竟是怎么回事，所以处方最多只能够治好某一部分的疾病，或者让大部分人服药舒服，不能达到较高的有效率与治愈率，不能让病人与自己满意。所谓方迷，就是指被夸大的方剂疗效迷惑，现在很多对经方疗效的宣传是夸大的，很多被包装的个案让阅读者产生经方包治百病的错觉，一旦临证处方就会发现根本没有传说中的那么神奇，而且更多的病人无方可用。无数在学医过程被迷惑的医生，行医三年，便开始消极地认为世间无可用之方。

《伤寒论》最美之处在于两点：一是对疾病真实的认识，二是通过经方展现立方法度的灵活与规矩。

我们对疾病不能真实地认识，原因在于总是被疾病的表象迷惑，病人出现一个症状，总是用浮躁的大脑问为什么，而不是去静心体会究竟是怎样的气的外在表现。对一个症状原因的猜测，不同的大脑会猜测出不同的结果。对症状背后气的真实的体会，所有人都会有共同的体会，就如同天气忽然降温所有人都能真实地体会到寒冷之气一样。体会到气之后用阴阳的思维去描述，便自然会产生六经纲领，以此纲领便可清楚地描述出当下气的大体状态，这是真实的观察疾病与真实的描述疾病。如不能见病知源，迷于疾病表象，则无方可用。临床诊疗中，通过病人对局部症状的描述，便可体验到人整体气的偏差状态，就如见一叶落而知天下秋一样，任何一个局部的症状都能够如实地反映出整体的失调。同样，通过脉诊与望色直接体会到病人整体气的偏差状态，可以通过把握整体而知道任何一个病变局部会出现的表现。这样看病是真实清晰的，这是取得稳定疗效的前提。

学习经方，首先要停止对经方分析式的解读。每一个经方设置的目的是为了顺应人体的法则去调整人体，想要让人体的气发生变化，就要先根据人体的偏性立一个治法，在这个法的指导下便会有相应的经方。用方剂去对峙人体的疾病，人体的疾病千千万，再多的方剂也不够去对峙复杂多变的人体，因此以方去治病就难免会有无方可用的感慨。人体的气只会按照一定的规律变化，其治法的规矩也就那么多，掌握大的规矩之后灵活变化，便可以应对临床复杂的疾病表现。因此，我们要真实地体会到经方的偏性，知道每个经方的法，即真实地知道这个经方是如何引导人体气的走向，也要真实地知道方内药物的变化会对整个方剂的偏性和治法产生怎样的影响，以法去纠正人体气的偏差，在法的指导下选择经方与加减经方，这样才会有很多适合病机的方剂可选，这样对经方才有真实的认识。

治病，首先要学会聆听。安静地聆听病人的痛苦与病人的脉象，真实地体会到病人气的偏差，用多个方法来验证自己体会的真实性，用取象比类的思维去在天地间找寻这种偏差，用阴阳的思维表达出来。明白地体会气的偏差，再立一个法去引导人体趋向平和，根据这个法选择一个适合的方剂，调整方剂的用量与药物，并嘱咐病人服药注意事项，远离病因。复诊时也是静静地去聆听，看病人服药后是否更趋于平和，如果更趋于平和就根据具体情况选择进一步的治疗，让病人更加趋向平和；如果病人服药后没有变化，仔细检查是否看清楚了病人气的状态，立法是否正中病机，药物质量是否有问题，病人是否有加重疾病的诱因没有去除，或者是这个疾病本身纠正起来就比较缓慢。如果服药后更加远离平和，病人没有特别的诱因加重病情，那么这加重一定是因为治法方向错了，那就需要从诊断和治法上找原因，找到原因后再立一个法去纠正人体的偏差。一个合格的中医不可能包治百病，也不能百分百都有效，但是可以做到的是尽量地把病人往平和上引导，这样才会有较高且稳定的有效率与治愈率，这样看病才是真实的，用方才是真实的，疗效也会比较稳定。

第八章　辨太阴病脉证并治

一、利用问诊准确判断病机

中医问诊不是字面的意思：问问病人哪里不舒服。通过问询知道病人哪里不舒服，或病人主动表达哪里不舒服，得到的只是疾病的表现，这些不舒服只是对现象的描述，不属于诊断。通过问询知道病人的病机状态，这样的过程才是问诊。可以说西医的问诊是客观公正地描述病人的不适，这个过程中不能有任何主观因素，而且要求从头到脚每一个细节都要询问到，以防止遗漏病情。而中医的问诊是"闭户塞牖，系之病者，数问其情，以从其意，得神者昌，失神者亡"。即让大脑保持安静，放下各种思辨，用心去体会病人，身临其境般体会病人的不适，通过反复问询病人不适的感觉，知道病人真实的意愿，这真实的意愿能够反映出与不适相关的病机状态，守住这个病机去治病，就是得神者昌，如果不去找寻病机，只是问问哪里不适就开方，就是失神者亡。张仲景批评当时的医生"省疾问病，务在口给"，病人告诉我们头疼就治头疼，这不是真正的中医思维。

静下心来体会病人不适所传达的信息，不要用逻辑推理或猜测，要真实地去体会。如果一个人的神经系统与免疫系统是瘫痪的，或者这个人处于深度的昏迷状态，无论他身上有什么病变，他都不会有不适的感觉，这是中医所说的"神不使"，神不使是中医认为最糟糕的状态，这种状态精坏神去，针石不能治，良药不能及。

人体表现出不适，一定是两方面共同作用的结果：一方面是外邪刺激引起人体的气血发生偏倾；另一方面人体有自愈性，有正气要引导人体的气血回归正常，两者相持不下故会引起人体的不适。一切变化都是围绕着中心的道在旋转，天地四时是在围绕中心一年四季旋转，人体的营卫气血伴随着呼吸围绕着中心旋转，当变化不再围绕中心，而是一直都偏离中心，那就是阴阳离决，天地如果阴阳离决就会毁灭，人体如果阴阳离决就会死亡。所以人体有不适的症状，说明人体的正气一直想要引导偏离中和的人体恢复阴阳匀平的健康状态。仲景曰："脉病人不病，名曰行尸，以无王气，卒眩仆不识人者，短命则死。人病脉不病，名曰内虚，以无谷神，虽困无苦。"《难经》亦言："人形病，脉不病，曰生；脉病，形不病，曰死。"如果一个人脉象明显显示已经病了，说明人体的气血已经失于中和，理应人体有正邪相争的不适反应，而相反的人体没有任何不适，说明这个病人没有了正气，不能够向更好的方向恢复，如同行尸，随时有可能阴阳离决而死。如果一个病人身体有不适，而脉象很好，说明人体的修复能力很强，只是缺乏力量让人体恢复正常，只要让病人多吃点五谷，补充充足的谷气，病就会好起来。

我们体验一下人体的不适是不是这个样子的。天地以风雨雷电来纠正天地间的偏差，人体以各种不适症状来纠正人体气血的偏差。因此当人体有不适的症状出现时，无论是医生还是病人都当以平和的心态去对待，对不适采取昏沉的不去理睬或躁动的强烈对抗都不利于人体恢复常态，也就不利于疾病的康复。因此治疗任何不适症状，不能以不适症状的消失为治愈标准，而应以人体恢复相对的阴平阳秘为标准。因此，判断人体正气的方向，治疗顺应正气的方向才是真正的治愈，这种治法为顺，是得神者昌。反之，如果不明人体正气的方向，针对症状一通乱治，往往旧病不已新病复起，使疾病更加复杂。更有甚者，不管病人是怎样的不适，都用大剂量极苦寒或极温热的药耗散正气，正气一虚症状就减轻，病症虽减轻，但人体的状态却更加恶化，如此杀人者多。故经言："故曰上工平气，中工乱脉，下工绝气危生。故曰下工不可不慎也。"我由衷地叮嘱一下，人命至贵，治疗不可有好勇斗狠之心，当始终保持平和之心，医生只是帮助正气使人体恢复健康，不能做哪里有不适就去消灭哪里的莽夫。

中医的问诊不是问病人的症状，而是问病人的所欲，通过病人的所欲判断人体的病机所在，顺应正气的方向恢复人体的平衡。所欲就是病人喜欢怎么样，这样能舒服一些。一方面通过病人对感觉的描述来判断病人的所欲，另一方面通过病人描述不适时的口吻与神态，真实地感受到病人的所欲。"病人身大热，反欲得近衣者，热在皮肤，寒在骨髓也；身大寒，反不欲近衣者，寒在皮肤，热在骨髓也。"身热而欲热，病人的真正病机是内被寒束，治疗当用温法；反之身寒而欲寒，病人的真正病机为内有郁热，治疗当清热。我们不能因病人说热就去清热，亦不能因病人说寒就去散寒，要深入了解病人的正气走向，顺应正气的治疗才是正治。

问病人所欲需要医生将大脑安静下来，感同身受地去体会病人所描述的症状，如果不能静下来，就不能真正运用问诊。问诊既不能心情浮躁地问病人不适症状，也不能在问诊的过程中乱加推演。如果病人主诉腹泻，医生不能沉下心去体会病人腹泻的真实感受，理直气壮地认定病人腹泻的所欲就是止住腹泻，这种认识就是没有沉下心去体会。腹泻可以对应很多种病人正气的方向，有的病人腹泻之后总是不爽，总是还想再解，这说明人体的正气要通过腹泻排出体内的郁滞，这时候治疗就是顺着正气的方向化解郁滞，甚至很多时候需要继续用下法。有的腹泻喜温，有的腹泻喜寒，有的腹泻怕寒，有的腹泻怕风，有的腹泻喜按，有的腹泻拒按，有的腹泻受心情影响，不胜枚举，真正欲收涩止泻的腹泻在临床中属于少数。同样道理，临床中经常见到月经淋漓不尽的病人，久用止血药而病不解，审慎辨证处以破血药后很快就痊愈；发热病人用干姜、附子类热药快速退热；乏力倦怠的病人用泻法后迅速精神饱满而愈。这些案例在临床中早已习以为常，所以问诊的诀窍是沉下心去感受病人的真实所欲，不要与病人症状的表象纠缠，更不要找寻治疗这些表象的秘方，同一个病证开出截然相反的方剂是再平常不过的事。取象比类的思维就是通过病人表象，清楚地找寻到表象内部的机理。虽然外在的表象千变万化，但内在的机理却逃不出几个规律，将所有的外在表现用几个内在的规律看清楚的思维就是取象比类的思维。

假设病人有五个明显的不适症状，中医问诊不是将五个症状合到一起推理出证型，不是一加一加一的推理，而是先深入地问病人最重的那个症状，知道这个症状所反映的内里气机状态，当我们把握住这个病机状态，就可以推理出其他几个症状的细节表现。这时再问第二个不适症状来验证一下，如果第二个症状和最难受的症状都反映共同的病机状态，我们甚至没有必要继续问下去了，剩下的不适也都会是共同的病机。

"智者察同，愚者察异，愚者不足，智者有余"。智者的问诊方式是察看所有病证的相同之处，而愚者看到的是每一个症状的各异处，对于愚者，总希望病人多说一些症状，以便能更准确地诊断，而智者只要在一两个症状中找到了病人当下的气机状态，就已经足够了，病人再多说几个症状只会更确定医者已经知道的答案。所以我们问诊不要轻易放过最重的那个症状，这个症状最能够真实地反映出人体的气机状态，通过数问其情，用心体会病人的这个不适，真实地感受到病机状态，再通过其他的症状更进一步确定诊断，这样的诊断才明晰准确。

很多人会说如果有的人病机很复杂，病机状态是多个怎么办？或者病人当下有多个病机叠加怎么办？这种认为人体复杂的思维是因为执着表象所致，并没有形成中医思维。很多人一见腰痛就说是肾虚，一见吃饭不好就说是脾虚，当病人表现出腰疼和吃饭不好时就会诊断为脾肾两虚，这种思维不是中医思维，真正的中医思维会在腰痛与吃饭不好中看到共同的病机，这一点在《示从容论》中早已有了很明确的说法："雷公曰：于此有人，头痛，筋挛骨重，怯然少气，哕噫腹满，时惊，不嗜卧，此何脏之发也？脉浮而弦，切之石坚，不知其解，复问所以三脏者，以知其比类也。帝曰：夫从容之谓也。夫年长则求之于腑，年少则求之于经，年壮则求之于脏。今子所言皆失，八风菀热，五脏消烁，传邪相受。夫浮而弦者，是肾不足也。沉而石者，是肾气内著也。怯然少气者，是水道不行，形气消索也。咳嗽烦冤者，是肾气之逆也。一人之气，病在一脏也。若言三脏俱行，不在法也。"雷公问了几个症状，这几个症状中头痛、筋挛、骨重像肝病，怯然少气像肾病，哕噫腹满像脾病，所以雷公就诊断为三脏病，而黄帝就批评雷公的诊断是有失的，黄帝深入分析了这三个症状都是共同的病机，最后得出结论"一人之气，病在一脏，若言三脏俱行，不在法也"，即是说无论这个病人的病情多么复杂，经过了多么久的误治，当下只会有一种病机表现。只要当下病人有明显的不适，最明显的几个症状都会是统一的病机表现，当这个病机被纠正之后，其他并不很难受的病证会开始成为主证，病人虽然表现出新的不适，但是病人整体的感觉会好起来，而且不适的程度也会较以前轻很多，脉象上也会变好，虽然没有纠正到平和，也较原先更有胃气，更接近平和。所以说最明显的不适症状一定是共同的病机，而不适程度较低的或者若有若无的几个症状可能会在主证缓解后再表现出来，当这些原本微微不适的症状成为主要症状的时候，这些症状也一定是共同的病机。这样治病如解结一样，解开一个结病人就更接近平和，一个结一个结地解开，病人就越来越健康。

中医治病是扶助正气去恢复人体的平衡，所以找到病人的病机所在，用几味药精准地去顺应人体，用很少的药就会起到很好的效果，这就是经方的应用原理。如果找不到气机所在，无论用多少药，都很难起到好的疗效。方药就是针对病机以偏纠偏，不要记各种特效方、特效药，除了极个别病机简单的病证有特效药，大部分的特效药临床都不特效。也不要记方药的适应证，要体验方剂与药物对人体气机的影响，如此用药才能以偏纠偏，帮助人体恢复健康。中医最关键的生命理念不是通过对抗去除疾病来让人体恢复健康，而是顺应人体的正气来帮助人体恢复健康。

有很多医生习惯于推理疾病，病人一说症状大脑就开始飞速转动，来推演病人患病的可能因素。这种在表象上的推理既复杂又不真实。用推理来认识人体，只认定自己的推理结果，无论病人表现的是什么，都可以往推理结果上靠，并说服自己相信推理的正确性。如已经认为病人肾虚，无论病人表现怎样，都可以将病人的症状与肾虚建立联系，其他肝郁、脾虚、瘀血、阳虚、阴虚、升降失调，等等，都是一样，可以说任何一个证型只要医生自己相信，不管病人表现出什么症状，都可以推理出自己想要的证型。这看似在推理，实际上是在强行将各种症状建立联系，这种对疾病的认识是扭曲的，停留在表象上看病本来就已经离开了真相，而在表象上推演就离真相更远了。

《难经》对中医的问诊有明确的定义："问而知之者，问其所欲五味，以知其病所起所在也。"问而知之谓之圣，可见问诊对静心的要求程度要高于脉诊，因为你要问的不是病人哪里不舒服，而是要问出病人的病机，而问的方法就是通过"数问其情"，问病人的所欲，最有代表的所欲就是饮食所欲，清楚地知道病人疾病之所起，正邪之所在。问诊不是非要通过病人明确的言语来告诉他的所欲，很多病人究竟自己所欲是什么自己也说不清楚，而且很多病人表述的所欲也不真实，需要医生静下心去体会病人描述病情时的不适感，是明察秋毫的体察。中国人常说耳聪目明，"视思明，听思聪"，耳聪不仅仅指听力好，聪（聰）字从耳从囱从心，耳闻而循心通上谓之聪，《说文解字》曰："聪，察也。"即通过听能够明察言说者的真实心态。学习中医，就是修炼自己，提升自己，让自己耳聪目明，这才是真正的功夫。

二、疾病传入三阴病的原因

三阴病的病机特点是气处于阴道虚的状态，入不敷出，为天地间秋天与冬天的状态。日常生活中入不敷出的原因不外两种：一种是入的少了，一种是出的太多了。人体处于阴道虚状态的原因也大体分为两类：一类是入的少了，一类是消耗太多了。

人体能量的源头是脾胃从食物中吸收，胃腐熟水谷，吸收五谷之气之后由肺布散到全身，当脾胃的吸收不足以支撑消耗时，人就表现为三阴病，此即入的太少所致。

引起脾胃吸收不足的原因很多，仅列举几个比较常见的因素。

随着年龄的增长，人体的脾胃运化功能开始减弱，或有的人先天脾胃就弱后天又失于调养，导致脾胃不能从食物中吸收足够的气，引起三阴病。

人得病之后遇到性情刚猛的医生，得病虽轻，却处以下品刚猛之药，久服损伤脾胃，导致脾胃生化之力减弱，而引起三阴病。

不当的生活习惯，如有人喜欢吃冷饮，以暖胃去温凉物，久之亦使脾胃受伤；或暴饮暴食、饥饱无度，或偏食，或摄入过多的黏腻之品阻碍脾胃运化，久之亦损伤脾胃，而引起三阴病。

有的人思虑过度，过思导致人体气脉运行不畅，脾胃的运化亦不畅通，而引起三阴病。

脾胃吸收不足未必会表现为食量减少，有很多人吃得很多，也能够将食物消化；但是不能够将食物中柔和的谷气吸收，导致入不敷出。所有食材中，越接近中和的食材谷气越饱满，越能够滋养人体，给人体提供真正的能量。

正常的人体，在摄入减少的时候，自然会调整人体减少消耗，不会轻易得三阴病，如果长久不顺应人体的规律，持续消耗，就会导致三阴病。

导致人体持续消耗的原因有很多，下面仅列举几个比较常见的因素。

人体消耗主要通过劳作、情绪、排汗、泻下、利尿、失血、失精等途径，比较常见的如长时间不针对病机应用汗、吐、下法攻邪，导致人体消耗过多，引起三阴病。

病邪长久不去，人体正气长时间去攻邪，久之正气渐少，转入三阴病。

高强度或长时间的工作，或长时间的熬夜，作息不规律，导致人体消耗较多，导致三阴病。

很多人饮食习惯过食辛辣食物，导致人体的气长时间外散，引起三阴病。

有人养生理念不正确，总是汗蒸，或刮痧，或服用动气类的药物养生，或锻炼过度，久之亦引起三阴病。

长时间的情绪化，长时间的生气、兴奋、悲伤、恐惧，都会使人体的气处于消耗状态，久之便导致三阴病。

失精或亡血家，久之亦会导致三阴病。

很多人素体就是三阴的状态，这些人性格多比较内向安静，如果没有什么不适，这说明气偏差的不重且整体和谐，不属于病态，不需要治疗。当人处于恬淡虚无的中正状态时，天地处于秋冬季人体也会微微偏向三阴的状态，这是天人合一的最佳的人体状态，这种状态人体脉象一定充满胃气，且只是微微地倾向三阴的状态，这是道者的状态。一定要清楚的是道者不是最强壮的人，而是最接近自然的人。

三、三阴病的诊断与治疗法则

疾病由三阳病传到三阴病，代表整体的气血开始衰减，就如太阳过午之后与天气入秋之后一样，这时人的体力与热情都会大幅度哀减，只要医生的心足够静，仔细观察与聆听，就会从很多方面察觉出病人已是三阴病。

从脉象上来看：

三阳病的病人人迎大于气口，三阴病的病人气口大于人迎。

三阳病无论怎么误治，其脉管的充盈感与脉的柔和感都相对较好；而三阴病的脉象虽亦可见大数之象，然而其搏指的充盈感与柔和感会远不如三阳病。这是因为三阴病为入不敷出，气处于消耗的状态，故对脉搏的濡养会不足，就如同富家营养丰富的孩子和贫苦家需要节衣缩食的孩子，我们一眼就分别得出来。

从面色上也能够轻易分出：

三阳病的病人无论面色是什么颜色，都给人一种饱满的感觉，甚至肌肉的纹理都会充斥着饱满的感觉，面色比较润，有光泽，表层像有一层气固住之感。

三阴病的病人面色比较枯萎，面部肌肉的纹理也比较松软，皮肤呈松弛态，面色比较苍，且无光泽，表层多成萎黄无气的状态。

三阳病的病人面色会出现白色，但这种白依然是有光泽的；三阴病的病人面色会出现红色，但这种红是萎红色，红而无光泽。

如果观察一株植物，其春夏的绿色与秋冬的绿色明显不同，春夏的绿充满了活力，而秋冬的绿则带有凋零萎黄之气。

从神态上区分：

三阳病的病人气相对是有余的，故神态多呈有精神的亢奋态，说话多有力，说话重音较多；三阴病的病人气相对是衰减的，故神态多萎靡，说话短气甚至气促，声音困弱无力。

三阳病的病人多愿意主动表达他哪里不适，在表达不适时多有欲将症状除之而后快的意愿；三阴病的病人往往不愿意主动表达不适，你不问他多不愿意说，即使你问他哪里不适，他回答起来也并无太大兴致，在表达不适时多有无奈之感。

从症状上：

三阳病的症状表现无论虚实，多会感觉不适；三阴病的症状表现则不同，其表现为有时而作，大部分时间都是整体的无精打采。因为三阳病阳道实，正气欲去与邪抗争，而三阴病阴道虚，正气仅维持脏腑功能，无余力去抗击邪气。

当人体处于络脉病时，也会表现出类似三阴病的偶尔发作的症状。三阴病的偶尔发作是有一定的规律和加重诱因的，即使不发作时身体仍有不适感。而络脉病的偶尔发作是没有任何规律的，且发作时症状明显，而不发作时多无不适症状。

从治法上：

三阳病以攻为主，即使整体因误治而内里空虚不能攻伐，此时的调养也是为攻邪准备足够的粮草，待粮草充足便可攻邪，亦可攻补兼施。当然攻邪之法并非只有汗、吐、下三法，有时需根据病情选择相对平和的攻邪之法。

三阴病以养为主，即使体表有外邪，只可偶尔攻之，不可多用，且攻之后必需调养，不可求一时之功伤了根本。若三阴病，胃气比较差，此时切不可用攻伐之法治疗，否则"一逆尚引日，再逆促命期"。

"察色按脉，先别阴阳"，作为心态放松的医生，自然的诊疗习惯是先去观察病人的整体状态。之所以很多医生看病不分阴阳，是因为一直以来的教育使他们形成了习惯性绷紧神经去看病，习惯于盯着病人的局部和盯着病人每一个主诉去分析，而放松下来看病，自然会从病人的神态、说话的语气、面色的光泽等清晰地知道他的阴阳情况，再反复运用多种独立诊法获取真实的信息来验证，如此看病则是清晰明白的，故经典言："明于阴阳，如惑之解，如醉之醒。"

四、太阴病象

太阴病在一年四季相当于天地中秋天的象，相当于一天当中下午的象，相当于一个呼吸过程中开始呼气的状态。在天地间的这个状态就是气大量向虚空耗散的状态，一株植物在秋天的时候会把全部的精华涌向树枝结成果实，人体处于秋气的状态也是如此，将体内的气血涌向于四末，而内里却相对空虚。

秋天的五行属性属金，金的象是从革。"从"是指两个人一前一后走，随行之意，"革"为改变、变革之意，"从革"即是两个人往前走，跟从的那个人改变了方向，而另一个人还在往前走，这就是从革的象，也是对太阴病的形象描述。如果说"火曰炎上"是用两个人都往一个方向奔跑来形象比喻，"金曰从革"就是只有一个人还在往前奔跑，而另一个人已经掉队了。人体的表现为四肢末梢的手足自温，而内里却是虚寒的状态。

人体由阳明病转为太阴病的关键转变就是由原本的胃家实变为胃家虚，胃能够吸收足够的谷气以供给人体的消耗就是阳明病，反之，胃不能吸收足够的谷气以供给人体消耗就转到太阴病，只要保证有足够谷气的充养，就不会转向阴病，如果长时间的消耗以致胃不能吸收足够的谷气，人体气还在外消耗，这就是太阴病了。

体会一下太阴病提纲证的描述："太阴之为病，腹满而吐，食不下，自利益甚，时腹自痛。若下之，必胸下结硬。"腹满有两个可能，一个是腑气不畅通的腹胀满，一个是腑内空虚的腹满。两种腹满细节表现会不同，腑气不通会表现出胀满为主，得矢气后会有缓解，因腑气闭阻不畅故不会呕吐，或会表现出厌食，但不影响食物的消化；而腹内空虚则会表现出腹满，腹内空虚，若虚的较重会引起呕吐，因为内里气血空虚，吃食物后无力去消化食物故而会食不下。两者关键的鉴别点在于若腑气不通，则自利后腑气通畅便可缓解，相反若腹内空虚，自利之后更加空虚，故会加重。病人内里气血空虚，腹内得不到气血濡养，故会表现出气不荣则痛之腹痛。这种阴道虚引起的腹痛，由于是因为气血不能够濡养引起，所以症状为偶尔有之，即时腹自痛。"腹满而吐，食不下，自利益甚，时腹自痛"，这几句话形象地描述出了一个人内里空虚的象。

太阴病内里空虚，外部气血相对稍多，手足头面有热象，而胸腹内里是虚的。这时我们可以缓缓地将外部气血引入内里，不可用较重的下法治疗，如果用下法，则气会内陷入里，郁于内里，形成胸下结硬。

五、太阴病的诊断

关于太阴病的诊断，首先脉象上，人迎气口脉为气口三盛，同时脉象会表现出脉浮而缓，"伤寒脉浮而缓，手足自温者，系在太阴"。

太阴病的脉浮缓与太阳中风的脉浮缓指下感觉很相似，区别点在于：太阳脉由于气血比较盛，故指下脉搏搏指比较饱满；太阴脉由于气血已经开始衰减，故指下脉搏搏指不饱满，比较细。

太阴病脉象特点为脉搏最有力的位置位于脉管的表层，而且比较细软，下按之脉管内里较空虚，体验一下从革的象，就是这个象，只有表层有力而内里空虚。经曰：秋脉毛。太阴病的脉象就如同一根羽毛一样，顺着脉管的走向在脉管的表层放一根羽毛，这种感觉就是脉管的中央稍微有力，而脉管的桡侧与尺侧比较柔而无力，这就是太阴病的脉象特点。

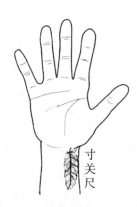

太阴病的整体症状表现会是外实而内虚之象，其表现或四肢温而胸腹内虚弱运化不足，或头面虚火上升而下肢足胫虚弱乏力。任何一

个局部的症状表现都是此象，其不适的表现都是表层实而内里虚，时发时止，体验一下气都散于外的状态，就能够体会到太阴病会有的症状表现。

太阴病的气的特点是外散于外，所以太阴病人的面色特点为白色或萎黄色，没有光泽。当人体由阳明病转为太阴病时，病人的面色光泽会明显地显示出没有润泽感，当病人病情好转，由太阴病转为三阳病时，病人的面色就会透出光泽。

六、太阴病的治疗大法

太阴病的病机特点是从革，即表层气血比较茂盛，而内里气血比较虚弱，所以当此之时的治疗大法为缓缓地引导表层气血入里，这样表层虚火不再外延，内里的虚寒也得以温煦，所以太阴病的治疗大法为缓下，即经中所言："大法，秋宜下。"

太阴病的处方立法为以苦下或酸收为主，佐以辛甘之品，辛甘之药托住内里，则苦下不伤内里之气，可使气得以入里且不伤内里。临证需根据病人的具体状态，调整苦辛甘三种药的比例与苦辛甘三种药的药力。

如果脉象较结实，可多选些力量较大的苦药与辛药；

如果脉象较虚缓，需选择力量较缓的苦药与辛药，或多用一些甘缓之药。

如果内里较结实，尺脉有力，可多用苦药；

如果内里较虚，尺脉无力，苦药易动气，需减少苦药的用量，或选择较柔和的苦药，甚至可以用酸收的药代替苦下的药。

无论方中的药物怎么调整，整个方剂的大方向始终保持以苦降为主，且不能过于苦降伤着内里。

太阴病如果只见到表层的气血亢盛的象而用了较峻猛的苦寒药去清火，则伤着内里虚弱的气，使得内里更虚，虚火会更加上炎，且内里虚弱，如果加以苦寒下气之药，药物不会去清火，因为苦寒药直接就伤到本已虚弱的脾胃生化之气，脾胃不能够运化药气去清火，甚至会引起脾胃寒凝而表现出胸下结硬。治病时无论在任何时候，脾胃的生发之气都是人体的根本，是药物能够吸收并作用到人体的前提，不能损伤。

太阴病如果只见到内里虚弱的气，用大剂量甘温之品补益，则容易助长亢盛的外耗之气，待补益的药力一过，人体的外耗反而更多，导致人体内里更虚。很多人吃补益药刚开始有效，一停药症状就反复，越用补益药的剂量越大，反而人体越来越虚，就是因为只知道开源不知道节流。历史上很多达官贵人都是因为只喜欢服用补益药，每见方中无补药就皱眉，导致越补身子骨越弱，甚至影响寿命，治病只要不对机，补药无益，喜用补药养生者多会越养越虚，故学医明理永远为第一位。

七、太阴病的代表方剂

太阴病中寒：桂枝加芍药汤

太阴病如果脉象表层比较有力，病人表现症状也是表层较重的实性症状，如腹满时痛，属中寒，可用桂枝加芍药汤，引外散之气血入里。桂枝汤与桂枝加芍药汤虽然只是药物的比例不同，但对人体的干预完全不同。

桂枝加芍药汤是以苦味药芍药为君，故整个汤剂的方向是向内的，佐以辛甘之桂枝、甘草、生姜、大枣等药，缓解了芍药的苦下之力。整个药方苦中有甘辛之味，缓缓地将表层实的气血引导入里。当气血由外入里后，内里就得到了充养。

有极个别病人会出现泻下，但是这种泻下后不会引起人的体力衰减，此为内里脾胃得到充养快速运化所致，只要脉象更加柔和且尺脉有根，就不需惊慌，停药泻下必自愈。"虽暴烦，下利日十余行，必自止，以脾家实，腐秽去故也。"

太阴病中风：小建中汤

太阴病如果脉象的表层比较无力，即虽然脉象的最有力点在脉管的表层，但是脉管的表层只是相对于底层有力，真实力度并不强，革脉与芤脉都属于这种脉象。病人的表现症状也会是以虚性症状为主，如某处

仲景理法

隐痛、气短腹满等症，属中风。

此时整体气血都很虚，而气血仍然在外耗，这种外耗表现的虚热象后世称之为相火或虚火，这种虚火需要非常柔和地引导入里，力量稍微峻猛就容易伤着正气。治疗可选用小建中汤加减，在桂枝加芍药汤的基础上加入饴糖，以饴糖为君，大大缓解了桂枝加芍药汤的药气，引导人体气更加缓缓地收入内里，并顾护于内里使之不再外散。

小建中汤药效非常甘缓，所以脉力不是浮缓的病人不可用之。若脉沉按之有力，用之必使气机拥塞于里。酒客病及呕家本就气机涌滞于内里，亦不可服之。

如果脉浮芤，可以于小建中汤中加黄芪；

如果脉微涩，气机运行不流利，多表现为腹满，需去甘腻之大枣，加茯苓少许；

如果脉位沉，脉力浮短而微，可加半夏；

若脉微紧，表现为微虚寒象，可用当归建中汤。因为太阴病的病机特点是阴道虚，所以治疗起来需要非常谨慎，要根据病人的虚实情况缓缓地将气内敛入里。对于中寒的病人，如果过用甘缓，或苦下内敛之力不足，则易使气血涌滞于里，反生内热；对于虚型的病人，如果过用苦下，则气不得内收，反而容易因下之而致胸下结硬。

八、太阴病其他证型举例

太阴中风证：桂枝汤

有的病人素体为太阴状态，多表现为素体身体较柔弱，这种状态的人即使感受外邪，身体也不会被外邪激惹奋起去抗邪，不会因外感而由阴的状态转为阳病，而是继续保持太阴的状态。这种身体状态无论是感受寒邪还是风邪刺激，其与外邪的对抗也都比较柔和，不会表现出较剧烈的正邪相争的状态，也不会表现出全身拘紧的中寒状态，会表现为比较柔和的中风状态。脉象多有一部脉脉位浮，且脉象比较缓而无力，病人的症状表现与太阳中风相似，只是相对比较温和，此时仍可用桂枝汤，将息亦如桂枝汤法，微微发汗则愈。"太阴病脉浮者，可发汗，宜桂枝汤。"

太阴病，尺脉虚：理中汤或四逆汤

有的病人经常用下法治疗，或者服用一些所谓的排毒泻下药保健，久之会损伤人的气血，使人体处于太阴病状态。其特点是脉位比较沉而无力，且尺脉比较空虚，此皆因下之所致。

其整体表现以内虚为主，外并不是真的气血充实，只是相对于内里的虚弱稍显外部的气血微多。这种时候本就因下法引起，且外部气血并不太多，用缓缓的苦下之法或酸收之法更容易进一步引起下利使病情加重，而且外部气血也不多，即使把气都内敛到内里，对于虚弱的内里也没有太大的充养作用，所以这时候直接用温法治疗。

这种温法要守住内里温，不能使温而外散，可用理中汤或四逆汤之类的以甘为主、以辛为辅的温法。如果温而不守，病情亦会加重。"自利不渴者，属太阴，以其脏有寒故也。当温之，宜服四逆辈。"

如果太阴病，尺脉很虚，这时病人内里空虚，本就容易下利，如果苦下收敛的药物用量过大易引起下利，而导致内里更虚，这时需减少苦下药的剂量，或选择一些较轻柔的苦下药，甚至可以选择酸收的药物代替苦下药。"太阴为病脉弱，其人续自便利，设当行大黄芍药者，宜减之，以其人胃气弱，易动故也。"

九、虚劳病的治疗

如果一棵植物刚开始缺乏营养与水分，会表现出枝叶轻度的枯萎，此时只要补充上营养与水分，枝叶就会恢复如初。可是如果长久缺乏营养与水分，植物的枝叶都已干枯，这时候如果还继续施肥浇水，这种大水大肥的滋养反倒对植物不利，因为植物吸收不了这些肥料反而容易加速枯萎，这时候必须细心的温柔的呵护，才能使植物重新焕发生气。同样道理，当人体刚开始处于入不敷出的太阴病的状态时，只要调整人体气的方向，使气内敛于里，并用甘药养护，很快就会好起来，人很容易充满活力恢复如初。可是如果人体长时间处于虚耗的状态，内里的脏器与经脉长时间得不到滋养，久之就会干枯，这时候如果过用补药，人体根本不会吸收，反倒会使补药壅滞化热生痰，加重病情。这种状态后世医家会说其"虚不受补"，我们就称之为虚劳。

虚劳的病因很多，比较多见的是长时间的误治，如长时间的妄用攻伐使人体正气长时间受损，或长时间逆着人体的正气方向治疗，使人体正气耗损。还有病人处于阴病长时间得不到休养，比较常见的是长时间高强度的工作，或长时间的熬夜，或长时间的饥饱无度，或长时间的营养不均衡，或房事过度，等等，长久的消耗导致人体气血亏损而成为虚劳病。还有很多，不胜枚举，如长久的失血，或多次小产之后，或长时间的接触污染物，等等。

虚劳的脉象特点是人迎气口脉为三阴病，且以太阴病占大多数，这说明人体仍旧处于消耗的状态，同时脉象有革象。体验一下如果树枝长时间失于濡养会变成且坚且脆的枯槁，人体的经脉长时间失于濡养也会表现出枯燥象，特点是脉管瘦且枯燥，脉管的表层坚硬而内里空虚，体验一下按到长久没有打理的干燥的皮革的感觉，虚劳病人的脉就是这种感觉，故称这种脉为革脉。其面色特点也是没有润泽的秽浊，甚至面呈如无血色的枯骨。病人表现也是整体的脏腑功能的虚衰，无论是体力、消化能力、情绪的稳定性都大大折扣，具体表现如短气、动则心悸、四肢乏力、饮食不消、烦热盗汗，女子多会伴有月经量少，甚至停经等症。

虚劳病不能峻补，治疗以养胃气为主。具体治法是根据具体虚劳的状态，选择接近粮食类的平和的具有滋养作用的药物为君，以养五脏气，再稍佐以调整人体气机运行方向的药物。这些粮食类药物如山药、莲子、芡实、百合、枸杞子、覆盆子之类的，这类药甚至可以作为食材食用，具有很好的顾护内里的作用。以此类药为君可以很好地养护内里，使内里枯萎的脏腑经络慢慢得到濡养渐渐恢复生机，再佐以调整气血升降出入方向的药物，并调整生活习惯保证生活作息符合自然规律，甚勿胡乱自我保健，多可使虚劳病得以恢复。

金元明医李东垣在治疗虚劳方面的法度很值得效法学习，虚劳病人不能峻补，李东垣就用小剂量的甘温药物，佐以具有舒畅气机的苦药，边补益边调畅气机，可使内里得到甘药的滋养，又不会因甘药滋腻而化热或因甘药不化而生痰饮。这种治法就如同边疏土边施肥一样，所以不能用太大剂量，而是小剂量的慢慢边补益边疏导，最典型的代表方剂就是补中益气汤。补中益气汤的治法是守住中土，让中土慢慢运化，再根据虚劳的不同状态如法加减，将由中土运化的气血分配到脏腑经络，以滋养脏腑经络。李东垣书中记载的补中益气汤药物用量很少，用量最多的君药黄芪与炙甘草用量仅五分，劳役病热甚者黄芪可用至一钱（约等于 3 克）。如果大剂量应用补中益气汤，该方有很好的扶正祛邪之效，并非东垣本意。东垣用此方，剂量很小，以使脾胃处于持久运化，为其他脏器提供生气，再根据具体的脏器虚衰加减。我临床用小剂量的补中益气汤，治疗虚劳病效果极好。我个人的用药习惯是黄芪、炙甘草各 4～6 克，其余药 2 克左右，就有非常好的治虚之功。

还有一种虚劳是因为体内有病理产物，长时间没有正确的治疗，这个病理产物长时间消耗正气导致虚劳。这种病的脉象特点是整体脉呈虚劳象，只有一部脉微微表现出有病理产物的象，如果虚劳较严重，脉象会只显示严重的没有胃气象，治疗后胃气稍微恢复后会显示出某一部脉有病理产物的象。无论什么病理产物，一旦导致人体处于虚劳的状态，此时就不能再去攻邪，因为这种缠绵不断的邪气如果没有充足的正气是根本没办法去除的，这时候如果妄用攻伐，容易使人体的正气更加虚弱，病理产物却没有减弱得太多，这样的治疗得不偿失。这时的治疗需要先养护人体，将气血恢复到有足够的能力去攻邪，即将人体调整到阳道实的三阳病的状态，然后再用攻法或攻补兼施法去治疗。如果攻伐一段时间，因为攻伐邪气虽然除去不少，但人体正气已疲劳，人体又出现虚劳的表现，人体又回到了三阴病，就不能继续服用攻法的药物，再服用就容易丢失前面的治疗成果，使病情反复甚至加重。此时需改回调养的方药，使人体休养生息，待正气充足再去攻伐。很多长久的有病理产物的虚劳病人，治疗需要养护几天攻几天，来回几次调整方子，病人的整体状态才能一步一步好起来。

十、五谷的养护

对于虚劳的病人，如何选择五谷来养护需要很细腻的功夫，五谷虽然都是接近于平和，大的性味上都属于甘味，但是不同的谷物进入人体后会偏于养不同的脏器，"胃者，五脏六腑之海也，水谷皆入于胃，五脏六腑，皆禀气于胃。五味各走其所喜，谷味酸，先走肝，谷味苦，先走心，谷味甘，先走脾，谷味辛，先走肺，谷味咸，先走肾，谷气津液已行，荣卫大通，乃化糟粕，以次传下。"对于经文的学习，还是用一直采用的方法，让经文带着我们体会，下面就借助这段经文来体会一下五谷。

古人将天地间的物品分为两种，一种是可以养人的食物，一种是可以以偏纠偏的毒药。所谓毒药就是禀天地气味之偏，故可以以偏纠偏用于纠正人体的偏差；食物就是禀天地中和之气，故可以服食以养人。人服用毒药后，毒药与人体之气相感，会带动人体的气血往一个方向偏移，辛则外散，苦则内降，甘则壅滞于中，以改变处于偏差的人体。人服用五谷后，五谷之精华经过胃吸收后，柔和地布散到全身，以濡养脏腑经络。其中偏于酸味的五谷，先走肝，先去濡养肝，濡养完肝之后再去濡养其他脏器；偏于苦味的五谷，先走心，先去濡养心，濡养完心之后再去濡养其他脏器，其余五谷对应五脏，以此类推。因为偏于酸味的五谷先去濡养肝，故酸入肝，如果肝虚的病人适合多吃偏于酸味的五谷去滋养。

要明白五谷为何会先去滋养一个脏器然后再去滋养其他脏器，就需要细心体会五谷，"人莫不饮食也，鲜能知味也"。我们要细细地体会五谷之间的差异。下面一个一个来体会。五谷之中最中正的是稷，味甘入脾，稷是高粱，五谷中最饱满、温和，入于胃后会使人体的气护于中焦，并使气变得饱满，充满是中土的象，故入脾。凡是具有饱满柔和特性的食物皆甘，如粳米、山药、枸杞子等。

大豆在五谷之中质量较重，质地较坚硬结实，味咸入肾，入于胃后会使人体的气固护于下焦，并使人体的气变得较坚固，坚固是水的象，故入肾。凡是具有质重坚硬的食物皆咸，如白扁豆、黑豆、芡实等。

黍即黄米，在五谷中最柔软有黏性，味酸入肝，入于胃后会使人体的气变得非常柔软，柔软是木的象，故入肝。凡是具有柔软特性的食物皆酸，如赤小豆、黑芝麻、百合、柏子仁、覆盆子等。

稻是水稻，五谷之中质地较为疏松，味辛入肺，入于胃后会使人体的气疏通，固护于上焦与皮肤，故入肺。凡是具有疏松特性的食物皆辛，如糯米、清酒等。

麦的特点是外壳坚硬，内里疏松，味苦入心，入于胃后会使人体的气血固护于上焦，并使气血在上焦运行较快，故入心。凡是具有外硬内松特性的食物皆苦，如小麦、菟丝子、莲子等。

对于五谷作用于人体的异同，既不要用头脑去分析，也不要用头脑去猜测，真实体验就能清楚地知道不同的五谷所入不同，其偏于滋养的脏器也不同。《素问·五运行大论》用取象比类的思维概括了天地间一切事物的根本五行属性，人体为肝心脾肺肾、筋脉肉皮骨，食物为酸苦甘辛咸，对应的气为柔息充成坚。有什么样的气就有什么样的外在形体表现，体会这几个代表气的状态的五个关键字，用取象比类的思维通过外在的表现真实地感受到内在气的特点，真实地知道谷类药物的偏性。

当人体处于虚劳的状态，需要用五谷去滋养时，就必须要找到最适合的五谷。

如果虚劳病人的脉象显示脉力比较沉，且沉而濡软，表现也是虚寒之象，需要用入肾的咸的谷物使其坚固。

如果虚劳的病人脉象显示脉力比较沉，且沉而牢长，表现也是拘急之象，需要用入肝的酸的谷物使其柔软。

如果虚劳的病人脉象显示脉力较浮，且虚而散大，表现也是虚热之象，需要用入心的苦的谷物使其收敛。

如果虚劳的病人脉象显示脉力较浮，且短涩，表现也是短气不通之象，需要用入肺的辛的谷物使其通畅。

如果虚劳的病人脉象显示脉力中等，宽软无力，表现也是乏力慵懒之象，需要用入脾的甘的谷物使其充盈。

对于谷类药物的选择，必须是正中病机的一种谷物才能起到对脏腑经络的濡养作用，如果不辨证乱用或是一对谷物类药物混在一起应用，则只有充饥之力，无濡养之功。正确的选择谷类药物，再佐以调整气血运行的药物，守方多服几日，脉象会慢慢恢复，人体也会渐渐恢复。

神农氏遍尝天地间的一切草木，这个尝不仅限于舌头的尝，而是以最客观的心通过舌头来尝，是真实的体验，他找到了最接近于人体的食物，其所秉的天地之气最接近中和，将这些食物分为五大类，即是五谷。五谷因为最接近于中和，只要环境舒适平和，便可大面积的生长，百姓种植五谷，只需稍做管理便可有丰盛的食物，不必与其他动物抢夺食物，这样就有大量的时间去欣赏自然，观察自然规律，以恬愉为务，以自得为功。百姓以五谷为主食，可使脏腑得到滋养充满谷气，使脏腑柔软，"人之生也柔弱，其死也枯槁"，人在五谷的滋养下能长久的柔软，能最大限度地保持脏腑的长久生命力。如果从食物的角度养生，或者让疾病尽快恢复的养生食品，没有别的，就是多食五谷杂粮，让人体谷气充满。神农氏为我们选择了最珍贵的保健食品，我们日用而不知，却去四处寻求毒药制作成的药品以期盼能够养生，这些毒药做成的汤液醪醴，上古之人为而不用，以备不时之需，不能用于保健。"毒药攻邪，五谷为养，五果为助，五畜为益，五菜为充，气味合而服之，以补精益气。"

十一、太阴病的愈后

如果是太阴病的中寒象，治疗起来相对容易，只需将外耗之气缓缓地下到内里便可，这需要根据病人的体质选择苦下药的力量，气收降入里则止，不可多服，多服反倒苦降过度而伤了胃气。

当病人长久处于太阴病，其脉象特点是气口三盛，即关前一分右手大于左手，同时关前一分明显大于关脉，这说明人体气血处于向外耗散的状态。长久的耗散会使脉道内气血逐渐亏虚，脉位会越来越沉，脉管越来越细小，同时长久的耗散也会使内里空虚，两尺脉会越来越虚。

所以太阴病正确治疗后的好转会表现为首先是关前一分与关脉的大小相差越来越小，气口脉开始变小逐渐转变为人迎脉大于气口脉，人体也由阴道虚转变为阳道实。

在人迎气口脉变化的同时，脉道内的气血与内里的气血也开始增多，脉会饱满有力，同时两尺脉会长而有力。

故太阴病治好的脉象变化是寸脉越来越沉，尺脉越来越长而有力，且整体脉搏越来越充盈，脉象的胃气越来越好。"太阴中风，四肢烦疼，阳微阴涩而长者，为欲愈。"

不明理的医生在治疗太阴病时，非常容易出现误治之后还不能察觉的现象。

有的太阴病人表现以外热为主，医生不察，以重剂苦寒清热，服药后病人的外热症状多有所缓解。但此时一摸脉脉更瘦小且尺脉更弱，那么病人的外热只是缓解而未清除，而内里的虚寒又加重。从单一的某一外热症状上看，服药减轻，但从整体来看，外热并未除，只是正邪相争之势缓解，而内里更虚，病在加重。

有的太阴病人表现以内虚为主，医生不察，以重剂辛热之药温之，服药后病人胃口变好，体力有所恢复。但此时一摸脉外耗之势更重，两寸脉更加散大，从整体上看病情亦是加重，停药后体力与胃口会更差。

对于三阴病的治疗，改善整体环境要比治疗局部病变重要得多。

如果说三阳病人可以不顾及人体整体的气血状况，只针对局部选择特效的药物去治疗，这样治疗如果正和治疗大法，多会出现局部症状缓解或消失，虽然这个疗效损伤了整体的气血，但是由于阳道实，气血很快就会恢复，这种治疗虽然不是最佳的治疗方案，亦是有治疗效果的。

如果是三阴病人，可以说特效药基本都是没用的，即使某些特效药会缓解某一症状，但是可以肯定的是这种治疗根本不会治愈疾病，很快疾病就会复发，甚至会越来越严重。

十二、经方之美

世界上美妙的感觉大体分为两种，一种使人有高山大漠般广大豁达的感觉，一种是使人有小桥流水般细腻温柔的感觉。这两种感觉同时出现在一个书画作品中时就会美得让人陶醉，每每看到《清明上河图》都会有这两种感觉，远观之大气磅礴，近观之细腻柔和。好的书画作品无论尺寸大小都会有这种感觉，第一眼看上去被整体吸引，整体的和谐与大气，再仔细品味其细节时美得让人舍不得移开目光，每一个线条都是那样的优美，让你流连于作品的美妙。

同样，一个好的中医处方也必须具备这两个特点：

一张处方一定要大气，大气主要体现在立法的统一，当汗就汗，当下就下，当温就温。这些在张仲景处方中表现得淋漓尽致，当用汗法时，麻黄汤、桂枝汤是何等的大气；当用下法时，承气汤、大柴胡汤是何等的大气。

一个好的中医处方除了大气的立法之外，在用药上一定要体现其细腻的一面，这体现在选药的精准与准确调配药物的比例上。这些在张仲景的处方中更体现得淋漓尽致，桂枝与芍药不同的配伍，可以组成桂枝汤、桂枝加桂汤、桂枝加芍药汤等，可以治疗不同的病机；都是用下法，大承气汤、小承气汤、调胃承气汤作用就有微妙的差异；小柴胡汤在病机微小变化下的加减法更是细腻的让人叫绝。这些微细的差别我们只有静下心来，好好深入品读《伤寒论》才会有所感觉，而且越深入越能体会到其美妙。

经方之美让人难以形容，很多后世医家性格豪放，便将精力都用于辨别阴阳的立法功夫上，开方寒温清晰、补泻分明，但很容易忽略了对药物细腻应用的精深研究，治大病往往屡获奇功，尤其是治疗三阳病胃气很好的病人，效果立竿见影，然而治小病、迁延长久的病、三阴病却常常只能取效而不得治愈。也有很多后世医家性格细腻，便将精力都用于分析药物细微之中的差异，用方分两必究，用药谨慎明晰，常常一味药的加减都反复思考，但很容易忽略方剂的大方向，治疑难杂病、久治不愈之疾时，抽丝剥茧的论治，往往效果满意，治大病却往往瞻前顾后，不敢处峻药而延误治疗。

古人说："治外感如将，治内伤如相。"对于胃气非常充盈的三阳病，我们该攻就攻，而且攻起来不能束手束脚，承气汤、抵当汤、陷胸汤要敢于应用，因为人体处于阳道实且胃气较好，故邪气去则正自安，拖泥带水地攻邪反倒耗伤正气而邪不得去。所以治疗胃气充盈的三阳病开方要大气，大气之中亦要注重细腻，攻邪需辨证精准，选择正对病机的攻邪药，如果不识病机胡乱攻邪，既伤正气又助长邪气，故要如将军般果断勇敢。对于三阴病或胃气较差的三阳病，用药就需谨慎，有时候就要照顾得比较周全，甚至周全到要改变病人不良的生活习惯，处方不能乱补生逆乱，更不能求一时之功妄用攻伐，有时一次攻伐之后人体的健康状况就下降一个等级，很难恢复。所以治疗三阴病或胃气较差的三阳病开方要非常细腻，细腻中要有严格的处方立法，需要的是统一法度指导下的细腻，谨防药物之间的相互制衡，故要如宰相般谨慎周全。

第九章　辨少阴病脉证并治

一、合于经典，合于自然

诸经注我与我注诸经

古代文人在理解经典时产生了两个分歧，一是诸经注我，二是我注诸经。

所谓"诸经注我"，就是我提出一种理论，由于我个人的威信力不够，没有说服力，最好的提升说服力的方法就是拉个大旗，于是便在经典中断章取义，找几句支持我的理论的话，个人想出来的理论得到了经典的支持，经中所说总是没错的，这就给自己的理论贴上了合理的标签。还有一种行为也属于"诸经注我"，我提出一种理论，但理论太过肤浅，一说出来会让人轻蔑，为了将简单的理论提升到一定高度，就引用几句经典的话，玄解几条经文，将简单的理论附庸到经典上，大大提升了自己理论的高度。这种将经典扭曲，以实现个人的理想抱负，几乎成为很多文人习以为常的事，甚至不提几句经典的话语都没有资格高谈阔论自己的理论。大家把经典捧上天，将经典的境界神话，其实这不是真心赞扬经典，而是借着捧经典来满足自己的浮夸之心。由于引经典以为己用的人多了，经典的话语被罩上了太多的面纱，也就失去了其本身的面貌。

所谓"我注诸经"，就是深究经典每一句话的每一个细节，甚至每一个字都要反复考证，一个字可以给出一堆解释，这样的解释无论多么严谨，有一个不能忽视的问题：经典的年代太久远，保存下来的文献资料太少，即使现在已经有很多的文献资料，但仍不足以完全还原经典某一句话的原意，甚至连经典的出现年代也一直在争论不休。文献考证是必须要做的，很多难题都可以借助文献得到解答，但我们也要面对一个现实那就是现存的文献资料根本不够，用现存所掌握的文献资料对经文解读容易陷入片面，每一次新文献的出土都会推翻很多以前的认识。

很多学者在早期是很严谨的以我去注诸经，注着注着就开始形成理论框架，之后的注经实际已经成为诸经注我。无论是"我注诸经"还是"诸经注我"，都有一个问题，我和经是分开的，把经典当成了一门学科，而非修身之学。如果把经典当成一门学科，这是在研究经典，这样无论对经典有多么深入的研究，或提出多么独特的理论，我们个人都没有因为阅读经典而发生改变，我们的气甚至会因为这种研究而变得更加拘紧，亦或因为自认为自己得到了高妙的知识而变得更加傲慢，这样的学习于自身无益。

与道相合：体验经典

经典所传承的是道，是一切看似无序的纷杂表现内部所蕴含的自然规律。天地合于这个规律，故能长久，上古之人合于这个规律，故能尽其天年。我们可以选择去合于这个规律，即法于阴阳，合于术数，与道相合，这需要放弃以前固执的己见。这样才会享受到长久的恬淡虚无的喜悦，可以清楚地认识天地与人体的运行规律，可以真实地看到人体偏离中道的病态变化。这样读经典是与经典合一，用经典的思维方式思考，与经典没有了隔阂，经典会成为我们生命的一部分，我们本身就是经典的载体，道的载体。

如果学习经典是为了合于道，那就不能以学习一门学科的心态去学习经典，而是身心深入到经典中。在学习经典中的具体知识时，既不能盲目地不加思索地接受，也不能轻易地去否定拒绝，而是去体会，去验证。当验证了部分经典中的知识时，我们就会对经典有更多的信心，而后的体会就更加轻松容易。经典中的知识只是指引我们去体验自然与人体，而不是灌输一个复杂的学科知识，在体验过程中我们的气会发生改变，我们开始向道靠拢。

知识的学习是由少到多的积累过程，而自然规律的体会则是由粗到细的过程。在体会经典的过程中，最重要的就是放松下来，保持呼吸处于放松的状态，身体肌肉处于放松的状态，神经处于放松的状态，这是回归自然的放松，而不是懒惰的昏沉。在这种放松的状态下阅读经典，气越来越放松，体会也越来越细腻。所有中医经典的文字都不是很难懂，只要在读经典中能读懂基本语意，接下来就需要一步一步沿着经典的记载精细地去体会天地与人体的运转规律。如果暂时体会不到，说明我们还不够放松，也可能是因为在生活中不够放松，对经典所描述的现象没有留心体验过，或是对一些旧知识不能放弃。

体会经典所记载的规律，第一需要在日常生活中放松下来观察周围的事物，欣赏事物的变化，这样才容易在读经典时产生共鸣。第二需要在读经典的过程中，让以前所获取的一切知识处于背景当中，不是用以前的知识去解释经典，而是以一颗纯净的心去体会经典。在日常事物的变化中体会经典，在经典中体会日常事物的变化，如此学习才能越来越放松，越来越合于道。故曰："为学日益，为道日损。"

享受夜气，让身心合于道

不能很好地体验经典的最大障碍就是心不够静，不够细腻，即远离了恬淡虚无。为什么会远离恬淡虚无的心的本源状态，孟子用了一个比喻：牛山上的树非常秀美，因为在大国的城郊，所以总是有人砍伐，牛羊总是来啃食，导致牛山上的树光秃秃，失去了美丽。每一个人的心都如牛山上的树一样，被各种世事砍伐而不再恬淡虚无。无论经历过多少次无情的破坏，只要能够静下来，稍作休息，树木还会茂盛起来，这就是道的力量，绵绵若存，用之不勤。所以无论我们的心被砍伐的多么破碎，只要能体验到这源源不绝的生气，让这个气带领我们放松下来成长，很快我们就会恢复秀美。

最好的体验生气的时间就是夜间的丑时与寅时，此时万籁俱寂。如果有一天你在这个时间里自然醒来，并且觉得大脑比较清亮，不要紧张着入睡，如果此时用顽强的大脑强迫自己入睡会陷入半梦半醒的昏沉，并不利于白天的工作生活。这是人体生气醒来的时候，此时很珍贵，放松下来，穿上宽松的衣服，走出房屋来到天地间，会体验到天地间的一股宁静的气，这个气浩然清净，放松下来享受，与这个气融合到一起，这个气是滋养一切的气，孟子名之曰夜气。充分享受夜气，这是最幸福的时刻，内心甘甜柔软，身体松静自然，意识清澈光亮，没有什么能打扰到这份恬淡虚无，这便是心的良知，慢慢地心会越来越回归恬淡虚无，直到微微有困意生起，再回屋小睡。这样清晨醒来会非常舒适，白天工作时要继续保持心仍然处于柔软的良知状态，只要心中还有良知，还有夜气，那我们的生活就是用良知去体验，我们就是幸福快乐的人，在这种良知的体验中工作，工作效率会非常高，且工作会充满乐趣。如果没有了夜气，失去了良知，古人略作夸张地认为这就是为食物而去拼搏的禽兽。不停地用良知去体会，体会就会越来越细腻，最快的成长方式不是拼搏，而是放松下来体会到道，顺应道让他自然成长。

体验夜气要注意几个细节：第一不能用闹钟叫醒，被从梦中吵醒的人是昏沉沉的，没办法体验夜气。第二不能强迫，其来不可逢，其往不可追，如果始终没有在半夜里自然醒来不要沮丧焦虑，如果醒来了也不要兴奋，有的虽然醒来后但忘记去体验转头又睡了也不要懊恼。第三体验夜气不会产生任何幻觉或任何玄幻的感受，这是人体最自然舒服的感受，如果有了异于常人的感受，不能兴奋更不能去炫耀，放松下来，不关注这些，自然地去体会。第四体验夜气是为了良知的生活，是出发点而不是终点，不能沉迷于去追求夜气，要在日常生活中让夜气长存。

"天命之谓性，率性之谓道，修道之谓教"。人一生下来就是去体验这个世界，去不停地向外探索，在体验中即使跌倒也不会让人沮丧，当遇到新奇的体验时小孩子会非常兴奋，这便是天命。顺应这个体验，让体验更加细腻丰富，这就是中国教育的本质。所以中国的教育很反对说教，因为说教最多只能告诉你怎样是对的怎样是错的，而不能够带给你体验的成长。无论是儒教还是道教都是在教人去体验，在体验中身心合于道。

聆听天籁、地籁、人籁

我们再聊一种古人用来合于道的体验，聆听天籁、地籁、人籁。

先从人籁开始：一切声音都源于物体碰撞后的震动，不同的震动会发出不同的声音，人在用心听这些不同声音时会与之产生共振，不同的共振会带给人不同的体验，并引领人的气产生改变。物体越坚硬，碰撞越强烈，其发出的声音越不柔和，越偏离中道。如果沉醉于坚硬物体碰撞发出的声音里，情绪会被带动或消沉或兴奋，或悲伤或狂野，偏离中和，不要长时间沉迷于这些杂音之中，会让人失去心智。物体越柔软，碰撞越温柔，其发出的声音越柔和，越近于中道，这些声音能够让人放松下来，可以养人。中国的音乐最重视的就是中和，中国本土最具代表的乐器是琴与箫。琴是靠手指轻柔拨动柔软的丝线发出声音的，箫是因柔和的气流穿过竹孔发出声音的，这些乐器取法于自然，其音优雅自然，能够让人忆起中和，这些丝竹之声为人籁。中国音乐可以使人放松下来，回归自然，体验自然，合于自然。

比人籁要高一个等级的是地籁，地籁是自然之风吹动万物之窍所发出的声音。聆听地籁的方法，最好是在安静的夜晚，置身于大树之下或树林之中，无风之时静静地享受宁静，微风起时，树叶被风吹动，发出难以形容的美妙的声音，其音广泛深沉，最好能够放松下来，置身其中，只是安静地感受。在这个声音里，人会自然而然地放松，呼吸会恢复柔和而又深长的自然，全身的气脉运行会恢复自然，全身的肌肉会放松，每一个毛孔都恢复了活力，心恢复了恬淡虚无的良知。海潮音与山谷音都是非常优美的地籁，这是天地给人的奖赏，能够真正滋养人。当你拖着疲惫的身躯拼搏时，一定要停一下，停下来，找一个间隙让自然的声音带你回到自然，得到天地的滋养。

自然中充满了地籁，只要你静下心来，就能听到，就能得到天地的滋养。很多学生一摸脉就紧张，一与病人沟通就紧张，一读经典就昏沉，我会劝说他们不要胡乱找原因，心一乱就会使问题复杂，很难发现问题的根源。到自然之中，聆听自然的声音，让心恢复自然，再去看问题，就很容易将问题看得清楚明白，既不逃避问题，也不放大问题，自然地去面对问题。

比地籁再高一个等级的是天籁，天籁是无声的，只有心能听得到，是大音希声，是一切声音的源头，非言语能够表达，甚至连大体的轮廓与方向都没办法表达，故至此不再深入探讨。

看到真相：用取象比类的思维体会病人气的状态

追求真实地看明白疾病的中医，需要走进自然与经典，不停地体会自然，体会经典，让头脑越来越安静，细腻地体会到自然之美，真实地体会到疾病的真相，这个过程是合于道的过程。

在合于道的过程中，最难的是停止胡思乱想，读经典的过程只有不胡思乱想，才能真实地体会到经典所记载的天地与人体的变化规律，才能够越学越明了。遇到病人，用取象比类的思维去真实体会病人气的状态，真实、真切、真正地看到病人的问题所在，很确定，才能保证所处的方子对病人是良性的引导。让心静下来，始终处于恬淡虚无，不要迷信任何套路，也不要迷信任何大师，只有真实地看到疾病，才能心胸豁然，才能如醉之解的明。

对于写书我非常畏惧，道是不能够用文字准确地表达的，很多细腻的体会我没办法用文字表达，更何况我是理科生，表达本身就是我的弱项，我始终害怕读者会因为我写的内容而妨碍了自己去体会经典。千万不要执着于我的文字，自己去亲身体验，体验夜气、体验天籁、体验经典，只相信自己亲自体验后验证了的真理，这样道就不惑，学习经典才能越来越明，疗效才能够越来越提高。

二、少阴病的诊断

少阴病象

"少阴之为病，脉微细，但欲寐也。"

少阴病所对应的天地时象是冬三月。冬三月的特点是万物凋零，天寒地冻，万物都处于闭藏之中，人体的气处于冬三月的状态时的特点就是闭藏。

体会一下人的呼气过程。当刚开始向外呼气时，储存于胸腔内的气体大量外出，此时手足温，汗孔开，待胸腔内的大部分气体呼出后，呼气会变慢，此时人体的气还在外出，但没有了刚开始耗散时的势头，此时手足变冷，汗孔亦收缩，就如同一个干瘪的气球一样，这便是少阴病气的状态。

少阴病的象的特点是整体代谢变慢，如同一个家庭刚开始出现收支不平衡，入不敷出时，资金流转只是适度收紧但不会变慢，当消耗一段时间账户里的钱很少了，这个时候开销能省就省，资金的流转变得很慢。人体处于少阴病时气血运行特点也是如此，首先是整体的气血不足，其特点是脉管内气血不充盈的"脉微细"，再就是气血运行变慢，其特点是"但欲寐"。

仔细体会"脉微细，但欲寐"，这六个字对少阴病的描述非常形象，就如同一个处于半冬眠状态的动物一样，全身冰冷，打不起精神，对什么都没有兴趣，整天哈欠连天，神疲乏力，强打精神，总是昏昏欲睡。

劳累后人体气血适度处于收藏的状态，人体出现乏力欲睡的少阴状态，此不为病，这种休整有利于第二天充满活力去工作。天地间万物都要经过冬天的休整，通过这个闭藏以蓄积能量，为第二年春天有长久的生机来储存力量。

如果人体长时间处于收藏的状态，就为少阴病，总是处于这种状态人体就会因缺乏生气而为病，这时需要治疗以纠正这种偏离中和的状态。

少阴病的状态最喜欢听到的话是静下来，他们会说我很静啊，就想一个人静静待着，啥事都懒得做。这不是静下来，这个静中没有恬淡，没有快乐。这之中失之毫厘，谬以千里。没有任何欲望，啥事都不想做，是病；不被欲望抓住，欲望处于闲置的状态，是静。啥也不挣，啥都无所谓，是病；不计较眼前的得失，无论得失始终立在道上，是静。啥都不感兴趣，啥都看得很淡，美其名曰超脱，这是病；心在天地，当仁不让于师，对任何有益于体验道的事都充满乐趣，对无益于体验道的诱惑看得很淡，在求道上必要时甚至奋不顾身，是静。若要细细体验真正的静，要到自然与经典中去体验，空谈无益。

少阴病的诊断

少阴病的整体特点是虚寒，是阴道虚的病人由于长时间的虚耗而导致气机运行减缓，而产生虚寒的象。

所以少阴病的脉象特点是人迎气口脉诊为气口二盛，同时脉象显示微细，脉力浮。

体会一下人长时间处于寒冷的环境，使气血运行变缓，人被冻僵了的象，病人会表现出全身各处都冷，尤其是后背部较冷，想要到火炉周围去烤一下，心情沮丧，无精打采，身体喜欢蜷缩，关节酸痛怕冷，甚至关节变形，面色特点是或白或灰，面色晦暗无光泽。

少阴病症状表现的最大特点是"但欲寐"，当我们安静下来非常容易观察到，病人的每一个动作，每一个表情，每一个语气都会传达出一个特点：无精打采的但欲寐。体会一下但欲寐时人的说话语气，说话声音没有底气，常不自觉地深吸气，说一句话前面几个字比较清晰，稍微有点力气，接近这一句话的末尾时便无气力，话音就变得无力且不清晰。病人的面部肌肉呈松散感，眼光呈疲倦无精打采。主诉症状都是以有气无力的话语说出。

我们不能以病人腰痛或怕冷等症状来作为少阴病的诊断，关键是病人描述不适时的表情与动作，以及说话时的发气方式所传达出来的"但欲寐"的象来诊断，这样我们一眼就能够清晰地看出来，无需推演与猜测。

对比：太阳病与少阴病

太阳病与少阴病同样是受寒为主要因素。

就脉象而言：太阳病是人体感受寒邪后卫气奋起抵抗，故脉力浮而比较饱满，且关前一分左手大于右手；少阴病是人体与寒邪相感，由于人体大环境是入不敷出的阴道虚，所以不会与寒邪产生抵抗，而是被寒邪牵着走，故脉力浮而比较微细。

就症状表现而言：太阳病有明显的正邪相争之象，或恶寒发热，或身痛较为明显，甚则拘挛疼痛，手背冷而手心温；少阴病则无明显的正邪相争之象，是明显的衰败象，其表现为恶寒喜暖，或身痛隐隐，喜温喜按，手足、后背皆凉。

就面色而言：太阳病的面色为表层或灰或白，而内里红润有光泽，面部肌肉较充盈，这反映了内里在抵抗外寒；少阴病的面色表层亦是或灰或白，而内里没有光泽，无论表层还是内里都呈灰暗之色，面部肌肉松软，甚者下陷，这反映了内里虚衰之象。

对比：太阴病与少阴病

太阴病与少阴病同样是阴道虚为主要因素。

就脉象而言：太阴病为刚开始走向虚衰，故脉力浮，下按之脉管较宽，如同按在羽毛上的感觉，这说明气血都飘扬于外；少阴病为彻底进入虚衰，故脉力浮，下按之微细，脉管呈现收缩的状态，体会一下脉管内的气被冻住后的表现，脉管会收缩而变细，且表层有点硬，这说明气血处于虚衰的寒凝状态。

就症状表现而言：太阴病是表层气血较多而内里较虚，故会表现出手足温热而内里虚寒，或头手温热而腰腿虚寒；少阴病是全身的气血都处于虚寒的状态，故会表现出全身都冷。

就面色而言：太阴病的面色表层是萎黄色或白色，呈表层虚热的象；少阴病的面色表层是灰色或白色，这种白色不同于太阴病的白，太阴病的白是血少的白色，白中微微偏点黄，少阴病的白是虚寒的白色，白中微微偏点灰。

体会天地间冬三月的景象，体会人处于冬三月与天地同步时的状态，越细腻的体会越好，这样临证时，让头脑安静下来，静静体会病人所描述的状态，体会病人的面色，体会病人的脉象，并验之以人迎气口脉，便可准确地诊断出少阴病。

三、少阴病的治疗大法

只要始终保持天性，冷了知道添衣服，渴了知道喝水，如此也可以清晰地知道各经病的治疗大法。

处于寒冷的冬三月，最想做的就是抱着火炉取暖，微微的活动以御寒，因此少阴病的治疗大法就是温法。

少阴病的温法是温煦之法，是"少火生气"缓和的温煦，最忌"壮火食气"。少阴病为人体阴阳俱虚的状态，如果用大剂量的刺激性的热药，不仅不能够使人体的生气恢复，反倒会因为过度刺激而消耗掉仅存的阳气。就如同一个虚弱的病人，要慢慢地加强锻炼，这样人体才能够慢慢地恢复力量。如果强迫病人起来做剧烈运动，不仅不能够恢复体力，反倒易使身体受伤。少阴病的温法是为了保胃气，复生气，因此少阴病温法一定要根据病人的体质缓缓地运用温热药，体质越虚弱的病人温煦起来越不能着急，用药慢慢温煦，并嘱咐病人适当增加营养，适当运动锻炼。

少阴病脉微细，用温煦之法治疗，脉会慢慢温煦着鼓动起来，正确的温法治疗，脉象会由尺脉开始恢复力量鼓动起来，慢慢地延展到寸脉，是脉"微续者生"。如果过用温热之法，使脉力不能相续而生，而是一下子快速鼓动起来，紧随其后的便是快速的消散掉，则脉"暴出者死"。所以温法一定不能使气外散，要慢慢温煦，先让尺脉温起来，内里充满力量之后再让气血扩散到四肢，当尺脉慢慢鼓起来而寸脉还没有起来的时候，说明疾病已经在往向愈的方向好起来，"少阴中风，脉阳微阴浮者，为欲愈"。

可以说温而不使气外散为温阳之法，是少阴病的治法；温而使气外散是汗法，可用于外寒闭阻的太阳病。

少阴病阴阳俱虚，寸尺脉俱微细，最忌讳采用汗、吐、下法治疗，发汗则亡阳，下之则亡阴。少阴病人一旦经过汗、吐、下法的误治，脉会更加微细，更加不利于生气的恢复。在急则治其标的情况下，有时即使是少阴病，迫不得已可以急用一剂下法，下之后再慢慢调养，不可过

仲景理法

用下法。

太阳病是外寒引起的内里郁滞，很多时候需要用温药散寒；少阴病是内外皆寒，亦需要用温药散寒。同样是温法，少阴病的温法与太阳病的温法不同。少阴病的温法是温煦，温而不散，甚至温而不能散。太阳病的温法是温散，通过温药以散外寒。

四、少阴病的代表方剂：四逆汤

具有温煦作用的代表方剂便是四逆汤。

四逆汤由很简单的三味药组成：炙甘草、干姜、附子。

以甘缓之甘草为君，能够使温热之药作用变缓，能够给人体带来持久的生机。

以辛热之干姜、附子为佐，干姜温而静守，附子温而外散，干姜与附子相伍，温中微微外散，有散有守。

三味药都是地下根，质量较重，能够从人体的深层由里向外温煦，整个方剂甘中带辛，能够缓缓地温煦气血，以达到阳生阴长的效果。

三味药的配伍相得益彰，干姜、附子辛热之品，因甘草之缓，而变得温和而持久；干姜、甘草温中而守中不动，因下品药附子辛热走动性强，而变得既温中又能够缓缓地外通；附子、甘草温散而不守，因干姜之辛热守而不走，使得外通而又守住内里，不使温热之气外散。

细细地体会这三味药的配伍，非常美妙，能够缓缓地温煦，并使这种温煦守住内里，温遍全身。

阳气者，静则神藏，躁则消亡，因此少阴病的温法一定是缓缓的温煦，一定不能过急或过猛地运用温热药使气躁动，这样反倒会使阳气消亡。

正确运用四逆汤治疗可以温补阳气，使人体气血阳生阴长而满溢；过大剂量或是不辨证地应用，会使人体的阳气消亡，使人体越来越虚。我个人在临床中经常看到体寒的病人初服温药有效，但越服温药越怕冷，很多医生见患者怕冷加重便加大剂量应用热药，其冷益甚，久之病人极虚而难以救治，此皆是不明理使然。

中医治病是引导人体的气血变化，而不是强行干预人体。四逆汤是一张非常温和的方剂，现在很多人滥用四逆汤，大剂量地应用，使四逆汤起到壮阳药一样的作用，一用人就有精神有体力，一停药人体更加虚衰。在治疗虚寒重症时，我们可以用重剂的通脉四逆汤快速回阳救逆，阳气恢复后就不可再用，需根据人体的状态调整，以长久地守护阳气。如同生火一样，点着火容易，能守护星星之火渐渐形成燎原之势难，服用温热药也是一样的道理，让温热药起效容易，能持久地由内而外地温煦全身，并且停药后不再反复，这不容易。

五、少阴病兼证与常用方证

少阴病的治疗大法是温法，在应用温法时要根据病人详细的病机特点调整方药。

少阴病常用的温法，如附子汤、吴茱萸汤、通脉四逆汤、真武汤、白通汤、桃花汤、麻黄附子细辛汤、麻黄附子甘草汤等证的治法。

少阴病，兼有气血运行滞涩（风则浮虚）：附子汤

如果少阴病，气血运行非常滞涩，可用附子汤温之。

体会一下人处于冬天，身体会因寒而拘紧，这时如果气血运行比较滞涩，气血缓慢而拘紧地运行着，人体就会表现出身体痛、手足寒、骨节痛。脉象表现出少阴脉，脉搏的搏动较涩，脉搏鼓起时比较缓慢，说明当下病人的气无力推动血行。治疗需要在温补的同时使血脉鼓动起来，以此立法处附子汤。

同样是温法，四逆汤与附子汤相比：四逆汤以甘草之甘缓为君，又有温而守的干姜温中，再加以温通之附子，故温补之中更重视的是守住中气，属于守中有通；附子汤的甘味药为党参，党参之甘能够给其他药物提供动力，如同粮草，再佐以动性较大的附子、芍药，并用茯苓、白术通利掉经脉中的郁滞，故而温补之中更重视的是使气血流通，属于温而动的方剂。

少阴病，兼有较重寒证（寒则牢坚）：吴茱萸汤、通脉四逆汤

少阴病如果兼有较重的寒凝，病人表现出手足逆冷，因寒凝较重气机郁滞不通，故手足逆冷，且因为气机不通，病人亦多烦躁，脉象上有较重的寒则牢坚象，可用吴茱萸汤，以破寒凝。若寒凝较重，脉位非常沉，可用通脉四逆汤温通。

少阴病，兼有水证（沉潜水滀）：真武汤

少阴病如果兼有水滀，病人表现出身体有水滀的各种症状，脉象兼有沉潜，就用真武汤温化水饮。

如果脉位比较浮，说明病位较浮，病人会表现出咳嗽等水气在上焦的症状，可加干姜、细辛、五味子；如果脉位中等，且下按之脉微空虚，病位在中焦，病人出现呕吐等水气在胃中的症状，可去附子加生姜；如果脉位较沉，病位较沉，病人会表现下利，可去芍药加干姜。

我个人的临床经验：现在食用生姜并非古人所用的生姜，为改良品种，个大汁多，发散力较强，不甚温和，故中焦有水饮时我都喜欢在应用生姜的同时加入一些高良姜。

太阳病的治疗大法是温散，在太阳病内里有水滀时，亦可用真武汤温化水饮并散寒。

少阴病，兼有饮证（支饮急弦）：白通汤、桃花汤

少阴病如果兼有支饮，病人表现出下利，若脉象较实，可用白通汤；若脉象较虚，可用桃花汤。

临床中不能见到下利就去止泻，凡是泻下后感觉不爽，大便后总觉得肛门处坠胀，蹲在马桶上刚开始时泻下顺利，之后排便较费力，或大便发黏，甚至有赤白脓血，此皆是体内有郁滞正气欲解之象，不可仅止泻，治疗需根据病机或单纯去除邪气则泻利自止，或攻补兼施止泻而不留邪。如果是单纯的气不能够固涩而引起的泻下，必无里急后重等症。

若少阴病因肠道内有痰浊不化而下利，脉象兼见支饮急弦，且多因

下利而两尺脉虚，可用白通汤温通化痰；若痰浊长久不化，人体因下利而极虚，脉象微见支饮弦急象，下按之空虚，两尺脉虚，可用桃花汤温里化痰并固住下利。

如果是单纯的气不固涩的下利，脉象虚软无力，可用赤石脂禹余粮汤治疗。（有很多方剂的应用不拘泥于六经，赤石脂禹余粮是固涩剂，只要固涩对人体有益皆可用之）

少阴病除了常用温法，亦可用其他治法，如四逆散、当归芍药散、黄连阿胶鸡子黄汤、猪苓汤等证的治法。

少阴病，兼有气滞（动则为痛）：四逆散、当归芍药散

少阴病如果兼有动则为痛的象，此时病人会表现出气机不通的象，症状表现为全身冷，尤以手足冷为甚。

气滞于上焦或咳或悸；气滞于中焦或小便不利或腹痛；气滞于下焦则泄利下重。

脉象显示气口二盛，脉力浮而微细，下按之在脉搏的搏起时有急促的动象，说明外有虚寒，内里气机不畅，可用四逆散治疗。

对比：三阳病兼有气滞，柴胡汤类方

三阳病兼见动则为痛的气机不通的象时，都可以辨证处以柴胡汤类方，以疏解气郁，如果气机郁滞较重也可用一些破气的药物，或用降气的下法通畅气机。理气药与柴胡剂都会消散人体一部分气，因为三阳病的特点是阳道实，所以只要有郁就可以放心用。

如果是少阴病出现了内里的气机不通，因为人体整体本虚，就不能用理气药与柴胡剂，用这类药物会使气变得更虚，从而使气的运行更加不畅通，引起的气滞更加严重。此时可用小剂量的四逆散治疗，散剂有很好的散郁之功，较缓和，无汤剂荡涤之力，这样既梳理了内里郁滞的气，又不耗散本已虚弱的气。

我的经验是遇到久治不愈的气滞，用理气药就能缓解一会儿，停药就会反复，这是因为长期用理气法治疗导致的虚，如果这时病人整体表现的是入不敷出的阴道虚象，且脉符合少阴病兼动则为痛，我常会处以

仲景理法

小剂量的四逆散原方，多可取得意想不到的效果。如果郁滞较深，可处以小剂量的当归芍药散。

由于我临床不方便开散剂，药物打成粉之后如果药效太好，病人就会有疑虑，怀疑药粉之中是否有西药成分，所以我临床常开四逆散原方，每味药用 3 到 4 克，轻轻煎煮 10 分钟左右，服用几剂后气滞多可缓解，人的脉象也更加和缓饱满。

少阴病，兼有热证（数则热烦）：黄连阿胶鸡子黄汤、猪苓汤

少阴病如果兼有数则热烦的象，此时病人会表现出烦躁不得眠、口渴等症状，脉象会显示气口二盛，同时脉力的最有力点在脉管的表层，且脉力较微细，有拘紧感，下按之，会感觉脉管内有一种洪大象。

此时虽为少阴病，但是内里有热，不可用温法，温之会使人体更加烦躁而不利于阳气的恢复。

病人虽然内里有热，但这种热非阳明病的实热，因此不可清热；这种热也非太阳病的郁热，亦不可向外散热。

此热为少阴病整体虚寒之中的一点点虚热。

若脉位浮，可处黄连阿胶鸡子黄汤，以阿胶、鸡子黄等黏腻之品黏住虚热并顾护内里，佐以黄芩、黄连、芍药微微清热；若脉位沉，可处猪苓汤，用阿胶黏住虚热，佐以猪苓、茯苓、滑石、泽泻等通利之品。

少阴病，兼有表证：麻黄附子细辛汤、麻黄附子甘草汤

少阴病如果兼有表证不解，脉位浮，可根据脉象的虚实用麻黄附子细辛汤或麻黄附子甘草汤治疗。

很多病人素体就是三阴病的体质，感受外寒之后，人体的卫气不会激烈地与外寒抗争，不会有明显的发热恶寒等症，只是微微发热。

体验一下，如果一个人劳累过度，气比较虚弱，这时外层有寒邪束缚，寒会使表层拘紧，关前一分处也拘紧，呈现气口二盛的象，且脉位

三部脉皆浮或只有一部脉位浮，脉力浮而紧，这时候病人会表现出微微的表证不解的症状，此时因卫气没有奋起抗邪，所以不可直接用汗法解表，只可以小剂量的麻黄附子细辛汤，温里的同时轻轻地解表。

如果脉位微微下沉或脉力微微无力，此时说明寒邪打算趁虚而入里，可用麻黄附子甘草汤温中散寒。

如果脉位沉，寒邪入里，不可解表，需温里，宜用四逆汤类方。

少阴病只可微微发汗，寒去则止，不可多服，若强责少阴汗，则会出现很多危重的变证。

六、少阴病咽痛的治法举例

临床中见到咽痛，首先要分清楚寒热。

喉为气机出入的通道，人刚感受风寒时，先是有头面症状，表现为打喷嚏、流鼻涕等症；当寒邪入里，正邪相争之所深入时就会表现出咽喉疼痛，此为寒所致。

人体内有热不解，灼伤津液，导致内里津液匮乏，津液匮乏不能够上承到咽喉而咽痛，此为热所致。

无论寒邪还是热邪所致的咽痛，共同特点是内里空虚，脉象的共同特点是尺脉虚。

用取象比类的思维体会一下两种邪气性质不同的咽痛：

寒邪所致的咽痛局部的气血特点是寒邪束于外，内部的气被郁而不得散，故咽部肿痛，因为这种咽痛表层束了层寒气，故咽喉会表现出咽喉肿，咽喉表面比较硬，咽喉里面痛表面不痛，吃食物时会觉得有硬物在咽部阻挡，食物通过咽部会有噎嗝闷痛感，此为寒所致，如果是阳病脉象则为太阳或少阳。

热邪所致的咽痛局部气血特点是热灼伤津液，咽部充血较重，因为这种咽痛为热所伤，所以咽喉表面会比较红而嫩，吃食物时会觉得咽部被刺激而疼痛，咽喉表面痛，喝热水会有灼热感，饮水喜欢漱口不喜欢下咽，此为热所致，如果是阳病脉象就一定为阳明。

少阴病的咽痛既有因寒所致，亦有因热所致，还有纯虚所致。因寒

仲景理法

所致用半夏散及汤，因热所致用甘草汤、桔梗汤或猪肤汤，因虚所致用苦酒汤。

少阴病咽痛之因热所致：甘草汤、桔梗汤或猪肤汤

我们细细体验一下张仲景对不同咽痛的描述，"少阴病，下利，咽痛，胸满心烦者，猪肤汤主之。""少阴病，二三日咽痛者，可与甘草汤；不差者，与桔梗汤。"通过这些描述可以知道，这些咽痛为热所致，这些虽为热邪所致，然病人整体处于少阴的状态，不可清热，只可以甘寒缓其热。

少阴病的脉象如果兼见较浮的数则热烦，可以与甘草汤；若脉稍沉，可用桔梗汤；若脉位很沉，可用猪肤汤。

少阴病咽痛之因寒所致：半夏散及汤

"少阴病，咽中痛，半夏散及汤主之。"如果是咽喉肿起的内部疼痛，说明这种咽痛为外寒所致，然少阴病处于阴道虚的状态，亦不可过用散寒之品耗伤正气，只可用半夏散及汤，少少咽之，以散咽喉之寒束。

少阴病咽痛之因虚所致：苦酒汤

"少阴病，咽中伤生疮，不能语言，声不出者，苦酒汤主之。"体会一下这个证型，特点是咽中伤。当我们说话时，只要咽部不停地有津液滋养，不管说多少话都不会伤着咽部。如果不停地长时间说话，或者高声用力说话，就会出现人体的气虚衰不能推动津液去濡养咽喉，咽部得不到滋养，起初表现为咽喉干燥，声音变哑。如果这时不能及时休息，使咽喉部恢复津液的滋养，而是继续高声说话，会造成咽中伤，生疮，不能语言，声不出。

此为虚所致，可用苦酒汤，用鸡子壳加醋缓缓地酸收而生津，鸡子清甘以润之，半夏散咽部的肿结。

除了讲话过多、声音过大会引起咽伤，过食咸或卡嗓子的食物亦容易引起咽中伤，若病人身体处于阳道实的状态，咽部可在休息后快速恢

复；若处于阴道虚的少阴病，则迁延不愈，可用苦酒汤，疗效很好。

按照仲景原方的煎服方法，病人操作起来比较复杂，难以掌握，我的经验是把鸡蛋清、鸡蛋壳、醋、半夏放到一起煎服，少少含咽。

只要形成取象比类的思维，大部分疾病都可以通过局部的病变，判断出内里的气的状态。临床非常多见的皮肤疮疡，如仔细体验一下局部的皮损，是能够反映出正邪相争的情况的：

如果皮损高出皮肤，说明正邪相争较剧烈，病人多处于阳道实的状态；如果皮损很平或凹陷，说明正气无力抗邪，病人多处于阴道虚的状态。

如果皮损内里通红，表面皮肤有增厚或发白，说明表层有寒，内里热郁着，这时需要将热外散；如果皮损表面皮肤特别红嫩，轻轻刺激就疼，说明为热灼伤皮肤所致，这时需要清热。

这里仅做一个取象比类的思维示范，更多的细节不一一展开描述，究竟怎么治疗更需要脉证合参，精细论治。

七、少阴病三急下证

"少阴病，得之二三日，口燥咽干者，急下之，宜大承气汤。"

少阴病为冬三月水冰地坼之象，人亦当静而懒言，通过静以蓄积生气。

如果这时候病人出现数则热烦的象时，亦可通过甘缓清热之法治疗。

少阴本就气血衰少，如果有较实的数则热烦象，病人会表现出口燥咽干，此时非常危重，如果不及时治疗，会快速耗伤人体本已虚弱的气血津液，故需急治疗，不可延误病情。就如同一个人经过长时间的劳累工作，需要休息，此时再强迫他兴奋起来去长跑，他一动就会口燥咽干。

此时治疗需要迅速让病人安静下来，最好的方法就是用大承气汤，一者可使躁动之气安宁，二者大承气汤无甘缓之药，下后即止，不会对人体造成长久的伤害。

仲景理法

"少阴病，自利清水，色纯青，心下必痛，口干燥者，急下之，宜大承气汤。"本已是少阴病人，若吃了不卫生的食物，就会出现下利。

如果病人是三阳病，人体处于阳道实的状态，吃了不卫生的食物会迅速泻利，而且稀便中多有黏稠，此为浊气排出之象，为正常的人体排异反应，大多不需治疗，浊气排出后下利自止。

如果是少阴病，本就是虚寒状态，吃了不卫生的食物则无力排出浊气，就会下利清水，色纯青，浊物不得排出会聚于胃中，故心下必痛，且这种排异反应会迅速消耗掉人体的气血津液，很快就会出现口燥咽干。此时不能止泻，止泻则浊气排不出去而更加烦躁，甚至会越止泻下利越重，治疗需急下之，用大承气汤将浊气快速排出，待浊气去除，则下利自止。

我的临床经验：下利的病人，只要伴随大便黏腻等象，或下利伴随胃肠部痞满，都说明是浊气未排出之象，此时大黄为常用的特效药，多可快速止泻。故中药的应用不是以功效来指导，而是以气味之偏纠正人体之偏。

"少阴病，六七日，腹胀不大便者，急下之，宜大承气汤。"经言："先病而后生中满者治其标，先中满而后烦心者治其本。""小大不利治其标，小大利治其本。"即是说无论什么病，当出现中满不消的时候，先要治疗的是中满，中满去除后脾胃功能正常，人体才能从食物中获得充足的气。无论什么病，如果长时间的不大便或不小便，都需先让病人排出大小便，保证腑气通畅，才能进一步治疗。

需要注意的是治疗中满与小大不利也需要辨证治疗，有时可以急下之，有时采用健脾理气或润肠通便等，治疗方法很多，如果用下法也需要根据具体的病情选择最适宜的方剂。少阴病的人气血虚弱，急需要的是快速从食物中获取能量，如果脾胃运化郁滞，会快速使人体虚弱，就如同一个劳累的人，一直工作却不让吃饭，这样人会快速虚脱，故需以大承气汤急下之，以解除脾胃的郁滞。

少阴病的三急下法，都是紧急情况下的急救之法，用大承气汤治疗一剂则止，不可多服。这种急下的治法为不得已而为之，下之后病情缓解，并不代表着治愈，这是进一步治疗的开始，接下来的治疗对医生是个不小的考验，需要进一步精细辨证调理人体，如果后续的治疗没有跟上，很有可能会引起病情反复，一旦下之后病情反复，则疾病会进一步加重，治疗起来会更加困难。

八、少阴病艾灸补泻与灸法的注意事项

温通气血除了用药物外，还有一个非常有效的方法，那就是灸法。首先对灸法下一个定义，不是所有用艾对人体熏烤都可以将其称之为艾灸。艾灸的原理是用艾对人体的穴位点进行灸烤，使温煦的艾火之力深入到经脉之中，从而调整人体经脉中的气血而干预人体。所以哪里痛就用艾烤哪，或用艾去烤一片区域，这些都是热敷，不是艾灸。艾灸必须符合两个条件：一是刺激的是穴位或经脉；二是调整了经脉中的气血虚实。

艾灸亦有补泻，《内经》中认为让艾炷温和燃烧为补，在艾炷燃烧的过程中吹气，使艾炷快速燃烧为泻。体验一下这两种操作对人体经脉中气血的影响：艾炷放在皮肤表层温柔燃烧，热量缓缓地由表渗透到经脉中，所灸之经脉中的气血会变得热且充实，故为补；艾炷放在皮肤表层快速燃烧，艾炷燃烧的火气内攻有力，能够快速使经脉中的气血温热并推动经脉中的气血快速运行，而活血祛瘀，故为泻。

无论是用艾灸补还是泻，都会使经脉中的气血运行加快，故仲景告诫曰："微数之脉，慎不可灸，因火为邪，则为烦逆，追虚逐实，血散脉中，火气虽微，内攻有力，焦骨伤筋，血难复也。"

少阴病为虚寒之象，最适合艾灸以温通。用艾灸一定要注意的是补泻，如果补泻反则病益甚。少阴病人的经脉虚实状况为太阳经最虚，少阴经最实，因此艾灸治疗少阴病的大法是补太阳泻少阴。

当少阴病人整体表现为一派虚寒象时，可以在人体后背的膀胱经选择几个穴位艾灸，用温和的补法，以温补气血；当少阴病人表现出寒邪闭阻于内里时，可以在人体内侧的少阴经选择几个穴位艾灸，用峻猛的泻法，以通经祛寒。

仲景理法

在选择用艾灸时，亦需确保人体不兼有数则热烦的象。

如果少阴病人用灸法补少阴经，会加速人体阴经的气血向外耗散，则会使人体更加虚衰。现在很多人胡乱养生，总是认为自己虚弱，动不动就喜欢艾灸，由于不明理，往往造成人体各种病变。本就虚弱的病人，很多人选择用温和的灸法灸阴经的穴位，如三阴交、气海、关元等，这种灸法增强了阴经的气血，结果灸完瞬间舒服，越灸越虚，很多人甚至对艾灸产生了依赖性。有的病人本就情绪容易紧张激动，却误认为自己虚，用温和的艾灸阳经的穴位，如足三里、背俞穴等，这种灸法会造成内里更大的郁滞。

中医的每一种治疗方法，哪怕再轻柔，都需要在明理的情况下审慎进行，再小的误治都有可能对人的健康造成不良后果。

九、阳气的养护

经言："阳气者若天与日，失其所，则折寿而不彰，故天运当以日光明。"从这句话可见阳气对人体的重要性，这种重要性就相当于天空中的太阳一样重要，尤其是在少阴病的治疗中，顾护阳气尤为重要，可以说存得一分阳气，便存得一分生机。在生活中养护阳气，在治疗中顾护阳气，这是非常重要的事。

首先，要清楚一件事，寒凉药物与偏寒性的食物是否伤阳气？在很多固有的思维里，阳与火是一致的，寒与阴是一致的，而阴阳又是对立制约的，故认为一切寒凉的食物与药物都损伤阳气，故平日生活里不仅不敢吃冷饮，任何偏凉性的食材都拒之千里，用药也只允许吃温热的药，拒绝服用寒凉药，即使服用寒凉药物病情好转，亦心有余悸，认为自己的阳气被损伤了。更有甚者有人拒绝一切寒凉，冬天穿的衣服特别厚，夏天不敢吹空调，活的特别仔细。如果我们善于观察，就会发现身边总是有这样的人，这样的人虽然如此爱惜自己的阳气，但他们的身体往往不很健康。之所以如此是因为他们错误地以矛盾论来理解阴阳。不管用何理念指导养生，只要不合天地之道，都不能真正地从养生中受益。

我们需要重新审视什么是阳气，才能真正地明白如何养护阳气。我们还是要回归古人取象比类的思维，观天地、法阴阳。导致天地间一切变化的背后的力量称之为气，这个气在天地间周流不息，如太阳每天东升西落一样从未停歇，故又称之为阳气。天地间的一切生命都需要阳气的滋养，人体的每一个器官也都需要阳气的滋养，故经言："天地之间，六合之内，其气九州、九窍、五脏、十二节，皆通乎天气。"所以让阳气能够顺利的流转是健康的根本，也是治疗的目的。流转是阳气的自然属性，只要不人为干预，阳气会很自然健康的流转，就如同呼吸一样，只要不人为干预，呼吸会自然通顺的发生。所以养阳气首要的是回归最自然的恬淡虚无，顺应此是让阳气自然流转的唯一方法，一切人为的养生方法都是多余的。"苍天之气清净，则志意治，顺之则阳气固，虽有贼邪，弗能害也，此因时之序。故圣人传精神，服天气，而通神明。失之则内闭九窍，外壅肌肉，卫气散解，此谓自伤，气之削也。"

明白了清净是养阳气的唯一方法，顺应人体使人体更加清净则是恢复阳气最快的方法。阳气因为寒而导致凝滞不通，用温药使气流通就是养护阳气；阳气因为热而导致躁动不安，用寒凉药使气安宁就是养护阳气；阳气因为湿而导致运转不流利，用动性较大的药使气运转就是养护阳气。

所以对于少阴病人，养生就应该多吃一些温性的食物，避免吃寒凉的食物，适当运动，有利于阳气的恢复。而对于阳明病人，养生就不能如此，阳明病人养生需清淡饮食，多注意休息，甚至可以吃点凉性的蔬菜水果，这有利于阳气的恢复。

很多人总是认为人处于亢奋状态就是阳气足，所以这些人一直喜欢自服热药以使气兴奋，暴雨不终日，飓风不终朝，连天地这么充足的气都不能做到持久亢奋，更何况于人。这种兴奋会因过度劳累而使阳气很快疲劳，如果在疲劳的时候再给人体以温热刺激，就会加速阳气的衰亡，故年轻人以热药养生者多会现早衰之象，老年人以热药养生者多会折损寿命，古代帝王因服用热药而早夭者很多，不可不慎。其实经典已经说得很明白："阳气者，烦劳则张，精绝，辟积于夏，使人煎厥。目盲不可以视，耳闭不可以听，溃溃乎若坏都，汩汩乎不可止。"

一定要明确清净不是什么事都不做的无为，而是不乱为，是保持恬淡虚无的心去欣赏自然，与自然和谐的玩耍。当心被名利等事物所诱惑而变得躁动，或被各种烦躁的事物所压抑，这就失于清净，在这种心态下什么方法都不养生。当心回归自然，自然就会顺应阳气的运行去做事，在做事中遇到困难使自己短时间偏离自然也能够快速觉察，快速调整自己回归自然，这就是养阳气。

由于对阳气的定义不同，所以经典中有关阳气的论述也有所差异，有的将卫气称为阳气，将营气称为阴气，或将呼吸之气称为阳气，将水谷之气称为阴气。无论怎么定义，阴阳气都不是一堆哲学概念，所有的养生观念也是一致的，即恬淡虚无。金元医家朱丹溪提出"阳常有余，阴常不足"，这里所指的"阳"是指气处于躁动紧张的状态，而"阴"是指气处于安静放松的状态。他提出人们得病大多由于太过于躁动，不能够沉静下来，所以治病与养生主张人要沉静，这与《内经》之理无任何矛盾之处。且观朱丹溪用方，辨证清晰，方药精良，并无后世认为的甘腻滋阴的倾向，所以我个人认为朱丹溪处方非常中正，视朱丹溪为滋阴派并不恰当，其著作《格致余论》是非常值得临床家品读之佳作。

关于养生，最后补充一句话，不折腾，顺应自然就是养生，能够每日"美其食，任其服，乐其俗，高下不相慕"这就是养生，别无他法，而现在人却在折腾着养生，铺天盖地的养生知识只会让人迷惑，这本身就与道相悖。

十、还原经方的原意

仲景用经方治病，一提经方很多人会想当然地认为经方就是经验方，如果张仲景用的是经验方，那么他就不会在《伤寒论》的序言中批评当时的医生"不念思求经旨，以演其所知，各承家技，终始顺旧"。通过现在流传的很多文献来看，当时确实有特别多的医生是用经验方治病，这些经验方属于各承家技，不是真正的经方家。

我们来看一下《汉书·艺文志》对经方的定义："经方者，本草石之寒温，量疾病之浅深，假药味之滋，因气感之宜，辨五苦六辛，致水火之齐，以通闭解结，反之于平。"所以经方家的治病特点是经过准确的测量，知道疾病的深浅，也知道人体当下需要怎样引导以使气的偏倾恢复至平。经方家用药不是经验，而是根据药物气的寒温偏性与味的苦辛偏性，配成有偏性的方剂，以纠正人体的偏性。所以经方家的境界很高，经方的"经"字的意思不是经验，而是与纬相对之经，经是指上下的主干道，纬是指左右的分支。古人所有的经字都是这个意思，经脉也是指上下的主干，医经也是指贯穿天地的主干智慧。诗歌的经典是《诗经》，是从西周到春秋中叶所有诗歌中筛选出的三百余首诗歌，这些诗歌从用词到意境都达到了无可挑剔的地步，故每一首《诗经》中的诗歌即使再简单也都值得反复品味，故为经；经方是将古代流传下来的方剂经过严格筛选，每一张方剂从立方法度上必须完全符合天地的法则，药物配伍精良到极致，每一味药的应用都恰到好处，这样挑选出的每一张方剂都是精华中的精华，只有万里挑一的方剂才可以称得上是经方。所以经方是指非常中规中矩具有提纲挈领的方剂，比如太阳病的经方麻黄汤与桂枝汤，这两张方剂是非常标准的治疗太阳表证的方剂，只要掌握了这两张方剂及其加减变化，临床中就可以广泛地应用于各种太阳表证的变化。如果不学经方，只学经典之理，缺乏实践的落脚之处，经方是经典所彰显的天地之理的规范化表达；如果把经方应用成经验方，虽会取得一定的疗效，但是失去了圣人设立经方的目的，不能通过经方具象地体验经典，也失去了通过经方明白天地之理的路径。

中医由求道的经方家，逐渐遗失到各承家技的匠人之流，再遗失到混乱的门派纷争之乱象。学医者学医的目的也由最早期的借助经方体验天地之道，逐渐遗失到熟练掌握各种治病的技法，再遗失到编造各种传奇以借助医学来求得名利。而医学生的心态也由最早期的保持恬淡虚无，逐渐遗失到希望被等级森严的论资排辈的压抑心态，最后逐渐遗失到唯我本门医术独尊的傲慢心态。就这样中医越走越远，所以我希望守住恬淡虚无的心，和更多的小伙伴一起去探寻未经过污染的医学的原貌，这真是无比幸福的一件事。

仲景理法

第十章　辨厥阴病脉证并治

一、中医的大学之道

中国的文化是大人之学的文化，目的是培养人成为大人，并将大人的智慧融入到生活的方方面面。中国的医学就是大人之学的应用，这是我们需要继承的瑰宝。

大人之学我认为最重要的特点就是"明明德"，中国文化之所以能延续千年，就是因为他是在明明德。"大学之道，在明明德，在亲民，在止于至善。"何为明德，何为明明德?

世界上有无数的光，有灯光、烛光、电光，等等，这些光都是太阳光的分支。各种小的光源就如同"明德"，是有一定亮度的德，但不是最亮的德。而一切小光源的源头，点亮整个世界的光，太阳之光就是"明明德"，他是一切明德中最明亮的，也是一切明德的基础。也就是说明明德是一切明德的中心，每一个明德是明明德的一个分支。人有各种的德，每个人的私德不同，这些德照亮了一部分人，这些德需要更进一步显发，让德回到人类道德的根源。一切德都源自于有良知的心，这是天地之德。用这个德来点亮自己的内心，守护这个本源的心，让内心恢复自然的阳光，这便是"明明德"，也是《黄帝内经》所说的"恬淡虚无"的状态。带着这颗心去接触世界，去诱发接触到的每一个人的德，就如同用火苗点燃一支一支蜡烛，让每一个都更靠近中心，更恬淡虚无，这就是"亲民"。这是中国文化的特点，是大人之学。先秦的圣人如孔、孟、老、庄都是中国文化的继承者、守护者与传播者。

中医是中国文化的一部分，也是在弘扬天地之德。中医的理论有很多，各有各的特色，各家理论都有一个共同的源头——中医经典。中医经典所记录的不是在明德，而是在明明德，是天地与人体之道，记录的是一切人体变化的本源规律。学习中医经典，不要有私心，在经典中捞取对自己有利的文字去支撑自己的理论，而是放下我们的明德，反复系统地阅读经典，体会经典所传达的明明德。

"明德"的特点是制定一个善恶的标准，用自认为的善去除别人的恶。在医学上用消炎药去对抗炎症，或用清热解毒的中草药去对抗炎症，这都是明德，能够在一定程度上取得疗效，但这不是明明德。

"明明德"是没有对抗，是亲民。我们通过深入体验症状的象，知道病人是如何一步一步地偏离了天地之德的状态，远离了阴阳平和的道的状态，故而产生不适。我们的治疗不是做对抗，只是去改善一个人的气的状态，使这个人更加平和，更加接近天地本源的德的状态。在行医的过程中，医生始终止于至善之处，尽量引导离开至善之处的人们回归至善，这样的医学才是真正的古中医学。

就"明德"而言，会有中医的门派。而就"明明德"而言，天下有且只有一个理，如果有另一个并列的理，一定是因为这个唯一的理不明。"天下之道，一而已矣，而以为有二焉者，道之不明也。"

后世的医书很多，大体分为两种，明德与明明德：有的医生是在明自己的独立于别人的德，是讲治病的经验方法，此为明德；有的是用自己的体会去明经典的德，用自己的语言去表达对经典的体悟，是讲自己所体认到的天地与人体的规律，此为明明德。学习明德是获取一项新的技能，而回归明明德则是恢复本已忘记的简单的思维方式，是恢复技能。

如果离开了中国文化，很容易将中医学理解成经验医学或玄学，这就拉低了中医的真实境界，也很难取得稳定的高疗效。真正的中医是大人之学，也具备大人之学的三个特点：明明德、亲民、止于至善。其对疾病的认识是站在道的高度，其治病手段是轻柔的顺应人体正气的调整，治疗的目的是让人体回归至善。医生通过这个职业的训练，使自己对天地之道的体验更加真切细腻，能够让自己的气更加恬淡虚无，能够让身边的人回归放松自然，能够让自己长时间安住于至善的状态。

如果你的目标是到郊区旅游，不用做任何准备，也不需要准备粮食，因为太阳下山前就可以返回；如果你的目标是到百里之外，就需要准备点粮食；如果你的目标是到千里之外，就需要准备三个月的粮食。如果你的目标是如鲲鹏一样，从天地的最北极——北冥，飞到天地的最南极——南冥，以上所说的准备都是徒劳的，你需要的是学会"乘天地之正，而御六气之辩（变）"。你需要以最轻的步伐上阵，放下一切沉重的负担，回到天地的滋养中，永恒地守住天地正气的滋养，依靠天地正气行走，遇到任何变化都可以用天地之正气来驾驭，如此行走才能贯穿南北。

中医学亦是如此，如果你想要学习某项中医技能，需要的是找到真心想要教授的老师，然后按老师的要求去做准备；如果你要学的是大学之道的中医学，无论你做多久的知识储备都是徒劳的。医学的研究对象是人体，人体是极度复杂的，人体所承载的信息与天地一样巨大，大学是与天地一样大的学问，所以只有大人之道的中医学才能够最大可能的给人体带来益处。如果我们学习中医学，打算通过几年的辛苦努力，在大脑中储备好一定的中医知识库，或者由中医的知识库形成一套医学推演公式，临证时从知识库中调取有用的处方，或者用知识推导出有用的处方，这种方法根本不能够去应对复杂多变的人体。我经常见到满脑子知识却不会看病的学生。

学习大学之道的中医，需要的是"知止"。停下惯性的努力方向，临证时不努力地从大脑中调取存储的知识，学习经典时不努力地用已知的知识去解释经典。先放松下来，让呼吸回归自然，让全身都处于放松的状态，处于这最自然的至善状态。这时候身心是放松的，是与天地之正气相合的状态，是得到天地之正气的滋养的。守住这个状态，去公正地体验病人气的变化，去体验经典中描述的天地与人体的气的变化，这样的治学过程就是"知止而后有定，定而后能静，静而后能安，安而后能虑，虑而后能得"。

用脑中储备的知识去看病，临证只是在重复；用脑中储备的知识去读经典，读经典也只是在重复。我们需要用至善之心去临证，每一次临证都如同品尝不同的食物一样，即使是同一个食物，也会有不同的体验。如此临证，每一个病人都是全新的尝试，每一次读经典也都是新的尝试。这样"苟日新，日日新，又日新"的学习，体验会越来越细腻真实，临证时也会越来越快地看清疾病，学习经典也能够有更真切的体验。

在临证过程中，很容易将病人的表现与脑中存储的知识相关联。摸脉时，很容易对指下的感觉进行暗示，这样看病是一半在看病，一半在猜测，这样看病会有很大的误诊与误治。所以临证摸脉时一定要保持头脑安静，时刻注意自己的呼吸，只要头脑一紧张，呼吸就开始因紧张而表浅，身体就开始紧张僵硬，这就说明我们开始对指下的感觉进行猜测了。摸脉不是训练手指而是训练心，让头脑安静下来，用心去客观真实地描述指下之气的搏动所带来的感觉。这种放松方法也要用于其他诊法，如此看病才是客观真实的看病。

读经过程中，遇到体会不到的文字，也很容易将这些文字与脑中存储的知识相关联。这样读经一半在学习，一半在猜测，很容易陷入自己头脑构建的框架里，不能让经典带领自己成长。所以读经过程中先让头脑安静下来，让呼吸放松下来，再去体会经典，每次都会有新的体会。如果有当下体会不到的文字，不要因为这一段文字的不明而焦虑，放松下来反复读，可能就会有了初步体会。如果不管怎样就是体会不到，说明现在的心还不够细腻，还没有能力去如实地体会，那就先放下，去体会其他的文字。对于自己认为已经能够体验到的经文，需要多次反复的体会，温故而知新，才能有更加深入细腻的体会。

如果能够先静下来，回归自然的至善状态，再去临证与读经典，会越来越接近道。如果不管这先后顺序，一直在饥渴疯狂地四处求索各种知识与套路，这样永远不会切入到道，也就不会真实地看清疾病，更不能从经典中获得大的提升。学习要知先后，不知先后顺序，苦学无益。故曰："知所先后，则近道矣。"

保持至善之心临证，客观真实地去观察，医术的提高需要脚踏实地真实体验病人的气的偏倾。有些病人体质较好，正气较充足，邪气未深

仲景理法

入，这类的疾病不管表现多么重都易治，甚至不需要辨证特别精准，只需要大方向正确，用之皆愈。有些病人体质较差，或正气衰微，邪气留连长久，这类病的治疗要做到足够精细，随着病情的变化而有计划地调整方药，并叮嘱病人改变不良生活习惯。此类病短时间取效容易，能够长久地引导病人一步一步走向健康，就考察医生心思细腻准确的功力了。大部分医生刚上临床时接触的病人以较容易治疗的为多，随着临证的时间增长，越来越多的疑难杂病、重症病人会慕名而来，随着能够清晰准确地体验到难症重症，心也就越来越静且细腻。

永远不要以为自己医术很高，能够包治百病，或者认为能够攻克某病。我们要越来越细腻地去体会，即使再简单的疾病，都需要用心去体会。就这样修身、齐家、治国、平天下，一步一步地成为真正的明医，成为大人。

二、厥阴病象

接下来我们一步一步细腻地体验厥阴病。

先从厥阴这个词的含义开始。"厥"《说文解字》曰："发石也。"用木棍撬动石头就是厥，即撅之意。在人体上，内里的厥的状态是人体的气被寒郁闭于里，就像一个大石头堵住了气的道路，气欲撅开寒的凝滞之象就为厥。人体出现这种状态是在阴道虚至两阴交尽之时，故名之曰厥阴。

我们体会一下呼吸的过程。随着呼气，人体的气往虚空散失。随着呼气放慢，人的气的散失也变慢。在呼气接近结束时，人的内里深层肌肉出现紧张，这个内里的紧张蕴藏着一股力量。如果放松下来顺应这股力量，这个力量扩散开，新的吸气就开始了。这个力量要崛起，故这个状态为厥阴。我们治疗要顺着这个力量，呵护这个力量使阳气来复为正治。如果逆着这个力量，就有可能使阴阳离决。

天地间的厥阴象为一年之中的冬至到冬至后四十五日这个过程，此时外环境虽然是天寒地冻，但是所有的植物内里都开始有了生机。外边越寒，内里的生机越强烈，只是这个生机还没有能力冲破外界的寒冷，还郁闭于内里。待外在的寒气稍微退去，内里的气机自会冲破外寒，天地间便出现一片春意盎然。

如果观察就会发现，在天地间最寒冷的时间是冬至后的三九天。这段时间的寒虽然很重，不过其寒气明显与冬至前不同：冬至前的寒气特点是直接往骨头里钻，全身都冷；而冬至后三九天的寒气特点是让人不自主的寒战，外边越寒内里越紧张而发热。天地间冬至前后的气会发生明显的变化：冬至之前天地之间只有肃杀的寒气；而冬至之后天地之间外边仍然一派肃杀的寒气，内里已经萌生出不可抗阻的生气，如果扒开土壤，就可以看到这份生机。

人体处于厥阴病状态的特点是：气被厥到了内里，外寒而内郁热。"厥阴之为病，消渴，气上撞心，心中疼热，饥而不欲食，食则吐蛔，下之利不止"。我们仔细地体会这段文字描述的人体的气的象，就是气被闭阻于内里，想要冲出来又无力冲出之象，故会表现出"气上撞心，心中痛热"；内里郁热故"消渴""（易）饥"；如果吃东西后，会加重气的郁滞，故会表现出"不欲食，食则吐蛔"。这时候如果顺着气的方向使气通达于外，则病往好的方向发展。如果逆着气的方向用下法，内里仅存的生气被下，易出现气不能够固涩而"下之利不止"，甚至会引起除中。停止胡思乱想，仔细体会这个提纲证，很清晰准确地表达了人处于厥阴病时气的状态。

随着时代的发展，人类的疾病谱也发生变化，原先比较常见的蛔虫病现在很少见，但是吐蛔这个象依然常见。吐蛔是因为内里郁热，蛔得热则烦躁上蹿，故"吐蛔"，病人会感觉一股热流从胃里钻到喉咙。现在同样的内热象，由于胃中没有了蛔虫，故不会表现出吐蛔，但依然会表现出内热烦躁上蹿的象：病人会感觉胃、食管的烧灼感，约同于西医所说的胃食管反流。所以无论疾病谱怎么变化，这些象依然没变。所以，不用怀疑经典是否适应于现在疾病，只要用的是取象比类的思维，就能够用经典的方药解决现在人的疾病，永远不会过时。

三、厥阴病的诊断

厥阴病的特点是气被厥在了内里，所以人体的一切病变都会表现出厥逆之象。

脉象上，在脉搏搏起时会有明显的急象，即脉搏向上搏指比较急促，脉搏搏起有攻冲感，此即内里气欲厥开外寒的象。

体会一下前方有物体阻挡，我们卯足力气去撞击这个阻挡物的气的状态，就是厥阴病脉象搏动的感觉。厥阴病是人体的气去撞击外寒之象。

如果说少阴病是寒邪牵引着人体的气呈现寒象，那么厥阴病就是人体的气要去奋力挣脱寒象。

经言："凡厥者，阴阳气不相顺接，便为厥，厥者手足逆冷是也。"寸为阳，尺为阴，心脏的搏动不能将脉搏由尺脉向上达到寸脉，所以阴阳便"不相顺接"；此时因为气达不到寸脉，故"手足逆冷"，约相当于西医所谓末梢循环较差。所以厥阴病的脉象还有一个特点是：关脉比寸脉大，一过了关脉脉搏就明显塌陷，气不能上达于寸，厥于关部，不相顺接，此时用人迎气口诊脉法诊断为气口一盛。

厥阴病的脉象急与少阳病的脉象弦很像，都是内里的郁滞攻冲欲解之象。

少阳病为阳道实，攻冲较从容，所以主要显现的是弦象，且脉管多比较柔和；

厥阴病为阴道虚，攻冲比较急迫，所以主要显现的是急象，且脉管多失于濡养缺乏柔和。

面色上，厥阴病会显现出类似于少阳病的青色。与少阳病不同的是，厥阴病的青郁色比较晦暗，没有光泽。

症状表现上，厥阴病会显现外寒里热之象，并且里热有明显的攻冲之象。

其表现或为厥与热同时出现，即人体同时表现出手足厥寒与胸腹内郁热；或表现为厥热胜负，手足厥寒与内里郁热交替发作，寒几日之后再表现为热几日。

厥阴病的手足寒不同于其他经的寒象。厥阴病的寒以手足末梢、肘膝关节以下寒甚。厥阴病的特点是外边越寒，内里的郁滞越重，内里越热，故经曰："厥深者，热亦深，厥微者，热亦微。"

临证时，病人虽然表现为外寒里热，有时病人主诉时会突出外寒象而忽略里热象，或突出里热象而忽略外寒象，这时候只要我们静下心来去观察，很容易通过病人的形态、说话的语气、面部的色泽、脉象等清晰判定，再仔细地问诊，就会确诊无疑。

四、厥阴病的治法

厥阴病的特点是外寒里热。

如果外寒越来越重，则说明病在加重；反之，如果里热越来越重并去温通外寒，则说明病在减轻。所以如果厥阴病表现为寒热往来，我们可以通过寒热发作的日期来判断厥阴病的预后：如果寒的日数与热的日数相等，则说明病在僵持；如果寒的日数多于热的日数，则说明病在加重；如果热的日数多于寒的日数则说明病在减轻。

所以治疗要帮助人体内里的热，去通开外寒的束缚，故最常用的治法为温通之法：温即是偏热性的药物，通即是有一定走窜性味的药物，用温通之药去助正气以通外寒之郁闭。

温通之法是用药帮助人体的正气，使人体的气温煦地向外通达，既要温又要通。

如果过用走窜的通药去通寒，则容易使内里虚，内里一虚则抗击外寒疲乏，反倒易使寒气趁虚而入。

如果过用温药则易助长内热，内热耗伤内里的气血津液，亦不利于保存人体的正气去抗击外寒。

所以用温通的方法治疗需要注意，既不能过用走窜的通药伤了尺脉，也不能过用温热补益药使脉躁动。

厥阴病病人无论表现的内里多么热，都不可以用下法清热，因为这个热是人体正气抵抗外寒的反应。如果用下法清热，唯一的一点生机将被杀伐，轻则病情加重寒邪深入，腹内寒冷，为难治；重则导致虚阳外越，表现为忽然胃口大开，此为除中，为死证。

厥阴病如果脉力慢慢地越来越浮，说明正气在驱赶寒邪外出，为病愈；反之如果脉力越来越沉，或者尺脉空虚，都说明正气减弱，外寒深入，为病重。"厥阴中风，脉微浮，为欲愈；不浮，为未愈。"

五、乌梅丸脉证

"伤寒，脉微而厥，至七八日，肤冷，其人躁，无暂安时者，此为脏厥，非为蛔厥也。蛔厥者其人当吐蛔。令病者静，而复时烦，此为脏寒。蛔上入其膈，故烦，须臾复止，得食而呕，又烦者，蛔闻食臭出，其人当自吐蛔。蛔厥者，乌梅丸主之。"

厥阴病的特点是厥，不同的原因引起的厥治疗方法也不同，下面来看一下因为蛔而引起的厥的乌梅丸的脉证。

我们先要回到古人的世界来认识蛔虫的产生原因。古人观察到虫子聚集是因为环境所致，不同的环境会聚集不同的虫，像蛔虫这样的多聚集于天地间腐烂之处，是这个小环境的腐烂之气导致了虫子的聚集。因此古人认为人体内出现蛔虫，也必然因为人的胃肠内有痰湿与热相裹，使得胃肠内的环境非常有利于蛔虫的滋生，故生蛔虫。古人的思维认为"同声相应，同气相求。水流湿，火就燥"，只有同声才能互相共鸣，只有同气才能相聚，水自然会流向潮湿之处，火自然会烧向干燥之处，天地就是这个理。所以人体内产生蛔虫，是体内的环境有利于蛔虫的滋生故而导致蛔虫的聚集，蛔虫卵只是一个诱因。只要人体内的环境是湿热的，在古代的卫生环境里产生蛔虫的聚集是必然的事。现在的卫生条件好，饮食非常卫生，病人体内很少有蛔虫，但是这个体内湿热的象是非常常见的，只要有这个象，与这个气一致的这一类病就依然有。病人的肠胃中虽不聚集蛔虫，但各种细菌依然会聚集于此而发病，依然会产生与蛔虫聚集相类似的症状。如果用取象比类的思维，就会发现这一类的病非常多见。

肠胃内呈湿热状态时，脉象会表现出两关脉兼有支饮急弦象，而且脉搏搏起时比较急促。

如果长久地处于这种状态，两关脉表层变硬，造成寸和尺脉之间的通道堵塞，则说明肠胃的湿热已经引起一些形体的变化了，非常有可能的便是胃肠内已经生虫。如果病人再有腹痛、心烦等表现，就说明虫已形成。如果是三阳病，可用清利湿热的驱虫药治疗。如果是三阴病，这个关脉的堵塞会造成厥逆，就不能用清下之法，可用乌梅丸治疗。

乌梅丸的脉象

乌梅丸的标准脉象：人迎气口脉为气口一盛，脉象急，诊断为厥阴病，再加上两关脉比较有力，兼见支饮急弦象，两尺脉较虚。

病人表现出静而时烦，多有胃食管刺激征，较重的会吐蛔。之所以"吐蛔"是因为两尺脉虚，内里开始出现空虚的脏寒象。蛔喜欢湿热的环境，会沿食管上钻，冲击胸膈，"上入膈，故烦"，如果蛔稍作休息则烦暂止，"须臾复止"。吃下东西，蛔闻食臭后去争夺食物烦躁而上行，食物下行与蛔虫上行相冲击，故"得食则呕"，呕后血气平复，则烦躁稍歇。

厥阴病蛔厥的脉象特点：只有关脉有力，寸尺脉都沉微。病机特点：只有中焦有热，上焦与下焦皆寒。

厥阴病的治疗是顺应着内里这点热使其畅通，所以在这种情况下应该保护中焦的热，使其通达上焦与下焦。

乌梅丸的君药为乌梅，未成熟的乌梅本就很酸，再以苦酒浸之，其酸益甚。酸药的特点是收涩，能使气血收涩于内里。再佐之辛味的桂、细辛、川椒、附子、干姜使气上通，苦味之黄连、黄柏使气下降，并配之以动性的甘味药党参、当归增强气的通达之性，可使中焦的气血缓缓通散至上焦、下焦。

因为病人尺脉虚，所以在通畅内里的气血时不能再耗伤气血。故以酸味收涩为君，顾护住内里的气血。然后再辛苦合用，既可辛开苦降化痰郁，又可使气血上下畅通，且并不耗伤内里的气血。

整张方剂的性味特点：酸中带有苦味与辛味，在收涩中使气畅通。

病人服用完乌梅丸后，两关脉的郁滞会解开，尺脉会变得充盈有力，寸脉亦随之浮起。

如果病人尺脉虚的较甚，可在乌梅丸中多用点苦降之药；如果病人寸脉虚的较甚，可多用点辛散之药；如果病人整体较弱，可适当增加甘味药的用量。

我在临床中不方便开丸剂，就将乌梅丸同样的比例改成汤剂，效果也很好。

我们不要用药物的功效去推导方剂，这只是头脑的认识不是真实的体会。从功效上推导乌梅丸清上温下安蛔，甚至可以从理论推导出很多乌梅丸的功效，这些认识没有体会，也没有切实的临床落脚点，因此这些认识不能真实有效地指导临床应用。

很多没有形成中医整体观思维的人很难想明白：明明是蛔虫病为什么不直接用驱虫药杀死蛔虫或将蛔虫驱赶出体外，这样有针对性的对病治疗岂不更容易？或者有些人会问为什么不在乌梅丸中加入驱虫药，这样既辨证又辨病岂不更好？

驱虫药只要够猛，杀死胃肠内的蛔虫是没问题的，这么简单的道理我们都知道，张仲景也必然知道。拥有整体思维的张仲景对疾病的认识一定不是停留在表面现象，去除蛔虫容易，恢复健康难，医学的本质是为了让人体恢复健康。所以针对疾病的经验特效药的应用前提是不能对人体整体的健康不利。驱虫药皆为消积之药，用之皆败胃，三阳病用之对人体有利。厥阴病的病人已经气血很虚，不能再用败脾胃之药伐伤人体生气，若用之伤了生气，虽杀死了虫子，正气的损失更重。杀死虫子容易，再恢复生气就难了，如此治疗得不偿失。

蛔厥与脏厥鉴别

在临床应用乌梅丸，需要将蛔厥与脏厥进行鉴别。

厥深入脏，则脉象两关脉实而有力，且下按至骨脉搏仍有力，即按之有根，固定不移。病人表现与蛔厥相似，只是蛔厥是静而复时烦，脏厥的特点是躁无暂安时。

脏厥如果是阳病，可辨证采用破癥除瘕治疗；如果是阴病，则难治，需先辨证调整气血之后再进一步治疗。

乌梅丸治久利及其他同样病机的疾病

乌梅丸还可以用于治疗久利。

久利与久泻不同：泻是指长时间内大便稀，大便次数多。久泻多因气不能固涩所致，多为虚证；利是指暴注下迫，久利多因人体排出体内痰湿所致，多为虚中夹实。

久利病人在很多情况下会显示出与蛔厥一致的脉象，两关脉有力兼见支饮急弦象，下利日久内里空虚，故会表现两尺脉空虚。若长时间下利易使人体呈阴道虚的象，所以长久下利的病机与乌梅丸的病机相似，同样适用于乌梅丸的治疗。

乌梅丸不仅仅能够治疗蛔厥与久利，凡是适合把气血收敛至内里，辛开苦降化痰的治法都可以应用乌梅丸治疗。

六、当归四逆汤脉证

"手足厥寒，脉细欲绝者，当归四逆汤主之。"

如果静下心来体会，会知道条文对当归四逆汤所治疗的病机已经表达得非常清晰，只是有了太多的个人解读，妨碍了对这个方剂的认识。很多人见到当归四逆汤中有桂枝和芍药，就把这张方子解释为治疗厥阴表证；很多人见到方中有当归和桂枝，就把这张方子解释为治疗肝寒证。这些解读使这个方剂变得复杂而不真实，下面我们拨开这些迷雾，看看这张方剂的真实应用。

"手足厥寒，脉细欲绝"，体会一下"脉细欲绝"这种状态，反映的是人体气血衰少之象。如果用波涛汹涌描述江河中的水特别多，那么经脉中的气血特别少，最贴切的形容就是脉细欲绝。按西方医学的客观观察，当人体内血容量减少到一定程度后，人体为了保证心脑循环，会牺牲末梢循环，表现出手足冰冷。所以当人体气血到达脉细欲绝的时候，多会同时表现出"手足厥寒"的象，这是人体的气血无力通达于四末

仲景理法

之象。

病人的脉象特点：人迎气口脉呈气口一盛，且脉象微急，脉比较细微。

当归四逆汤以当归为君。当归为上品药，气味甘温，比较柔和，质地较重，香气足，油润十足，所以当归在补益之中又有柔和的动性，能够从深层次补充人体气血并使气血缓缓温通，故后世医家多形容当归的功效为养血活血。

以当归之甘与甘草、大枣同用，再佐以通经络之桂枝、通草、细辛等药，这些外通之药都比较柔和，再伍以泻阴之芍药，整个方剂熬在一起，甘中有辛、微有苦，香气较大，补中有通，与人体之气相交感，会补益人体气血并鼓动人体气血缓缓外通，以通达于四末，且不伤内里气血。

如果脉象沉细而紧，或两关脉紧，说明内有久寒，可用当归四逆汤加吴茱萸、生姜、黄酒以温通寒凝。

当归四逆汤在补益中又有通经，温通的时候注意补益，不能过用温通而损伤正气。

如果两尺脉虚或脉极虚软无力，说明内里气血空虚，需多用当归。

正确服用当归四逆汤后，人体手足会逐渐温通，脉象会由尺到寸脉逐渐充盈有力。

如果用汗蒸或过用温通，使手足短时间快速变热，必然的后果是手足更寒，气血更亏。

七、麻黄升麻汤脉证

"伤寒六七日，大下后，寸脉沉而迟，手足厥逆，下部脉不至，咽喉不利，唾脓血，泄利不止者，为难治。麻黄升麻汤主之。"

厥阴病本不能下，若大下之后，则气血极虚，为难治。如果脉象上仍然有急象，说明仍有微弱的正气在抗邪，此或可治；如果脉仍然是厥阴，脉象极虚无急象，说明正气已衰，不可治。若脉象遽然虚大，必为除中。

这段经文张仲景对脉象的描述非常详细，也详细描述了出现该脉象的气机特点。

"寸脉沉而迟"，反映气血虚寒，无力通达四肢末梢，故"手足厥逆"。

两尺脉无力，甚至摸不到尺脉，说明内里极虚，故会表现出"咽喉不利，唾脓血，泄利不止"等内里极虚的表现。

综合起来，详细描述这个病人的脉象特点为：

人迎气口脉为气口一盛的厥阴病，脉象较虚，尤其以寸脉和尺脉为甚，只有关脉微微鼓起且呈虚弱象。

病人表现为手足寒与内里虚热象。手足因气血衰少不能外达而厥寒；内里有热为虚热，只此一点虚弱的生机，弱如萤火。这种疾病为长久误治所致，故较难治且恢复起来较慢。

麻黄升麻汤是《伤寒论》中药物最多的一张方剂，看似杂乱无章的药物组成却有其内在的秩序。厥病本就较虚，经过下利已成重症，此时治疗需要谨慎，不能用重剂猛攻，猛攻则生气难复；亦不能用轻剂缓图，此症较危，势缓难挽气血之将倾。

过用甘药，则内里之热愈甚而损生机；过用辛药则尺脉更虚；过用苦药则寸脉更沉。治疗既要迅速恢复生机，又要防止脉暴出而阴阳离决，故难治。对此，张仲景用麻黄升麻汤治疗。

麻黄升麻汤由两部分组成：

甘味药有炙甘草、天冬、玉竹、当归、茯苓。这些甘味药组合在一起，由当归、炙甘草、茯苓等甘微温的药提供缓缓的动力，补而不滞；再以天冬、玉竹甘寒药缓其走动之性，使药力持久。这些甘药配伍在一起，既甘缓又不壅塞气机，既提供源源不断的力量又不化燥伤阴。

剩下的药由动性的辛苦相配，辛味药有桂枝、干姜、生石膏，苦味药有麻黄、升麻、黄芩、生白术、芍药、知母。这些药多有一定的动性，但动性不强。这些动性的药物配合在一起，使得气向外扩散又不从肌表散失，向内收敛又不致泻下动气。

如此调整气血，欲辛散又有苦收，又有甘味药甘缓，使气血在体内缓缓地运动起来，并逐渐壮大。并且配伍中有辛偏寒的石膏与苦偏寒的芍药、知母、黄芩，使得气在壮大的过程中又不化燥而耗伤气血。

人的气与麻黄升麻汤相合，会使关脉微弱的气血慢慢地充足，并向下布散到尺脉，向上布散到寸脉，慢慢地寸关尺都充盈起来后自汗出而愈。

临床中真如条文所言的危重证并不多见，多见的是长久的虚劳后又经苦寒误治后生气较弱的证，脉象如经文所言，只是没有那么严重。

这种长久的虚劳病人临床较为常见，我个人经验是开小剂量的麻黄升麻汤，每味药都 3 到 5 克，服用几天后病人的虚劳会有明显的改善，人体会恢复生气。

麻黄升麻汤原方要求"相去如炊三斗米顷，令尽"，这种服法即是短时间频服，盖取其相续之意，不使生气中断。

八、其他脉证举例

当人体出现厥阴病时，脉象上相比而言两关脉会较大。重点仔细体会两关脉的脉象特点，是否兼有其他邪气，以及两尺脉的虚实情况，进行综合分析，采用相应的治法。

厥阴病兼数则热烦：白虎汤证

如果两关脉呈"数则热烦"象，即下按时两关脉有比较有力且微微洪大的顶手感，脉搏比较滑利，病人表现为内里热烦、手足厥冷之象，可用白虎汤治疗。"伤寒脉滑而厥者，里有热也，白虎汤主之。"

厥阴病兼寒则牢坚：吴茱萸汤、干姜黄芩黄连人参汤证

如果两关脉呈较重的"寒则牢坚"象，即脉管的表层有较重的拘紧象，此时需根据整体情况论治。

如果尺脉有力，关尺脉都呈牢坚象，说明寒凝导致气不能通达于四末而厥，可用吴茱萸汤温通；如果尺脉无力，只有关脉呈牢坚象，说明本就寒凝又经吐下，寒性拘紧阻于中焦，上焦与下焦被中焦的寒凝阻隔不通，表现出食入口则吐的寒格象。此时需通畅中焦，用干姜黄芩黄连人参汤。"伤寒本自寒下，医复吐下之，寒格，更逆吐下；若食入口即吐，干姜黄连黄芩人参汤主之。"

厥阴病兼沉潜水滀：茯苓甘草汤、白头翁汤证

如果两关脉呈"沉潜水滀"象，说明有水饮不化而致厥。

如果病人内里有水饮阻滞，当正气不足且处于阴道虚的状态时，人体的正气自然会聚集于内里以化开水饮，故手足会厥寒。此时不可用温通药引导气血去温通四末。

若引郁滞的气血趋向四末，则内里的水饮得不到温化便会越聚越多，而正气却越来越虚，水饮会进一步深入，表现出下利等症。所以因水饮所致的厥，当先治其水后治其厥。

如果未经误治，尺脉不虚，可温化水饮，用茯苓甘草汤。

"伤寒厥而心下悸者，宜先治水，当服茯苓甘草汤，却治其厥；不尔，水渍入胃，必作利也。"

如果误治后，尺脉虚，厥阴病本就热郁于里，水饮深入后与里热相合而利，可用白头翁汤治疗。"热利下重者，白头翁汤主之。"

不管什么厥证，需要明确究竟是兼见什么邪气导致的厥证，根据不同的邪气与人体的正气情况制定治疗方案。

同时需要注意的是，很多厥证因长久误治，导致厥深入脏，脉象上两关脉有力，且按至骨仍有力，这个力量如有树根般深入到骨。此时不再适合厥阴病调畅气血的方剂，需要一步一步恢复生气破瘕除痕，辨证需先顾护好整体，做好一系列的治疗计划，且疗程会较长。

九、至虚有盛候

古人说：至虚有盛候，这种情况时常会在临床中遇到。

在正常的人体变化中，人体感受邪气后，随着正气的逐渐衰少，邪气一步一步深入，人体会表现得越来越虚弱，同时脉象会越来越沉细；或者虚劳病人，刚开始会表现出虚大的脉象，随着虚劳一步一步加重，

脉象也会越来越微细。这些都是正常的脉证表现。

当人体虚到了极点，阴阳气离决时，脉象就不再能够反映出真实的病象，脉象反倒会显现出实大象。这是因为人体的正气已经虚衰到了极点，已经对任何的邪气不再有反应，人体的气处于生命最后的虚假繁荣状态，故会表现得比较实大。病人也会表现出体力恢复，症状减轻，尤其是痛症会有较明显的减轻。

人体一旦出现这种状态，就代表人体放弃了生命，不能够吸收天地之精气。当人体存储的精气消耗枯竭后人就会死去，出现这种状态，任何治疗方法都是无效的。如果长久卧床的虚劳病人，出现此脉则最多有半天寿命；如果素体较好，出现这种反应最多有半年的寿命。古人亦称这种现象为回光返照。

至虚之后的实大脉并不是真的实大，我们仔细摸一下脉就会发现这种实大脉没有胃气。

真正的正邪相争的实大脉，会很容易找到脉象的最有力点：如果是阳明的实大脉，脉搏最有力点在脉管的中央；如果是太阳的实大脉，脉搏的最有力点在脉管的表层，其他以此类推。

无胃气脉象的诊断

在诊脉举按切寻的过程中，会很容易体会到脉搏搏指力量的变化，胃气越好这种变化越清晰，越容易找到这个最强有力点，这是正邪相争之处。没有胃气的脉象，由于人体的气已经不再与邪气对抗，所以在诊脉中摸不到脉搏搏指力量的变化，感觉从摸到脉搏搏动到下按至脉搏消失的过程中，脉搏的力量是均匀的，且脉搏较枯燥，此即是没有胃气的脉象。

凡是至虚的病人都害怕见到实大的脉象，一旦见到都要谨慎摸一下看是否有胃气，以别死生，明确是否可治。

精明五色诊断生死

除了通过脉诊来别死生，我们也可以通过精明五色诊来判断，"切脉动静而视精明，察五色，观五脏有余不足，六腑强弱，形之盛衰，以此参伍，决死生之分。"即是说临诊摸脉的同时，可以通过望白睛的颜色来参考判断死生。

下面还是要回到古人简单的取象比类思维。如果要诊断人体内里气的问题，需要找一个口子来真实地感受内里气的状况：切脉就是找到气口用指头去触摸内里气的感觉；望色就是找到一个窗户可以看到人体内气的状况，这个窗户就是眼睛。眼睛直接反映的是内里最深处脏腑的气血状况，内里脏腑气血充盈则眼睛明亮清澈，内里脏腑有损伤则会出现相应的颜色，重病者一定要看一下白睛。

"夫精明五色者，气之华也。赤欲如白裹朱，不欲如赭；白欲如鹅羽，不欲如盐；青欲如苍璧之泽，不欲如蓝；黄欲如罗裹雄黄，不欲如黄土；黑欲如重漆色，不欲如地苍。五色精微象见矣，其寿不久也。"

这一段经文描述的非常生动形象，当我们放松下来看病人的白睛时，就会真实地看到病人的精明五色与经典所描述的色泽一模一样。很多不细心观察的人会问：白睛不是白色的吗？怎么会出现五种颜色？我们不需要扒开病人的眼睑，只需要放松下来静静地从上下眼睑的缝隙中去察看病人的白睛，不同的病人白睛的颜色确实不同，而且确实会发现经典对目色的描述很真实。精明反映出的是脏腑的气血状况，当精明出现不欲见的色时，说明相应的脏气已经枯竭，寿不久矣。凡是欲见到的色都是柔润有光泽的色，不欲见到的色都是干枯无光泽的色。我个人的经验，最简单的体会脏腑衰败的目色方法就是去看一下死鱼眼，当病人目睛颜色与死鱼眼的感觉一致，并显现出不欲见的五色，就说明脏气已衰，病不治。

脉象没有胃气，精明显示不欲见的色，则可"与之短期"，临床中恶性病的晚期都会显现此象。

需要鉴别的是，有些病人服用了大量的激素，激素的特点是抑制免疫反应，人体短时间不与邪气相战，脉象上也会出现类似的实大没有胃气的脉象。这个脉象是被药物干扰所致，不是真的没有胃气，药物虽会干扰脉象但不会影响精明五色，所以精明不会出现不欲见的色。

临床中经常会出现一个指征被影响的情况，这时就需要医生仔细甄别。《脉经》记载张仲景看病"仲景明审，亦候形证，一毫有疑，则考校以求验"。脉、色、证都应当反映同一个象，如果不一致要找到影响因素，如此看病才是客观真实的。

十、徵四失论

从理论上讲，临床中只要不是没有胃气的必死之证，都应该有可能治好，言不可治者，必是未得其术。可是一旦临证，医生就要面临一个问题，总是有病人复诊反馈没有疗效，亦有可能复诊时反馈服药后症状加重，这时候是非常考验医生的经典功夫的。

首先，医生必须对自己的疗效有客观公正的评价。医生首先必须具备的能力是客观公正的诊脉与望色，不能仅仅依靠病人主观感受从单一症状的变化来评价疗效。只有病人症状上从整体到局部都改善，而且整体改善大于局部改善，脉象与面色也都改善，才可以认定治疗是有效的。

合格的医生在临床中一定是有较高的有效率和治愈率，病人复诊时喜悦的笑容是每个医生最愿意见到的。但总是会有一部分病人服药后反馈效果不理想，这时候医生一定不能着急找解决方案，不能将脑中存储的可能对证的治疗方案让病人去尝试，也不能将某一个中医治疗该病的经验照搬给病人。首先要做的不是去想下一步该怎么做，而是仔细分析一下无效的原因，究竟哪里出现疏漏才导致病人未按预期的方向转归。

如果不能从无效的病人中学习，就不能够发现自己的不足，临床就不能够进一步提高。如何找寻无效的原因，在《素问·徵四失论》中有详细的记录，下面一起学习这一篇章。

"雷公对曰：循经受业，皆言十全，其时有过失者，请闻其事解也。

帝曰：子年少，智未及邪，将言以杂合耶？夫经脉十二，络脉三百六十五，此皆人之所明知，工之所循用也。所以不十全者，精神不专，志意不理，外内相失，故时疑殆。"

雷公问了老师黄帝一个临证中不解的问题：已经按照经典的教导掌握了临证的技能，可是总是有一些看不好的情况发生，这是哪里的过失呢？

黄帝的回答思路非常清晰。一年有十二个月三百六十五天，天地间也就这么多种变化，我们静下心来很容易能够遍察。人体有十二条经脉三百六十五个小络，人体内的气的变化无论多么复杂，也不会超出这个范畴。中医的基本功就是沿着经典的指引，遍察人体这些气的变化，这是每一个合格的医生都应该具备的基本素质。具备了基本素质仍然不能够十全，总的原因只有一个：精神不专，志意不理。

精神不专

所谓精神不专，就是临证时精神不能够专一。若要准确判断疾病，对医生的要求是必须"一其神"。没有经过恬淡虚无静心训练的医生，在跟病人沟通时，精神容易被患者带着到处走。当病人描述 A 症状时，医生全神贯注于病人的描述，神被 A 症状吸引；当病人转向描述 B 症状时，医生的神又被 B 症状吸引。如此被病人的每一个症状都吸引一遍，还要再主动去求索几个病人可能遗忘的症状。这样看病精神一直在不同的症状之间来回飘荡，最后得出一个证型，如此就是精神不专。

所谓"一其神"，就是医生放松下来，始终处于恬淡虚无的状态，始终静静观察病人的一切。当病人描述症状时，始终保持呼吸均匀自然，身体始终处于放松状态。这样很安静地观察病人对症状的描述，会通过病人描述的不适所苦，再加上病人描述不适时说话的语气、面部的表情、肢体的动作，清晰地知道病人所要反映的内里气的状态。

如果仍然没有通过病人的描述充分地知道气的状态，不要让病人转移话题，不要让病人描述下一个症状，要诱导病人再详细描述这个症状，直到通过这一症状已经明确知道了内里的气的状态，再让病人描述下一个症状。

精神要一直处于放松下来的觉察中，静静地观察着病人的一举一动，静静地听着病人的描述。这样精神才能不被病人的症状吸引，而是静静地觉察着每一个细节。如此得到的不再是症状的表面现象，而是清晰地知道引起这一现象的内部气的状态。精神专一看病，即经典所云：

仲景理法

"闭户塞牖，系之病者，数问其情，以从其意，得神者昌，失神者亡。"如果看病时始终保持"一其神"的状态，就是在真实地看病，在这个诊断的过程中头脑是安静的，所以看到的是未经过加工的人体的真相。

志意不理

所谓"理"，就是天地有天地的纹理，人体有人体的纹理，想要治愈人体，就必须认清楚这些理，并顺着这个理去干预人体。这要求我们能够精细地洞察每一个纹理，从思维分析到处方用药完全符合这个纹理。如果临证时，病人每说出一个症状，医生就开始就这个症状以脑中存储的知识去分析，这个分析的过程就不合于天地与人体之理，即志意不理。

处方时如果以自己的主观想法去配伍药物，方药的加减也以病人的症状或自己的想象去加减，这样的处方是杂乱的，是不合于理的，这样处方即是志意不理。方子不管大小，只有符合人体之理、符合法度的配伍，才能发挥出药物的整体相合之力，才能够将失衡的人体引导至平衡。

如果治疗无效要从两方面找原因：一是诊疗时的心。如果心不够静，不够专一，被病人的表面症状迷惑，不能够清楚精细地看清疾病本质，而仅仅针对表象治疗；或受到表象的暗示，没能够深入去觉察病人内里气的状态，误判了疾病。二是诊疗时的思维。如果不按照天地的理数去思考疾病与指导处方，造成对疾病病机的认识错误，或处方时因为错误的理论指导不能够如愿去纠正人体。

这两个原因是形而上的思想层面的问题，一旦思想上出现问题，具体操作技法上就会出现疏漏，在临床诊疗操作中常见的错误一共有以下四条。

一失："诊不知阴阳逆从之理，此治之一失矣。"

第一个技法上的错误就是不知阴阳逆从之理。如果不明阴阳之理，只是用人迎气口脉法或某一种具体的技法去对应，就很容易误诊。如果是在明理的情况下运用各种技法，所有的技法都指向同一个人体的状态，这样诊断出的阴阳及六经状态就不会有差错。

所以治疗如果没效，最常见的原因就是对阴阳六经或兼见的病理产物等基础诊断判断错误，此为治之一失。

二失："受师不卒，妄作杂术，谬言为道，更名自功，妄用砭石，后遗身咎，此治之二失也。"

在读经典的过程中，如果不能够保持清净的恬淡虚无的状态去品读，就会产生很多自己的想法。这些想法或来自于突发的灵感，或来自于自以为是的过分推演，或来自于错误理解。经典还没学习多久，就自己发明了很多不同于经典的技法，以自己加工后的经典为特色，并以此为功。这已经是在远离经典，以这样的治学方法去看病，必然会导致治疗的失败。

所以当治疗无效时，要考虑的是我们是否在以不合于经典的认识去治疗疾病。我在临床中，曾道听途说过一些特效的治疗方法，也经常自己创造性地发明出一些治疗方法，后来都被临床疗效无情地教训了。我总结出的经验教训是：只有静下心来，按经典的指引看清疾病，才是提高临床疗效的唯一途径。

三失："不适贫富贵贱之居，坐之薄厚，形之寒温，不适饮食之宜，不别人之勇怯，不知比类，足以自乱，不足以自明，此治之三失也。"

即是说治疗时没有因人制宜。同样的气的异常，表现在不同人身上都会有一定的差异，治疗方法也要体现这个差异才能有效。例如富贵人肌肤娇嫩不耐攻伐；做苦工者腠理密闭不用猛药不能祛邪。有人天生体寒，用温药时需倍其量方能起效；有人天生火气亢奋，用温药时需减少用量，否则易生变证。有人饮食过食肥甘之品，治疗就不能过用甘药，易生痰湿；有人饮食清淡且食量很少，治疗就不能过用猛药，易致虚劳。因此，在临证时要认清楚病人的气的状态，要根据病人的体质拿捏处方，有时拿捏的不好也容易导致治疗失败。如果临证时不考虑病人的体质因素，这也说明在诊断的时候没有保持恬淡虚无的明。

四失："诊病不问其始，忧患饮食之失节，起居之过度，或伤于毒，不先言此，卒持寸口，何病能中，妄言作名，为粗所穷，此治之四失也。"

即是说虽然治疗方方面面都很正确，但是导致疾病的诱因并未去除，亦会导致治疗失败。如有的病人的病本来就是忧患思虑过度引起，除了开药还需要求病人不要总是胡思乱想，多去参加体力活动，否则无论怎么治疗，只要他始终紧缩眉头就难以取效。有的病人喜欢自我保健，过食某一种保健品而导致身体失调，如果不去除这个因素也很难取效。有的病人天天熬夜，或过食垃圾食品，或嗜烟或酗酒等，因不合于自然而得病，不改变生活与饮食习惯也很难取效。还有的病人生活环境有污染，或一直吃某种有毒副作用的药物，不停止这些伤害也很难取效。因素非常多，只要静下心来多问两句都能够诊察到，如果病人不配合，医生也不能够逆着规律使病人健康。

如经典所言，上古之人的生活符合自然规律，"居禽兽之间，动作以避寒，阴居以避暑，内无眷慕之累，外无伸宦之形，此恬憺之世，邪不能深入也"，其病易治。今时之人有太多的因素不利于身体恢复健康，"当今之世不然，忧患缘其内，苦形伤其外，又失四时之从，逆寒暑之宜，贼风数至，虚邪朝夕，内至五脏骨髓，外伤空窍肌肤，所以小病必甚，大病必死"，其病难治。临床中总是能见到忧虑过度的人、生活不规律的人、工作生活环境紧张压抑的人、不合于道而保健的人、总是坚信自己虚的人。医生能做到的是尽可能帮助人体恢复健康，如果病人不调整自己，医生就很难进一步帮助病人，故经言："病为本，工为标，标本不得，邪气不服。"医生始终要摆正自己的位置，是帮助病人恢复健康，不能绝对主导病人的健康。

临床中遇到治疗无效，技法层面就从以上四个方面去找寻问题。只要静下心来一定能够发现问题，看清了问题医术就获得了提升。真正的临床技能的提升，不是因为自己得到了别人不知道的知识，而是自己的心更加清晰明白，能够真切地看到疾病的真相，从而带来技术上的提升。

当一切顺利的时候，践行经典是容易的。当临床中遇到挫折时，还能够坚持让经典带领我们去找到原因，不停地提高自己与经典相合，这需要源自于内心深处的坚持。遇到困难千万别胡乱折腾，这很容易让我们迷失了方向。静下心来，守住经典，体会经典，实践经典，这是唯一一种能够永远提升自己的路。

我刚上临床时经常碰壁，经常会遇到自认为非常容易治疗的疾病但服药后却无效，这很让我挫败。就是这些无效的病人，一而再地提醒我不要有一丁点的骄傲之心，好好地深入精细地体会经典。我的心越来越靠近经典，临床中越来越多的原先以为很难治的病现在治疗起来也比较轻松了。不停地成长，不停地静心，可以带来无尽的快乐。

直到现在，我依然能够在临床中发现自己的盲区，依然存在很多的困惑没有明了。我知道未来还有很长的路要走，有很多美丽的风景在前方等待着我去欣赏。我很庆幸这条路上有很多志同道合的师弟师妹的陪伴，未来的经典之路上我希望一直有你们陪伴。

第十一章　六经证治总括

一、人体的实相

医学只有一个目的，探索人体与疾病的真相。所以中医学不应该是经验医学，也不应该是哲学医学，中医学就是对人体疾病真相探索的医学。也只有探索人体真相的医学，才是值得捍卫的医学。

首先探讨什么是生命的真相？西方医学认为人就是精子与卵子结合后发生化学反应的产物。人体是一个大的化工厂，体内发生着各种各样的化学反应。这里有一个问题，似乎现在医学永远跨越不了的一个界限，即无论科技怎么发展，都不能够化学合成出一个可以发芽的种子。如果生命是源自于化学反应，那么把相应的材料放到一起，就应该能够产生生命。但我们很清楚：虽然可以用转基因技术或杂交技术生成一个种子，可以把活的精子与活的卵子在体外生成生命，但无论是转基因、杂交还是体外授精，都是生命产生生命。无生命的永远没办法产生生命，没有生命的化工产品不可能产生活的生命，甚至是死了的精子、死了的种子作为原料也没办法通过化学反应产生生命。因此，人体有一个看不见的生命力在主导着化学反应，从而产生生命活力，所以医学最重要的应该探索的是这个看不见的生命力。

这就好比一棵大树的种子，只从物质角度进行分析，分析它的化学成分、物理成分、分子结构，但却忽略了最重要的事是种子最终要成长为一棵大树，这是它的使命，是它存在的意义。不管从物质角度多么深入地分析种子，都无法把种子分析出一棵树来。我们必须超越物质，去体验把种子放入土里成长为大树的过程，去体会种子变成大树的内在的力量，这对于种子是有意义的。同样，人存在的意义是生命。现代医学不停地分析人体，却忽略了重要的事是人鲜活的生命力。人体在不停地变化，医学的重点应该是去探索变化的根源，探索产生变化的生命力，这是对人最重要的事。

我们该怎么称呼这个生命力？这个生命力看不见摸不着，不能用某一个具体有所指的概念来定义，中医称这个看不见的生命力为"气"。活人与死人的区别就在于这一口气是否存在。人体的一切活动，体内的一切变化，都是这个气的作用。整个中医学就是围绕着气展开，六经的论治也围绕着气展开。由于这个气看不见摸不着，所以没有办法被任何仪器测量，只能够被最敏锐的心清晰地觉察到。作为有志于探求医学真相的学医者，首先要训练的就是灵敏的心，而不是有强大知识储备的大脑，用这个心去体验人体气的微妙变化。训练心的唯一方法，就是在保持恬淡虚无的状态下去体验天地间的万物。

在探索生命真相的道路上，中医学发现了真相，一切变化的本源就是气的变化。气是不停地变化的，这变化有规律可循，这个规律恒常不变。这个恒常的变化规律又称之为道，所以中医学不是记录表现的现象医学，而是通过表现探究内里的气的变化，顺应气的变化规律引导人体恢复健康的医学，是顺"道"的医学，是记录规律的医学。

保持恬淡虚无的心去阅读经典，就会知道经典的主要篇章都是在描述气的变化规律和外在表现。第一篇《上古天真论》描述气在人的一生中的作用。人的生老病死是气的自然表现，医学不是去逆着人体的衰老，而是让气自然地在生命中运作，顺应自然规律。第二篇《四气调神大论》描述的是气在一年四季中的阴阳变化。第三篇《生气通天论》是描述气如何分化为阴阳，如何作用于人体。之后的篇章逐渐深入地描述了气在各种状态下的变化，如何由气的健康状态转变为各种病态，以及如何通过外在的表现看清内里的气的变化。这样，经典将道生一、一生二、二生三、三生万物的过程，详细记录得很清楚。

接下来，按照经典的指引探讨人体内气的源头。这个气是产生人体一切变化的源头，是生成并滋养着脏腑经络的源头，在有形实体之先。因此，这个气不源自于人体，而是源自于天地。人能够得到天地的滋

仲景理法

养，就有充足的生气，"人以天地之气生，四时之法成"。天长地久，天地之气长久运行，人体若要尽可能长久地得到天地的滋养，就要与天地之气相合并顺应天地之气的变化。若要与天地之气相合，就要与天地之气的性相一致。天地之气的特点是清净光明，人体之气亦当清净光明，其表现特点就是恬淡虚无。

一切养生都是建立在恬淡虚无的基础之上，一切治疗都是为了让人体回归恬淡虚无。若要顺应天地之气的流转，就应该静下心来去体会天地的变化，体会春夏秋冬、风暑湿燥寒引起的人体气的变化。顺应这个变化，不受天地变化的刑伤，如此才能长久。春夏秋冬，人体的气在恬淡虚无的状态下自然会调整到与天地同步。要得到天地的滋养，还要顺应天地之德，"天地之大德曰生"，"天地之所以能长且久者，以其不自生，故能长生"，充满爱的去帮助别人，自身就会得到爱的滋养。这样才能真正地得到天地之气的滋养，人处于恬淡虚无的状态自然会愿意付出爱。所以养生有三个要素，恬淡虚无、顺应四时、无私的爱。出于恐惧死亡而发明的养生方法都是徒劳的。

人体内的气就是天地之气，人活着就是因为天地之气还能够在人体内流行。如果这个人与天地的沟通停止了，人就没有了生命。天地之气在人体内不停地变化，从而产生各种生命活动，人体内气的变化也与天地之气的变化完全相同。人体发生的气的变化，都可以在天地之气的变化中找到与之相对应之象。若要体会这些变化，就需要静下心来观察天地与人体，反复体会人体的变化与天地的变化。不胡思乱想，不胡乱推测，用取象比类的思维，就能看清楚这些变化之间的相应。人体就是一个小天地，天地就是一个大的人体。所以《阴符经》曰："观天之道，执天之行，尽矣。"

气是人体生命力的源头。在不受外邪侵袭时，人体之气自然地在经络与脏腑之间流转，人体身心舒适。当人体感受邪气时，无论是外感六淫还是内伤七情或是饮食劳倦，都会使人体的气偏离中和，人体就会表现出各种症状，久之就会发生各种病理改变，人就得病。气偏离了中和产生各种痛苦与欲求，痛苦是为了让人体调整行为以远离邪气，欲求是为了让人体调整行为以恢复健康。所以，中医学首先要搞清楚的是气真正的欲求，顺应这个欲求去干预人体就是中医的治疗。

人体的气由中和转变为失于中和的病态，人就会表现出不适并发生各种病理改变。正视这个从无到有的过程，是医学首先该做的事。如果紧紧地盯着不适症状，却不知其如何产生，那治疗就只能是在治疗表面现象，而不能从根源上让症状消失。一切症状都是表面现象，人体的气的失衡才是疾病的根本原因。中国人说斩草要除根，如果只对显露于表面的草进行清除，结果必然是春风吹又生。如果治疗只针对看得见的象，而不改变内里气失于中和的状态，这种治疗一者不仅费力，而且副作用也大，疾病的根源还在那里，会再次生起疾病或变一个部位生病；二者这样的治法虽然去除了疾病，但容易造成内里的气更重的损伤，很多人病去除了，健康却更差了。

人体表现出的各种不适症状，能够如影随形、如鼓应声、如清水明镜一般，清晰准确及时地反映出内里气的偏离中和的状态。如果我们不深入地去观察痛苦的症状，反而把痛苦的症状视为身体健康的敌人，以对抗的心去消灭或抑制症状，这种治疗只会掩盖症状或为了消除症状而造成更大的痛苦。如果静下心来深入观察，就会知道不适症状是气欲回归中和的诉求，我们要细心地去解读这个诉求。在遇到不适症状时，病人可能会慌乱不知所措，而医生一定要静下来去体验病人真实的所苦与所欲，通过脉象与望色真实感受到病人气的偏向与真实欲求。治疗不是用对抗的方法，而是顺应人体气的方向引导人体回归平衡，所以这种治法用力轻巧，疗效稳定，不易复发。

中国人在观察自然中培养出与自然合一的静心，这是每一个求道者都需要去培养的静心，只有静心者才能够细腻真实地去观察自然与人体。故经云："语徐而安静，手巧而心审谛者，可使行针艾，理血气而调诸逆顺，察阴阳而兼诸方。"在静心观察天地中，可以知道自然中一切现象都是天地之气的活动表现。我们既然可以感受到水的寒温，同样也能真实地感受到当下天地之气的状态，可以通过自然现象知道天地之气的状态。静下心来会真实地知道人体在不同的气的环境里的真实欲求，感受真实的欲求，顺应真实的欲求，就是天人合一，就是顺应天地的变化。静下心来观察天地、顺应天地这是中国文化的开始，也是中医的开始。

人生活在天地间，医生在极度静心的状态下观察疾病，一方面通过疾病所表现的象，知道当下人体的气的状态；另一方面真实地知道在这种病态下人体正气的真实欲求。治疗就是帮助病人顺应这个变化回归平和。这样的医学思路是清晰的，医学该努力的方向也是清晰的，看待疾病也是清晰的，这样才有可能成长为真正的明医。

很多人说中医学是旧的医学，是古人的医学。如果能真正读懂经典，我们就会确定：中医学是新的医学，是医学发展的方向。现代医学不断的精细，不断的微观，微观到能够侦测每一个最小的物质，可是医学还是面临着很大的未知。接下来的医学必然会更加微观化，早晚有一天会掉入无中，去探索这个看不见的气。很多人总是鼓励我去为中医的复兴去呐喊，我个人认为只要医学是在发展的，未来早晚会发展到中医的方向，所以我不担心中医会灭亡。我觉得忧心的是祖先为我们留下了如此宝贵的财富，生活在这片土地上的我们是否能够享受这份财富？

二、守一

《黄帝内经》非常重视"一"这个数字，"浑束为一""守一勿失，万物毕者也""治之极于一""得一之情，以知死生""言一而知百病之害""其道在一"。首先要清楚什么是一，只有得一、守一、为一才说明入了中医的门。

什么是一？"零"是绝对的空无，"一"是一切数字的基础，其他一切数字都是"一"的叠加变化。数之可十，推之可百，数之可千，推之可万，这一切变化的关键都是先有了"一"。天地是因为"一"而变得丰富多彩，人体也是因为"一"而产生了各种各样的变化，人的生老病死、四肢百骸皆是"一"所变化的。《道德经》里言："昔之得一者，天得一以清；地得一以宁；神得一以灵；谷得一以盈，万物得一以生；侯王得一而以为正。""一"就是生生之气，是天地、人神、社稷、万物能够长久的关键。中国的所有学科都是围绕着"一"而展开，中医学能够一言而终的关键就是这个"一"。

如果医学仅仅守住千千万万个表象，那医学就会如夸父逐日般陷入无尽表象的深渊。未来的病还会显现出更奇怪的表象，未来还会有更奇怪的细菌与病毒出现，这一切表象都是"一"变化出来的。所以，真正明智的医学应该守住"一"，守住"一"才可以清楚地看到千千万万是如何来的，守住"一"才能够使人体变化尽可能地有序化，故言"一"可知百病。

绝对健康下的"一"是无迹可循的。当人体有了病态，气失去了其本位，就有了"二"，"二"即是阴阳，之后就有了各种变化。离开"一"之后的人体的气就有迹可循了，可以通过这些可循的迹，来查明究竟气是如何失去了本位。气失去本位会往两个大的方向偏离：要么就是越来越充实亢奋的阳病，要么就是越来越虚弱的阴病。采用公正的标准，能够准确地知道病人当下是阴病还是阳病，是临床最重要的第一步。然后再继续细腻地守住一去观察人体，这就是中医学的特色。中医学与其他医学最大的区别是，其他医学守住的是不同的非一的表象，只有中医学守住的是产生一切表象的一。

《黄帝内经》里将医生看病的过程分为两种，一种是上工的看病状态，就如同日醒；一种是下工的看病状态，就如同夜瞑。所谓日醒就是医生很清醒地看到疾病的本源，是守一，是"明于阴阳，如惑之解，如醉之醒"。所谓夜瞑就是医生昏昏沉沉，只是条件反射的在看病，看到的是疾病的表象，是离开了一，是"暗乎其无声，漠乎其无形，折毛发理，正气横倾，淫邪泮衍，血脉传溜，大气入脏，腹痛下淫，可以致死，不可以致生"。

每个医生都想要做明的、清醒的上工，但如何能够反省自己，自察自己是否处于瞑、暗、下工是非常难的，就像睡着的人不知道自己在暗瞑的梦中一样。鉴别医生是醒与瞑的关键在于是否神失守，醒着的人神是在本位的，昏沉的人神离开了本位。"心者，君主之官，神明出焉"，人的思维活动的过程就是神明出焉。当人的思维围绕着心在转动，就不

仲景理法

失其位。这样的思考是围绕心的体验觉察，就是醒着的。中医看病，医生的神要先守一，才能去觉察到病人如何离开一。守住心的思考就是明、是醒、是上工、是得神；离开心的思考就是暗、是瞑、是下工、是失神。"得守者生，失守者死。得神者昌，失神者亡。"

中医是守一之学，病人离开了"一"就会有各种病态，医生离开了"一"就看不清疾病表现的真相。中医是守明之学，是通过不停地阅读经典让自己越来越清醒明白，通过看病的过程让自己越来越清醒明白，只有清醒明白的人才能够探索医学的真相。中医是求道之学，就是抛开一切直接去感受天地自然，与天地自然和谐共振，体验天地间气的各种变化。顺应天地的变化，享受其中，继而去体验与天地相一致的人体的变化，顺应人体的变化，使人体恢复健康。

三、守阴阳

一切变化都是从"一"而来，都是围绕着"一"在变化，围绕"一"的变化就是阴阳。天地围绕着"一"的变化产生四时流转，任何景象都是"一"变化出来的。人体亦是如此，人体的一切变化都是围绕着"一"的变化，任何表现也都是"一"变化出来的。不要用复杂的头脑去分析这个过程，用心去体会这个过程，体会人体的阴阳变化。

体验一下人体内气的阴阳变化，最能够反映这种变化的就是呼吸。呼吸运动主要由两股力量主导：一股是在吸气的时候，由人体内部中轴发起的向四末扩散的力；一股是在呼气的时候，由人体的四末发起向中轴扩散的力。在整个呼吸过程中这两股力交替起主导作用，故呼吸会有序地进行，人体一切变化的根源都源自于这两股力量。天地之间能够发生各种变化是因为也有与人体呼吸相似的两股力量：一股由大地发起蒸腾至天；一股由天空发起下降至地，天地间一切变化的根源也是这两股力。这两股力量可以用阴气与阳气表示：阴气代表着由内里发起扩向四末的力，阳气代表着由四末发起扩向内里的力。故《内经》言："阳受气于四末，阴受气于五脏。""阴者，藏精而起亟也，阳者，卫外而为固也。""阳者，天气也，主外；阴者，地气也，主内。"

人体一切变化的源头是这两股力量，外感六淫、内伤七情若想影响人体，也必须先影响阴阳气的变化。这时候我们需要体会的是不同的邪气对人体阴阳的影响，一定要用中医的治学方法去明确清晰的体验，而不是推理分析。当人体处在风寒的环境里，与风寒相感，人体外层会拘紧；人体在热的环境里，与热相感，人体内里会加速向外扩散；人体情志不遂，会引起内里的拘紧，等等，这些体会在《内经》中都有细致的描述。

医生治疗求本，本就是阴阳，要体会到辛味药、苦味药、甘味药、上中下三品药对人体气的影响，如此才能应用药物去纠正人体的阴阳偏差。

接下来还要在脉搏中体验气的变化。引起脉搏变化的力量有两股：一股力量是由心脏泵血使得脉管扩张。当心脏收缩时，血管内的血液会向外膨胀，其表现为血管鼓起，这股力是由血管内的中间向四周发起。另一股力量是血管壁的弹力。血管壁就像有弹力的皮筋，当血管壁受到血液冲击而膨胀，血管壁的回弹会将血管收缩回原先的大小，这股力是由血管的表层向中央发起。向外的扩张力与向内的收缩力维持着整个脉搏的平衡。脉象上的两股力量与人体气的两股力量同属于一个源头，因此能同步反映出人体气的变化。

任何邪气若要干预人体，必须引起人体阴阳气的变化。气只要发生变化脉象上就会如影随形反应出来，故经言："色脉者，上帝之所贵也，先师之所传也。""故善为脉者，谨察五脏六腑，一逆一从，阴阳表里雌雄之纪，藏之心意，合心于精，非其人勿教，非其真勿授，是谓得道。"

四、守六经

一年四季的变化是因为天地间阴阳气的变化，人体的各种变化是因为人体的阴阳气的变化。天地间正常的阴阳变化是春夏阳气微盛，秋冬阴气微盛；人体正常的阴阳变化是顺应天地的变化，春夏人体的阳气微盛，秋冬人体的阴气微盛。当人体的气被邪气干扰，不能够顺应天地的变化，便产生疾病。

人体正常的脉象

为了更好地体会人体，我们从脉象的变化来体会人体气在异常状态下的各种反应。正常情况下人的脉象是从中间向外扩充的力与血管收缩的力差不多大，左右手"关前一分"的力量也差不多，寸、关、尺的大小也差不多，春夏血管收缩力微微增大，左手关前一分微微大于右手关前一分；秋冬血管的扩充力微微增大，右手关前一分微微大于左手关前一分。这说明人体与天地同步，能够充分地与天地相合，能够得到天地的滋养，虽偶有小疾必自愈。若要达到这种状态，需要心态上处于恬淡虚无，身体上符合四时养生。身体本身有觉察力，一旦离开了道能够迅速地觉察，并且充满智慧地去调整自己，以使体内和周围的事物都处于和谐的状态。

太阳病：人迎二盛，脉力浮（脉象浮）

当人体感受风寒后，风寒首先会使血管收缩的力量增强，继之引起血管的扩充力量也增强，以收缩力量增强为主。

感受风寒的太阳病的特点：脉搏最强有力的点位于脉管表层。因为内里向外扩充的力量也随之增强，故表层呈气血较多的宽大象，脉管表层或紧或缓。

所以太阳病的脉象特点是：脉力浮，同时人迎气口脉为人迎二盛。

阳明病：人迎三盛，脉力中（脉象大）

人体总是在动态中保持着相对的平衡。当感受风寒几日后，血管内外的力量会发生变化：或因为被激惹的向外扩充的力量增强，冲破了血管收缩力的束缚，表现为阳明病；或因为表层的收缩力进一步深入，压制了内里向外扩充的力量，表现为少阳病。

阳明病的脉象特点：脉搏的最强有力点位于脉管的中央，且呈奋力向外扩充的大象，同时人迎气口脉为人迎三盛，人在感受热邪时亦是此象。

少阳病：人迎一盛，脉力中（脉象弦郁）

少阳病的脉象特点：脉搏的最强有力点位于脉管的中央，且呈不能够扩张的弦郁象，同时人迎气口脉为人迎一盛，人在情志不畅时亦是此象。

太阴病：气口三盛，脉力浮（脉象浮缓）

盛极必衰，此天地之常理，人体处于阳明病状态时，血管向外扩充力较强，长久下去，扩充之力疲乏，就表现出相对而言收缩之力微强之象，此即太阴病。

太阴病的脉象特点是：脉搏最强有力点位于脉管的表层，且呈软弱无力的缓象，故太阴病脉浮缓，同时人迎气口脉为气口三盛，人在刚开始劳累过度时亦是此象。

少阴病：气口二盛，脉力浮（脉象微细）

人体进一步虚弱后，内里的扩充之力越来越弱，相比而言表层的收缩力慢慢变强，整体气血越来越虚衰，此即少阴病。

少阴病的脉象特点是：脉搏最强有力点位于脉管的表层，且呈现微细象，故少阴病脉微细，同时人迎气口脉为气口二盛，人在虚寒的状态亦是此象。

厥阴病：气口一盛，脉力中（脉象细急）

随着进一步的虚弱，表层的收缩力会入里，而内里的扩充开始蓄积，此即厥阴病。

厥阴病的脉象特点是：脉搏最强有力点位于脉管的中央，且呈现攻冲的急象，同时人迎气口脉为气口一盛。

大部分情况下脉搏的最强有力点不是位于脉管的表层，就是位于脉管的中央。如果脉搏的最强有力点位于脉管的底部，或者只有一部脉的最强有力点位于脉管的底部，说明病邪深入脏腑，气血壅滞于某一脏腑，需要在守住六经的前提下治疗脏腑。

总结一下，按照经典的诊脉流程：

首先，用人迎气口脉客观公正地诊断出六经病。

其次，将这个结果先放一下，进一步去验证：找到寸、关、尺脉搏搏动最明显的一部脉，在这个位置举按，客观公正地感受指下脉搏的变化。

如果脉搏的最有力点位于脉管的表层，就有可能是太阳病、太阴病、少阴病；

如果脉搏的最有力点位于脉管的中央，就有可能是少阳病、阳明病、厥阴病。

太阳病脉浮；太阴病脉浮缓；少阴病脉浮而微细；少阳病脉弦；阳明病脉大；厥阴病脉急。

再次，将寸关尺脉象摸一下，看三部脉是否一致。

在这个过程中一定要保持客观公正，心必需安静下来，不能用大脑去强制思考，对脉象进行暗示。摸脉不是用头脑去测量脉，而是用取象比类的心去感受脉，所以我们得到的不是脉的各个数据，而是脉的象。

如果两种诊脉方法人迎气口诊法与脉力诊法所得出的结果是一致的，这说明诊断是正确的。

极个别情况下会出现两种脉无论如何就是不相符的情况，这种情况只有可能发生在阳病的合病状态。如果是合病，三部脉举按的最强有力点不一致（如太阳阳明合病最常见到的脉象特点：关以前脉搏的最强有力点位于脉管的表层，关以后脉搏的最强有力点位于脉管的中央）。

脉诊确定了六经病之后，还需要进一步通过病人的面色与表现的证来进一步验证诊断，才可以客观公正地诊断人体气的六经状态。

明确而真实的诊断是取得稳定疗效的前提。如果能够多采用几种真实的验证方法，治疗的准确性会大大提高。经言："知一则为工，知二则为神，知三则神且明矣。"能用三种以上的独立诊法反复验证以确定人体当下的气的状态，才可以称得上真正的明医。

在临证时，无论疾病表现得多复杂，只要守住六经，顺应着人的气处于不同六经状态的真实欲求，引导人体的气回归阴阳匀平，如此虽未能尽愈诸病，庶可以见病知源。虽然不可能做到每个病人都治好，但是可以尽量做到所开的处方对每一个病人都是良性的引导。

五、审查邪气、审查表里、审查脏腑

在明确知道了六经状态，还需要进一步审查。

审查邪气

需要在脉管的表层体验是否兼有风则浮虚或寒则牢坚，并且在下按的过程中体会是否兼有动则为痛、数则热烦、沉潜水滀、支饮急弦等。

这六种邪气假若兼于六经之中，往往会在寸、关、尺的某一部脉中发现最明显的结实之处，这一部脉就是邪气聚集所在，而其他的部位邪气较少，此时这一部独特结实的脉为独处藏奸，需要仔细体会邪气的性质与虚实。有时候邪气会相对均匀地分布于寸、关、尺三部脉中，三部脉虽然会有力量的差异，但没有单独一部脉特别实，这说明邪气比较弥散。每一种邪气有每一种邪气的致病特点，治疗需要根据邪气所处的六经状态与邪气的深浅多少制定治疗方法。

虚证（精气夺）与实证（邪气盛）的脉诊

如果邪气实，脉搏会比较大而充盈；如果精气夺，脉搏会比较细而无力。

诊脉时在手指按到脉位的中央位置之后再往下按：如果一过中央位置脉搏的力量就明显地减弱，这说明内里已虚，精气已夺，长久的精气夺会导致两尺脉尤为虚弱。如果过了中央位置之后力量仍然不减，这说明邪气亢盛，正邪相争较剧烈。

虚证（精气夺）与实证（邪气盛）的治疗

不管什么邪气，只要是邪气盛的实证，就可以祛邪为主；如果是精气夺的虚证，就以扶正为主。

对于精气夺的病人，如果是三阳病需以扶正祛邪：太阳病扶正发散，阳明病扶正清下，少阳病扶正疏通。如果是三阴病就需要扶正，且在扶正的过程中不能助长邪气，需要根据正气的虚损情况、尺脉的虚实、脉位的浮沉、胃气的多少来选择治疗方案。

对于邪气盛的病人，又分为邪气非常亢盛与邪气微微亢盛两种。

邪气非常亢盛：如果是三阳病，并且邪气非常亢盛，正邪相争较剧烈，可以因势利导地祛邪，待邪气衰去大半后，再根据所在的六经状态调整处方。

如果是三阴病，并且邪气比较亢盛，除非极个别的紧急情况需要急则治其标，大部分情况都需要在缓缓调整人体的同时祛除邪气，祛邪只可微发汗或微下，甚至要避免汗、下，使正气无损伤。

邪气微微亢盛：如果是三阳病，邪气微微亢盛，可根据六经的状态，在调整状态的同时配伍祛邪药物。

如果是三阴病，邪气微微亢盛，此时因为人体处于阴道虚的状态，大部分情况都以调整整体为主。只要整体好起来，邪气自会减退。在调整整体的同时，亦要防止助长邪气。

审查表里

诊脉时在手指按到脉位的中央位置之后再往下按：

如果寸、关、尺有一部脉的脉位高于其他脉，且下按未至脉管的中央便明显没有了力量，这说明邪气在表层，表邪不解。任何一部脉若明显不同于其他脉，都需要仔细体会这一独特脉的特点，判断是邪入脏腑，还是邪气聚集于某一部位，或者只是表层有邪气，即表不解。

需要注意的是，只有一部脉出现浮而无力为表邪不解，如果三部脉都浮虚无力则为较严重的虚劳。

表证＋脉位浮：发汗解表

对于表证不解的病人，如果单独浮起的这一部脉的脉位浮，说明有一部分气在表抗邪，需要根据六经的状态解表：脉浮紧可发表，脉浮缓可调和营卫。

凡是可用汗法解表的病人，除了有一部脉浮之外还需要关注两点：

一是两寸脉的脉力浮、脉位也浮。寸候人体一身之卫气，寸脉浮说明卫气被激惹，这时只需帮助卫气去修复肌表，疾病便可治愈。

二是两尺脉不能太虚。尺候人体内里之营血，如果内里不能够化生足够的营血，则需先恢复内里生机之后才能解表。

表证＋脉位不浮：不可发汗（治以通络或固络）

如果单独浮起的一部脉脉位不浮，只是相比于其他脉微微鼓起，并没有上浮到皮肤层，这说明病人虽然有表不解，但是正气大部分时间已经不在肌表抗邪，只是偶尔去抗邪。与此同时，病人的两寸脉脉位也不浮，脉力浮而微，寸主卫气，说明卫气微不能抗邪。病人的症状表现多比较怪异，发病时间多没有规律，多有莫名的烦躁。此时不可发汗解表：脉象紧，可辨证地通络；脉象缓，可辨证地固涩络脉。

审查脏腑

诊脉时手指按到脉位的中央位置之后再往下按，如果寸、关、尺有一部脉的脉搏按到脉管的最下层仍然非常有力，脉搏的力量在下按的过程中始终不减，按至骨仍不减，这说明邪气因误治已深入脏腑。

对于病入脏腑的病人，如果是三阳病，则可辨证地软坚散结、破癥除瘕以攻邪，治疗时需随其所得而攻之，不能胡乱攻邪。如果是三阴病，则以调养为主，不可轻易攻邪。

六、上守神

"粗守形，上守神。""粗守形者，守刺法也。上守神者，守人之血气有余不足，可补泻也。"什么病该怎么针刺，什么病该处什么药方，这些是知识。作为医生如果守住的是这些知识，那就是在守形。无论这个知识多么珍贵，无论这个药方被包装得多么神奇，是不会有稳定的疗效的，也不能够应对复杂多变的人体。

一名合格的医生，必须在多姿多彩的人生中细腻地体会各种气的变化。有了丰富的体验，这个医生就是鲜活的，就脱离了粗浅，神就变得饱满。在临证中，上守神的医生时刻守住的是病人气的变化，真实地用公正的心去体会人体气的盛衰与偏倾。治疗不是祛病，而是纠正人体气的偏倾。

守形与守神最大的区别是一个在治病，一个在调人；一个把重心放在找寻有效的治疗方案上，一个把重心放在静下心来细腻地体会"人体气是如何的偏倾，才引起当下的不适"。治不好病大部分情况都不是因为没有好的治疗方案，而是因为没有看明白病的本源真相。

中国文化下所有行业都重视守神，重视得意忘言。即：语言虽然表达的是人的心境，但当把注意点放在说的每一个字时，就失去了体会说话者要真实表达的心境。所以中国文化重视的不是有形的言，而是无形的意。中国文化重视的是知音，通过你弹奏的一支曲子，我能够真实地体会到你内心世界的意境。中国文化重视的是目击而道存，通过对视的眼神，我能够真实地体会到我们在同一个意境之中，不需要语言，甚至语言是多余的。这些不是什么高深莫测的虚假境界，也不是什么超能力，而是通过静下心来真实体会而得到的。当你体会到了就会由衷赞叹中国文化的美。

下面我尝试将这个体会过程表述一下：在听歌手唱歌时，只听几句，就能真实地知道他的功力，能够知道他要通过歌曲表达出的情感。不需要懂得什么乐理，不需要去紧张地听每一个音符，只需要放松下来去感受，就能清楚地知道，并且准确无误。当一名能真正通过音乐细腻地表达出情感的大师在歌唱时，每一个静下心来的人都会产生共鸣。如果你说不能够产生共鸣，不是因为你不懂音乐，不具备相应的乐理知识，而是因为你还不够放松。当我们以听音乐的自然放松状态去观察病人时，就会清醒地知道病人内里气的状态，而且准确无误。静静地观察病人的面色、体会病人的脉象，通过病人对痛苦的诉说，都可以清楚地知道病人气的状态。如果感觉不够清晰，一定是在望、闻、问、切的过程中不够放松。处于放松状态的医生自然在守神，当病人说到一半时就已经知道了他内里气的状态，剩下的就是反复验证。所以在整个临证过程中，放松下来守人之血气有余不足是最重要的。

在临床中经常能看到"主诉完全相同而病机却截然不同"的病人。比如有的病人主诉乏力，水饮不化与气虚是比较常见的两个引起乏力的因素，如果只是紧张地去询问病人是很难判别的，但只要放松下来去观察病人的神情，听听病人说话的发声方式，就可以很真实地区分出来。如果是气虚引起的乏力，病人的神情是无精打采的，说话是有气无力的感觉，由口而发出，声音无力；如果是水饮不化引起的乏力，神情是无力运化的无奈象，说话是有阻塞不畅的感觉，由胸腔发出，声音闷重。再比如经常有病人主诉怕冷嗜睡，静下心来守神去看病人，一眼就能知道是不是真实的少阴病，如果是少阴病会表现出少阴病的神态、眼神、说话发声的方式，与其他病机引起的怕冷嗜睡明显不同。一个人的症状可以是假装的，一个人的神态是没办法伪装的，从表面症状去分析病机容易陷入误区，而守神去体会病人内里气的状态是清晰明了的。

经典反复强调"知其要者，一言而终，不知其要，流散无穷"。只要知道了这个"要"，就可以非常简单轻松地得到经典的知识，不知道这个"要"，即使皓首穷经亦不得其门。这个"要"不是什么秘密的知识，而是最放松状态下的思维，是返璞归真的思维，是天真状态的思维，是至简至真的阴阳与五行思维，是人在最幸福状态本有的思维。在这至简的思维里真实体会病人气的状态，是真实地看见，没有一点点的推理与猜测，这就是"上守神"。

七、用药调气

人的一切变化都是气的变化所引起的。若要用药引起人的变化，必须的前提是药物偏的气与人体的气相合，才能够引导人体的气发生变化。经验用药在临床中有很大的局限，比如临床中有的病人用 1 克大黄就会泻利不止，有的病人越吃大黄越便秘；同样有的病人吃再多的黄芪、党参之类的补气药仍然乏力气短，有人只需吃一点点补气药便能快速恢复体力，说"某某药有某某功用"是狭隘的。临床上真正的明医是不看重药物主治而注重药物偏性，他们甚至经常用大黄治疗腹泻，用三棱、莪术等治疗崩漏。对中药的掌握，不是源自于某本书中记载的中药功效，也不是来自于治疗经验，而是来自于真实地体会中药的偏性，并借鉴《神农本草经》来验证这种体会。

西方医学用药是为了治病，是为了抑制人体产生的变化。中医治病是为了调气，顺应人体气的变化规律，调整人体的气使其变化到更加和谐。所以医生需要精细地体会到人体气的变化规律，这包括在健康状态下的变化规律，受到不同的邪气侵袭以及各种误治之后的变化规律。掌握这个规律，找到顺应规律的治疗方法，才能帮助人体恢复健康。同时医生还需要精细体会每一味药的偏性，体会在不同的气的状态下，不同的药物与气相合后会引导气产生怎样的变化。只要是公正客观的体验，在临证时就是客观真实地看病，就是客观真实地用药，疗效就会比较稳定。

若要中医用药对人体有益，应注意以下两点：

第一，药物配伍所产生的偏性必须能够纠正人体的偏性，即处方的方向是对的，处方的立法是正确的。处方立法并非简单的虚则补、实则泻，而是要通过病人的症状表现、脉象等知道人体之气的真实欲求，顺应人体的气去引导才有可能使气恢复匀平。

第二，选择的药物力量与药物剂量大小拿捏精准。临床用药以刚刚能拨动人体的气为好，既不能用过猛的药或用药剂量过大伤着人体的气，也不能用药过于轻柔或剂量过小，不仅不能够引导人体的气去祛邪，反倒易使邪气留恋。所以对于正气比较充足，正邪相争比较剧烈的病人，需要选择偏性较大的药物，剂量可以稍微加大；对于正气比较虚弱，正邪相争无力的病人，需要选择偏性较小的药物，剂量不可过大，以免伤了正气；对于正气非常虚弱的病人，脉象胃气较差，选择药物尤其要谨慎，此时护正气存生机为第一要义，切不可妄用攻伐。

简单的未经过误治的病人，病机比较单一，只要找准病机，几剂药就会让病人恢复健康。对于长期误治的病人，一定要静下心来，不能眉毛胡子一把抓，胡乱用药，要精准处方，一步一步有计划地引导气血，不停地调整方子，以使病人的气越来越接近于平和。

八、中医疗效的判断

中医的诊断与治疗都是针对人体的气，所以判断中医治疗效果最重要的也是看人体的气的情况。如果人体的气在用药后更加接近了平和，人体的气充满了生气，这说明是对人体有益的正确治疗。在这个前提下，病人的不适症状消失，才是真正有效的中医治疗。

对疗效的判断应该着眼于以下几个层面：

首先，通过胃气来判断治疗效果。人之生也柔弱，其死也枯槁，如果用药后人的气更加柔和，更加接近恬淡虚无，这说明人体的生气恢复，即使身体还有症状，亦会自愈。病人的心态更加平和乐观，面色更加红润，气色充满生气，脉象上脉搏搏起得更加从容和缓，更加柔和，此即有胃气之象。

其次，通过气更加趋于中和来判断治疗效果。阴平阳秘，精神乃治。用药后病人胃气更好的同时，必然伴随着气更加趋于平和。人体气趋于平和，在面色上会表现出病色减退，在脉象上会表现出人迎气口脉的大小趋于平等，寸、关、尺的大小力度趋于匀平，脉位与脉力的浮中沉趋于适中。绝对匀平的人是不存在的，如果人体的气在用药后还是微微有偏差，人体无明显不适，就可以认为这个人是健康的。

最后，是从症状上来判断治疗的效果。需要着重说明的是，病人是从整体到局部来恢复健康，如果大环境没有改善，只是局部症状改善，短时间症状缓解，但很快就会反复；如果局部症状改善，而大环境变得更糟，这往往是因为正邪相争的位置深入或正气无力抗邪而产生的。虽然局部症状改善了，实际上病情在加重，是误治。治疗后必须是病人整体感觉舒服，之后才是局部症状随之减轻，此为正确的治疗。

治疗是引导病人恢复健康。有些病人只要治疗的大体方向正确就可以恢复健康；有的病人则必须精准地找到气机不畅的原因与正邪相争的病位，才能引导人体恢复健康，越是长期失治误治的病人，越需要精准引导人体的气，越需要考虑周全，越考验医生的基本功。

九、治病如拔刺、雪污、解结、决闭

经言："其取疾也，犹拔刺也，犹雪污也，犹解结也，犹决闭也。"

中医怎么看病呢？圣人形容看病的过程像拔刺一样，像雪污一样，像解结一样，像决闭一样。这四个形容分别从四个层面分析了看病的过

仲景理法

程。下面细细地体会一下这个过程。

拔刺

拔刺的过程是先找到刺的精准位置，用另一个刺一点一点将深入到体内的刺挑出来。可以说拔刺有两个要求：第一是要找准刺的位置，如果找不准，那么拔刺的行为只会给人体带来新的痛苦，而刺依旧还在那里。第二是用另一根刺轻轻刺入，将前一个刺剥离出人体。如果找到了刺的位置，没有另一个刺也没办法将深入到体内的刺拔出。

中医治病就如同拔刺。第一，先要准确判断出人体的偏差，越精准越好，要精准判断出人体气的偏倾状况、邪气的性质、邪气的盛衰、正邪相争的深浅等。如果没有精准的诊断作为前提，那么治疗的过程只会徒使病人受苦，疾病却不得去除，而且长时间不得法的治疗会造成人体更大的损伤。第二，若要纠正人体的偏差，就需要用有偏性的药物去干预人体。在健康状态下服用具有偏性的药物对人体是有害的，如果这个偏性正好能够纠正人体的偏性，这个药物就是有益的，此即《素问》所言："有故无殒，亦无殒也。"

雪污

如果衣服染上了污物，找到污染的地方，在清水中反复搓洗，污渍会变淡，直至消失。雪污有两个要求：第一，用清水在污染的地方反复清洗，这个过程需要一点点时间，需要反复揉搓，新污染的衣物揉搓一两次就可以恢复干净，而陈旧的污染需要耐心反复地揉搓，越搓洗越干净，早晚会恢复洁净。第二，搓洗的时候，需要根据污染与衣物结合的牢固情况与衣物的结实程度来把握搓揉的力量，不可用力过大而损伤衣物，亦不可用力过轻而致洗不下污物。

中医治病就如同雪污。第一要引导清净的正气去祛除邪气，医生通过药物引导人体的气血，去帮助正气祛除邪气，修复损伤。这个过程不能太心急：如果病邪较轻，病程较短，邪气未深入，可以霸道之法用一两剂药快速祛除病邪；如果病邪缠绵，邪气较深入，正气不足，则需要以王道缓图，多服几剂，慢慢恢复。第二要根据邪气的深浅、邪气的性质、正气的多少，来选择药物的力量。如果正气较充足，邪气未深入，可选择偏性较大的药物治疗；如果正气较虚，邪气深入，则需要选择较平和的药物，攻邪也需以平和的药物为君顾护正气。用药以刚刚能够拨动气机的力量最好，力量过大易损伤正气，力量过小则易使邪气留恋。很多医生总喜欢用峻猛的毒药去攻邪，并骄傲于某一次重剂起沉疴的医案，他们只会刚法，不会柔法。其实只要辨证精准，虽是小剂量轻柔的方法亦可"一剂起沉疴"。任何医生都不能做到每一个沉疴顽疾都一剂而愈，不要沉迷于个案带来的膨胀，还是要遵循人体的规律，保持平和的心态去治病，才会有意想不到的惊喜。

解结

如果有一堆乱麻绳摆在眼前，越是浮躁的人在解绳子的时候越会烦躁，在理不出头绪的情况下解疙瘩往往越解绳子缠得越紧。所以解结要做到两点：第一，静下心来，理出头绪，看疙瘩是怎么结上去的，在没有看清楚的时候不要着急去解，否则越解越乱。理出头绪后，找到结点，轻轻柔柔便可解开疙瘩。绝对不能不管三七二十一用力去乱拽绳子，这样会让疙瘩结得更牢固，一旦结死就很难再解开了。第二，按部就班去解疙瘩。很多疙瘩缠在一起，不可能一下子把所有的都解开。先把最显眼的解开，之后深处的疙瘩自会暴露出来，再一个一个解开。解任何一个疙瘩都需要注意，不能因为解这一个疙瘩而使别的疙瘩变得更牢固难解。

中医治病就如同解结。很多疾病如同乱麻一般，一个痼疾加一个痼疾套在一起。这时候医生治病，第一是静下心来，不要想着如何去消除症状，不要去找特效的方药，而是要捋清头绪，看清楚正气与邪气是如何纠缠在一起的，看清楚问题所在，轻柔地去解除疾病。绝不能在没看清疾病的情况下胡乱以经验处方，更不能妄用峻猛的攻邪之法或峻补之法。峻猛的药物一旦未中病机很容易使病邪深入，生出变证。第二按部就班的治病，不代化，不违时。当人体有很多痛苦时，先解决最不适

仲景理法

的几个痛苦。这些痛苦说明正气正在与邪气相争，顺应正气去除当下与正气相裹的邪气后，会有一系列症状消失，同时很多原先不易察觉的痛苦会突显，再进一步辨证治疗。中医治疗是用药物的偏去纠正人体气的偏，而不是用药物的化学物质去治病，所以治疗需要一步一步地引导人体的气回归中和，而不能用一堆药物乱了气。治疗最突显的症状时需要注意，这种治疗不是选择特效药物去缓解疾病，而是根据人体气的状况去引导气血。一个症状消失后人体的气只有更接近平和，这个症状才是真正的治愈而消失。用牺牲整体换来的局部症状缓解，必然会导致疾病的反复。

决闭

治理河道淤堵需要做到两点：第一是疏通河道，找到淤堵的地方使之通畅。疏通的过程不是胡乱清理，需要顺着河道方向疏通。第二是去除淤堵的诱因，始终保持河水畅通。诱因不除，容易造成新的淤堵。

中医治病如同决闭。第一必须顺应正气的方向纠正人体，有邪气郁滞引起的病理产物需因势利导，不能胡乱攻邪。第二是要求病人改变原先不良的生活习惯。如果不能去除诱因，人体就不易康复，即使康复亦容易复发。

经言："刺虽久，犹可拔也；污虽久，犹可雪也；结虽久，犹可解也；闭虽久，犹可决也。或言久疾之不可取者，非其说也。""疾虽久，犹可毕也。言不可治者，未得其术也。"

跋

中国的君子文化

中医是中国文化的产物，鲜活地展现出中国文化之美。所谓文化，不是物质上的高科技，而是思想上的高科技；不是哲学上脱离生活的假说，而是让生活丰富多彩的心灵指引。中国的君子文化渗透到中国人生活的每一个细节之中，渗透到各行各业。

中国的君子文化与外来的小人文化的核心差异是对世界的态度。小人文化认为个人与外在世界是独立的，我与天地、我与他人之间是竞争关系；而中国的君子文化认为个人与外在的天地是合一的，外在的天地与个人无时无刻不在发生着互动，我与天地、我与他人是同步的互动关系，你来我往，你中有我，我中有你，是合一的关系。小人文化重视的是彰显自我，要在激烈的竞争中脱颖而出；君子文化因为我与天地、我与他人是一体的互动关系，所以重视的是与万物沉浮于生长之门，是己欲立而立人，甚至达到"先天下之忧而忧，后天下之乐而乐"。这种舍己为人、人先己后的行为不是因为虚伪，而是从天地的道中获得了智慧，因为只有互生才是恒久获利的唯一办法，因为谦虚才是恒久获益的唯一心态，争夺的方式从长远来看，永远是失败的。故曰："天长地久，天地所以能长且久者，以其不自生，故能长生。是以圣人后其身而身先，外其身而身存，非以其无私邪，故能成其私。""天道亏盈而益谦，地道变盈而流谦，鬼神害盈而福谦，人道恶盈而好谦。"

西方文化对成功的定义是站到食物链的顶端，而中国文化认为成功的定义是"老者安之，朋友信之，少者怀之"。中国文化认为必须回到起点，时刻保持自然的状态，才能够奔向远方。西方文化在远方设置一个诱惑，让每个人都必须疯狂才能够克服困难奔向远方。西方文化以战胜了强大的对手为骄傲，中国文化以孝悌忠信为骄傲。战胜强大的对手是彰显自我，孝悌忠信是帮助身边不同的人。所以西方文化认为只要足够强大就是不可战胜的，中国文化认为只有仁者才有可能真正无敌。

我们如果不能够认同中国文化，就很难真正地学好中医。当我们认同了中国文化，我们的气就会发生变化，会变得恬淡虚无，变得温良恭俭让，气就恢复了本源的平静，如此才能学习好守护人体平和的中医，才能在中医的道路上长远地走下去。

以中国文化为根基形成的中医学，从来不励志于去消灭某一种疾病，而是要洞察一切疾病的根源，从源头上认清疾病是如何从无到有的，从而帮助人体恢复健康。人是血肉之躯，无论你多么强大，在自然面前都是弱小的，只要不顺应自然得病是必然的，因此医学就应该把重点放在彰显自然的规律上，顺应自然，以保持健康。

这么多年我对经典的探索从未停止过，也有幸与志同道合的师弟师妹们一同探索。在这个探索过程中我们经常否定以前的认识，经常发现原先的认识过于肤浅，也时常陷入各种困境，还好有经典作为依靠。如果心烦意乱了，就翻阅经典；如果骄傲自满了，就翻阅经典；如果遇到挫折了，还是翻阅经典。就这样我们慢慢成长，虽然看上去有些辛苦，实际内心充满了快乐，这就是经典的魅力。

中国的君子文化被我们遗忘了，中医简单真实的看病方式被我们遗忘了。我写这本书，只希望做一个引路人，按照经典的指引告诉读者该如何进入经典之门。本书对经典的解读是我个人的体会，希望读者朋友不要在我的文字中逗留，去体会经典，经典是美的，我的文字是粗浅的。读者朋友一定要静下心来自己去体会经典，让经典自然而然地融入生活与临床中，这就是我写这本书的目的。

王伟

2019 年 12 月